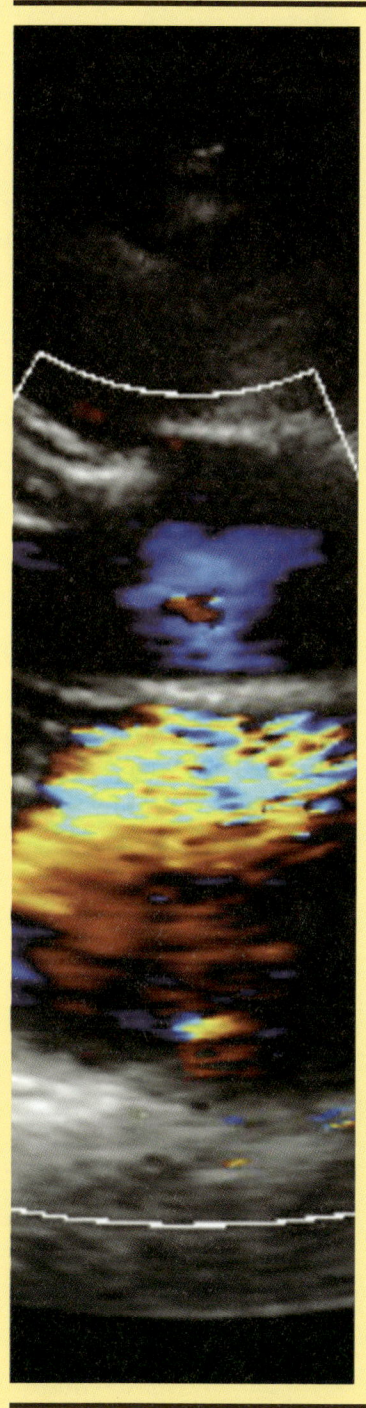

動画でわかる
実践的
心エコー
入門

中山書店

【監修】

小室一成
(東京大学医学部附属病院循環器内科)

【編集】

大門雅夫
(東京大学医学部附属病院検査部/循環器内科)

渡辺弘之
(東京ベイ・浦安市川医療センター循環器内科)

川田貴之
(東京大学医学部附属病院循環器内科)

監修の序

　循環器診療において心エコーは大変有用であるが，超音波装置の進化と医療技術の進歩により近年その重要性が増している．例えば，最近我が国でも注目されているTAVI（transcatheter aortic valve implantation）やMitral Clipなどstructural heart diseaseの診断・治療において，心エコーの果たす役割は極めて大きい．若い循環器医の中に，心エコーを専門にしたいと考える人が増えていることも頷けるが，心エコーを専門としない医師においても，是非心エコーの技術を習得して，日常診療に役立てていただきたいところである．

　ところで，そこで必要になるのが良いテキストである．すでに心エコーに関しては多くのテキストがでているが，実地臨床に応用するだけの十分な情報を得ることは必ずしも容易ではなかった．そこで今回，心エコー入門のための実践的なテキストを企画した次第である．

　心エコーでまず重要なポイントは，いかに適切な画像をとるかであろう．本書は，基礎編において，自分で心エコーをとるために必要な知識と技術をわかりやすく解説し，誰もがきれいな画像がとれるように工夫されている．

　2つ目のポイントは，その画像をどのように読み，解釈するかであろう．どのテキストにも多数の心エコー画像が載っているが，何を示しているのか明確でないものも多い．写真が鮮明でないのは論外であるが，たとえ鮮明であっても，静止画では，実際の心エコー画像との差が大きく，実地臨床において役立たないことが多い．本書の応用編の疾患別解説では，冒頭に「心エコー検査のポイント」をあげ，さらに診断と治療における心エコーの役割，重症度診断，ピットフォールなどについて，わかりやすい図表を豊富に用いて具体的に解説している．しかし何よりも本書の特長は，各疾患に特徴的なエコー画像を掲載して読影のポイントを示すのみならず，その画像と連動した100本を超える多数の動画をweb上で閲覧できるようにしたことである．

　まさに本書は，心エコーの基本を身につけて臨床で活用したいと志す，すべての臨床医・検査技師にとって最高のテキストになっている．本書が心エコー習得の一助となり，日常診療の向上につながることを心から祈念する．

2015年8月

東京大学医学部附属病院循環器内科　小室一成

編集の序
― 心エコーの楽しさと素晴らしさに触れてほしい ―

　心エコーが臨床に応用されるようになって半世紀が経ち，現在，心エコーは循環器の診断と治療方針の決定には欠かせないものとなりました．その技術的進歩の反面，計測項目は増え，評価方法はより複雑になっております．そのため，「心エコーは難しい」と思われる方も多いのではないでしょうか．確かに心エコーの習得にはある程度の学習と経験が必要ですが，いったん基本が身につくと，「心エコーは楽しい」ものです．さらに，心エコーは「素晴らしい」有用性を秘めています．

　本書では，心エコーを専門としない臨床医，あるいは検査技師の方々が，心エコーの基本を自分で習得し，疾患の診断と治療の流れの中で心エコーを活かすことのできる知識を身につけられることを第一の目標としています．そのためには，まずは心エコーの楽しさや素晴らしさが，十分に伝わらなければなりません．本書では，十分な経験と知識を持ち，心エコーの楽しさや素晴らしさも伝えていただける先生方に執筆をお願いしました．また，編集に時間をかけ，初心者に心エコーの基本となる部分がわかりやすく無駄なく伝わるよう，書き直しをお願いした項目も数多くあります．大変ご多忙の中，本書の趣旨をご理解くださり，原稿執筆ならびに書き直しに応じていただいた執筆者の先生方に，この場を借りて厚くお礼申しあげます．

　本書は，大きく分けて，心エコーの撮り方の基本を解説した基礎編と，症状・症候に応じた検査の進め方，あるいは疾患ごとの所見を中心にした応用編からなっています．心エコーの撮り方から勉強されたい方は，基礎編を順を追って読んでいただければ，基本的な撮像方法と計測方法，その解釈についての知識が自然に身につくようになっております．また，ある程度経験のある方は，該当する応用編の疾患の項目から読んでいただき，必要に応じて基礎編に立ち戻って確認していただければと思います．まだ診断がついていない例では，症状・症候からみた心エコーの撮り方を解説してありますので，これを参考にして診断に心エコーを活かしていただければと思います．

　心エコーは循環器診療に大変有用ですが，疾患の診断と治療方針決定は，心エコーだけで完結するものではなく，他の画像診断も含めた多角的なアプローチの中で行われるべきものです．そのため，応用編では，各疾患の診断・治療の流れ

の中で，心エコーの結果をどう活かすかを解説してあります．また，初心者が間違いに陥りやすい項目については，ピットフォールとして取り上げて解説してあります．さらに，心エコーでは「見た目で判断できる」ということが非常に重要で，そのためには多くの経験が必要です．本書ではweb上に多数の動画をリンクさせており，その動画を閲覧することで短時間に「多くの症例を経験」できるようになっております．是非とも，本書の内容と共に動画も活用して，活きた知識を身につけていただきたいと思います．

　冒頭にも述べましたように，本書は心エコーの入門用テキストとして企画されたものであり，心エコーを一人で行うに当たっての基本的な知識は全て網羅してあります．しかしながら，本書で心エコーに関する全ての学習が完結するわけではありません．症例によっては本書の知識だけでは解決できないこともあるでしょう．その場合は，必要に応じてさらに成書で学んでいただき，知識を深めていただければと思います．

　本書が心エコーを始めるきっかけとして役立ち，より多くの方が心エコーに親しまれ，その楽しさと素晴らしさを感じていただければ何よりの喜びです．

2015年8月

編集者一同

動画でわかる
実践的心エコー入門

目 次

第 I 部　基礎編

1. 心エコーとは―特徴と可能性 …………………………… 渡辺弘之　2
2. 心エコーでわかること，わからないこと―他の画像診断法との比較
  　………………………………………………………………… 渡辺弘之　4
3. 心臓の解剖と正常像 ……………………………………… 川田貴之　6
4. 断層法と基本断面 ………………………………………… 川田貴之　10
5. Mモード法の基本的記録 ………………………………… 川田貴之　20
6. ドプラ法の基本 …………………………………………… 川田貴之　23
7. 心エコー装置の設定の基本 ……………………………… 水上尚子　27
8. 知っておくべきアーチファクト ………………………… 水上尚子　33
9. 心エコーの種類と適応 …………………………………… 柴山謙太郎　37
10. 断層法での基本的な計測とその流れ …………………… 大門雅夫　42
11. 左室収縮能の評価 ………………………………………… 大門雅夫　49
12. 左室拡張能の評価 ………………………………………… 大門雅夫　53
13. 右室収縮能の評価 ………………………………………… 大門雅夫　60
14. 左室肥大の評価 …………………………………………… 大門雅夫　63
15. 血行動態の評価 …………………………………………… 兵頭永一　66
16. レポートの記載 …………………………………………… 水上尚子　74

第 II 部　応用編

A. 症状・症候からみた心エコーの撮り方 ………… 麻植浩樹，伊藤　浩　80
B. 疾患別にみた心エコー診断の実際

弁膜症

1. 僧帽弁狭窄症 ……………………………………………… 大門雅夫　90
2. 僧帽弁閉鎖不全症 ………………………………… 塩野泰紹，平田久美子　98

3. 大動脈二尖弁 ……………………………………………… 阿部幸雄 **108**
4. 大動脈弁狭窄症 …………………………………………… 阿部幸雄 **112**
5. 大動脈弁閉鎖不全症 ……………………………………… 阿部幸雄 **117**
6. 三尖弁閉鎖不全症 ………………………… 福山梓子，福田祥大，尾辻　豊 **122**
7. 肺動脈弁狭窄症・肺動脈弁閉鎖不全症
   ……………………………… 尾上武志，福田祥大，尾辻　豊 **125**
8. 感染性心内膜炎 …………………………………………… 泉　知里 **129**
9. 人工弁機能不全 ……………………………… 塩野泰紹，平田久美子 **136**

冠動脈疾患

10. 冠動脈の支配領域と壁運動異常 ………………………… 岩倉克臣 **141**
11. 狭心症 ……………………………………………………… 岩倉克臣 **148**
12. 急性心筋梗塞 ……………………………………………… 岩倉克臣 **153**
13. 心筋梗塞の機械的合併症 ………………………………… 柴山謙太郎 **160**

特発性心筋症

14. 拡張型心筋症 ………………………………… 木岡秀隆，坂田泰史 **166**
15. 肥大型心筋症 ………………………………… 大西俊成，坂田泰史 **172**
16. 拘束型心筋症 ……………………………………………… 和田靖明 **178**
17. たこつぼ型心筋症 ………………………………………… 和田靖明 **182**
18. 急性心筋炎 ………………………………………………… 和田靖明 **186**

二次性心筋症

19. 高血圧 ……………………………………………………… 瀬尾由広 **190**
20. 心サルコイドーシス ……………………………………… 瀬尾由広 **195**
21. 心アミロイドーシス ……………………………………… 瀬尾由広 **200**

心膜疾患

22. 心嚢液貯留 …………………………………… 森田祐介，田邊一明 **205**
23. 心タンポナーデ ……………………………… 森田祐介，田邊一明 **209**
24. 収縮性心膜炎 ……………………………………………… 山田博胤 **212**
25. 急性心膜炎 ………………………………………………… 山田博胤 **217**

先天性心疾患

26. 心房中隔欠損症 ……………………………………………… 椎名由美 **220**
27. 心室中隔欠損症 ……………………………………………… 椎名由美 **225**
28. 動脈管開存症 ………………………………………… 北川篤史，石井正浩 **232**
29. 心内膜床欠損症 ……………………………………… 北川篤史，石井正浩 **236**
30. エブスタイン奇形 …………………………………… 北川篤史，石井正浩 **241**

心臓腫瘍

31. 原発性良性腫瘍 ………………………………………………… 大塚　亮 **245**
32. 原発性悪性腫瘍 ………………………………………………… 大塚　亮 **249**
33. 転移性心臓腫瘍 ………………………………………………… 大塚　亮 **253**
34. 腫瘍と間違えやすい正常構造物 ……………………………… 水上尚子 **256**

大動脈疾患

35. 大動脈瘤 ……………………………………………… 山川津恵子，西上和宏 **263**
36. 大動脈解離 …………………………………………… 山川津恵子，西上和宏 **268**

その他の疾患

37. 肺高血圧症 ……………………………………………………… 大西哲存 **273**
38. 心臓内血栓 ………………………………………… 中園朱実，福田祥大，尾辻　豊 **278**

C. ポケットエコーの活用 …………………………… 河野　靖，福田祥大，尾辻　豊 **282**

参考文献 …………………………………………………………………………… **285**
索引 ………………………………………………………………………………… **287**

【読者の方々へ】

本書に記載されている診断法・治療法については，出版時の最新の情報に基づいて正確を期するよう最善の努力が払われていますが，医学・医療の進歩からみて，その内容が全て正確かつ完全であることを保証するものではありません．したがって読者ご自身の診療にそれらを応用される場合には，医薬品添付文書や機器の説明書など，常に最新の情報に当たり，十分な注意を払われることを要望いたします．

中山書店

本書で用いられる主な略語

AHA	American Heart Association	米国心臓協会
AMI	acute myocardial infarction	急性心筋梗塞
AR	aortic regurgitation	大動脈弁逆流
AS	aortic stenosis	大動脈弁狭窄症
ASD	atrial septal defect	心房中隔欠損症
ASE	American Society of Echocardiography	米国心エコー図学会
AVA	aortic valve area	大動脈弁口面積
AVSD	atrioventricular septal defect	房室中隔欠損症
DCM	dilated cardiomyopathy	拡張型心筋症
DT (DcT)	deceleration time	減速時間（減衰時間）
ECD	endocardial cushion defect	心内膜床欠損症
EF	ejection fraction	駆出率
EROA	effective regurgitant orifice area	有効逆流弁口面積
HCM	hypertrophic cardiomyopathy	肥大型心筋症
HFpEF	heart failure with preserved ejection fraction	―
HFrEF	heart failure with reduced ejection fraction	―
HNCM	hypertrophic nonobstructive cardiomyopathy	非閉塞性肥大型心筋症
HOCM	hypertrophic obstructive cardiomyopathy	閉塞性肥大型心筋症
IE	infectious endocarditis	感染性心内膜炎
IVRT	isovolumetric relaxation time	等容弛緩時間
IVSt	interventricular septal thickness	心室中隔壁厚
LA	left atrium	左房
LV	left ventricle	左室
LVDd	left ventricular end-diastolic diameter	左室拡張末期径
LVDs	left ventricular end-systolic diameter	左室収縮末期径
LVEF	left ventricular ejection fraction	左室駆出率
MAC	mitral annular calcification	僧帽弁輪石灰化
MR	mitral regurgitation	僧帽弁逆流
MS	mitral stenosis	僧帽弁狭窄症
MVO	midventricular obstruction	心室中部閉塞
PAU	penetrating atherosclerotic ulcer	穿通性アテローム性潰瘍
PCPS	percutaneous cardiopulmonary support	経皮的心肺補助
PDA	patent ductus arteriosus	動脈管開存症
PHT	pressure half time	圧半減時間
PISA法	proximal isovelocity surface area method	近位部等速表面法
PR	pulmonary regurgitation	肺動脈弁逆流
PS	pulmonary stenosis	肺動脈弁狭窄症
RA	right atrium	右房
RCM	restrictive cardiomyopathy	拘束型心筋症
RF	regurgitant fraction	逆流率
RV	regurgitant volume	逆流量
RV	right ventricle	右室
SAM	systolic anterior motion	収縮期前方運動
SV	stroke volume	1回心拍出量
TR	tricuspid regurgitation	三尖弁逆流
VSD	ventricular septal defect	心室中隔欠損症

動画閲覧について

動画掲載ページ

本書内の動画は，パソコンおよびモバイル端末にて，webでご覧いただけます。
下記のページにアクセスし，ブラウザで閲覧ください。

http://nakayamashoten.jp/wordpress/echo/

①サンプル動画にて，ご使用の環境で動画が閲覧可能かどうかご確認ください。
②UsernameとPasswordを入力し，動画一覧ページにログインしてください。

Username：echouser　　　Password：uxfu5hm8

③項目名をクリックすると，その項目のすべての動画が同一ウインドウで表示されます。
　動画タイトルをクリックすると，その動画が別ウインドウ（別タブ）で表示されます。
　再生ボタンをクリックすると，その動画が同一ウインドウで表示されます。

掲載動画一覧

項目名	動画タイトル
第I部　基礎編	
4.断層法と基本断面	動画1：傍胸骨長軸像
	動画2：左室乳頭筋レベル短軸像
	動画3：心尖部四腔像
	動画4：心尖部二腔像
	動画5：心尖部三腔像
第II部　応用編	
1.僧帽弁狭窄症	動画1：僧帽弁狭窄症の傍胸骨長軸像
	動画2：僧帽弁狭窄症の傍胸骨短軸像
	動画3：僧帽弁狭窄症に合併した左房内血栓
	動画4：僧帽弁輪石灰化による僧帽弁狭窄症
2.僧帽弁閉鎖不全症	動画1：左室拡大による機能性僧帽弁逆流の傍胸骨長軸像（カラードプラ）
	動画2：僧帽弁逸脱の傍胸骨長軸像
	動画3：僧帽弁逸脱の僧帽弁レベル左室短軸像
	動画4：左室拡大による機能性僧帽弁逆流の四腔像
	動画5：左室拡大による機能性僧帽弁逆流の四腔像（カラードプラ）
	動画6：僧帽弁逸脱の傍胸骨長軸像(カラードプラ)
	動画7：僧帽弁逆流ジェット（軽度）
	動画8：僧帽弁逆流ジェット（高度）
	動画9：僧帽弁偏心性逆流ジェット
3.大動脈二尖弁	動画1：大動脈弁逆流を合併した大動脈二尖弁の傍胸骨長軸像
	動画2：右冠尖左冠尖融合型大動脈二尖弁の傍胸骨短軸像
	動画3：大動脈二尖弁の感染性心内膜炎合併例
	動画4：大動脈二尖弁の感染性心内膜炎合併例（カラードプラ）
4.大動脈弁狭窄症	動画1：大動脈弁狭窄症の傍胸骨長軸像
	動画2：大動脈弁狭窄症の傍胸骨長軸像（ズーム画像）
	動画3：大動脈弁狭窄症の傍胸骨短軸像（ズーム画像）

項目名	動画タイトル
5.大動脈弁閉鎖不全症	動画1：症例1　大動脈弁の逸脱による大動脈弁閉鎖不全症
	動画2：症例1　大動脈弁の逸脱による大動脈弁閉鎖不全症（カラードプラ）
	動画3：症例2　大動脈基部拡大による大動脈弁閉鎖不全症
	動画4：症例2　大動脈基部拡大による大動脈弁閉鎖不全症
	動画5：症例2　大動脈基部拡大による大動脈弁閉鎖不全症（カラードプラ）
6.三尖弁閉鎖不全症	動画1：機能性逆流
	動画2：機能性逆流（カラードプラ）
8.感染性心内膜炎	動画1：疣腫エコー
	動画2：僧帽弁穿孔（カラードプラ）
	動画3：弁輪部膿瘍
	動画4：弁輪部膿瘍
	動画5：弁輪部膿瘍（カラードプラ）
	動画6：大動脈弁穿孔により生じた急性大動脈逆流
9.人工弁機能不全	動画1：僧帽弁位人工弁置換後の感染性心内膜炎（経胸壁心エコー）
	動画2：僧帽弁位人工弁置換後の感染性心内膜炎（経食道心エコー）
	動画3：弁座の動揺（経胸壁心エコー）
	動画4：弁座の動揺（経食道心エコー）
	動画5：弁座の動揺（経食道心エコー）（カラードプラ）
	動画6：人工弁置換術後の血栓弁（弁透視）
12.急性心筋梗塞	動画1：前壁梗塞
	動画2：後壁梗塞
	動画3：下壁梗塞
	動画4：左主幹部梗塞
13.心筋梗塞の機械的合併症	動画1：左室自由壁破裂
	動画2：心室中隔穿孔
	動画3：心室中隔穿孔（カラードプラ）

x

項目名	動画タイトル	項目名	動画タイトル
14. 拡張型心筋症	動画1：拡張型心筋症の傍胸骨長軸像	28. 動脈管開存症	動画1：動脈管の断層心エコー図
	動画2：拡張型心筋症の傍胸骨短軸像	29. 心内膜床欠損症	動画1：完全型心内膜床欠損症の心尖部四腔像
	動画3：拡張型心筋症の心尖部四腔像		動画2：房室弁の形態評価
	動画4：機能性僧帽弁逆流		動画3：房室弁閉鎖不全の評価（カラードプラ）
	動画5：心室中隔基部の菲薄化	30. エブスタイン奇形	動画1：エブスタイン奇形の心尖部四腔像（提供：大門雅夫先生）
15. 肥大型心筋症	動画1：閉塞性肥大型心筋症の傍胸骨左縁アプローチ（長軸像）		動画2：三尖弁閉鎖不全の評価（カラードプラ）（提供：大門雅夫先生）
	動画2：閉塞性肥大型心筋症の傍胸骨左縁アプローチ（短軸像）	31. 原発性良性腫瘍	動画1：右房内巨大粘液腫
	動画3：心尖部肥大型心筋症		動画2：乳頭状線維弾性腫
	動画4：僧帽弁逆流（カラードプラ）	32. 原発性悪性腫瘍	動画1：血管肉腫　　　（提供：田中秀和先生）
16. 拘束型心筋症	動画1：拘束型心筋症の傍胸骨左長軸像（提供：大門雅夫先生）		動画2：血管肉腫（経食道心エコー）（提供：田中秀和先生）
	動画2：拘束型心筋症の心尖部四腔像（提供：大門雅夫先生）		動画3：滑膜肉腫（短軸像）
17. たこつぼ型心筋症	動画1：たこつぼ型心筋症　発症時		動画4：滑膜肉腫（カラードプラ）
	動画2：たこつぼ型心筋症の左室心尖部血栓形成		動画5：肺動脈血管内膜肉腫（提供：麻植浩樹先生）
18. 急性心筋炎	動画1：急性心筋炎　発症時（長軸像）	33. 転移性心臓腫瘍	動画1：肺腺癌の左房内転移
	動画2：急性心筋炎　発症時（短軸像）		動画2：子宮頸癌の右房，右室への転移（短軸像）（提供：麻植浩樹先生）
	動画3：急性心筋炎　10日後（長軸像）		動画3：子宮頸癌の右房，右室への転移（四腔断面像）　（提供：麻植浩樹先生）
	動画4：急性心筋炎　10日後（短軸像）		動画4：胸腺腫の心外膜転移（提供：田中秀和先生）
19. 高血圧	動画1：対称性左室肥大（乳頭筋レベルの短軸像）	34. 腫瘍と間違えやすい正常構造物	動画1：キアリ網
	動画2：対称性左室肥大の左房拡大（心尖部四腔像）		動画2：卵円孔開存を伴う心房中隔瘤
20. 心サルコイドーシス	動画1：心室中隔基部の菲薄化と壁運動異常	36. 大動脈解離	動画1：上行大動脈のフラップ
	動画2：冠動脈支配に一致しない左室壁運動異常と菲薄化		動画2：偽腔開存型解離（カラードプラ）
	動画3：急性期心肥大		動画3：偽腔閉塞型解離（上行大動脈の長軸像）
21. 心アミロイドーシス	動画1：心アミロイドーシスの傍胸骨短軸像		動画4：偽腔閉塞型解離（上行大動脈の短軸像）
	動画2：心アミロイドーシスの心尖部四腔像		動画5：Stanford B型　偽腔開存型解離（下行大動脈）
23. 心タンポナーデ	動画1：心タンポナーデの傍胸骨左室長軸像		動画6：Stanford B型　偽腔開存型解離（下行大動脈の長軸像）
	動画2：心タンポナーデの傍胸骨左室短軸像（乳頭筋レベル）		動画7：Stanford B型　偽腔開存型解離（下行大動脈の短軸像）
24. 収縮性心膜炎	動画1：septal bounce		動画8：Stanford B型　偽腔開存型解離（腹部大動脈の長軸像）
26. 心房中隔欠損症	動画1：心房中隔欠損症の傍胸骨短軸像（大動脈弁レベル）		動画9：Stanford B型　偽腔開存型解離（腹部大動脈の短軸像）
	動画2：心房中隔欠損症の心尖部四腔像	37. 肺高血圧症	動画1：心尖部四腔像
	動画3：静脈洞型心房中隔欠損症（剣状突起下アプローチ）		動画2：心尖部四腔像（カラードプラ）
27. 心室中隔欠損症	動画1：漏斗部欠損における大動脈右冠尖逸脱（カラードプラ）		動画3：傍胸骨左室長軸像
	動画2：漏斗部欠損の傍胸骨長軸像（カラードプラ）		動画4：傍胸骨左室短軸像
	動画3：漏斗部欠損の傍胸骨短軸像（カラードプラ）	38. 心臓内血栓	動画1：左室心尖部に血栓を有する心筋梗塞
	動画4：膜様部欠損の傍胸骨短軸像（カラードプラ）		

- 動画閲覧には標準的なインターネット環境が必要です．
- ご使用のブラウザによっては，まれに閲覧できないことがあります．その場合は他のブラウザにてお試しください．
- 通信環境やご使用のパソコン，モバイル端末の環境によっては，動画が乱れることがあります．
- 掲載の動画の著作権は各著者が保有しています．また複写・転写および送信・放送に関する許諾権は小社が保有しています．本動画の無断転載を禁じます．

xi

執筆者一覧（執筆順）

渡辺 弘之	東京ベイ・浦安市川医療センター循環器内科
川田 貴之	東京大学医学部附属病院循環器内科
水上 尚子	鹿児島大学病院臨床技術部検査部門
柴山 謙太郎	東京ベイ・浦安市川医療センター循環器内科
大門 雅夫	東京大学医学部附属病院検査部／循環器内科
兵頭 永一	西宮渡辺心臓・血管センター循環器内科
麻植 浩樹	岡山大学病院超音波診断センター
伊藤 浩	岡山大学大学院医歯薬学総合研究科循環器内科学
塩野 泰紹	和歌山県立医科大学循環器内科
平田 久美子	大阪教育大学養護教諭養成講座
阿部 幸雄	大阪市立総合医療センター循環器内科
福山 梓子	産業医科大学第2内科学
福田 祥大	産業医科大学第2内科学
尾辻 豊	産業医科大学第2内科学
尾上 武志	産業医科大学第2内科学
泉 知里	天理よろづ相談所病院循環器内科
岩倉 克臣	桜橋渡辺病院心臓・血管センター
木岡 秀隆	大阪大学大学院医学系研究科循環器内科学
坂田 泰史	大阪大学大学院医学系研究科循環器内科学
大西 俊成	大阪大学大学院医学系研究科循環器内科学
和田 靖明	山口大学医学部附属病院循環器内科
瀬尾 由広	筑波大学医学医療系循環器内科
森田 祐介	島根大学医学部内科学講座循環器内科
田邊 一明	島根大学医学部内科学講座循環器内科
山田 博胤	徳島大学病院循環器内科
椎名 由美	聖路加国際病院心血管センター
北川 篤史	北里大学医学部小児科
石井 正浩	北里大学医学部小児科
大塚 亮	医療法人大塚医院
山川 津恵子	済生会熊本病院中央検査部
西上 和宏	済生会熊本病院集中治療室
大西 哲存	兵庫県立姫路循環器病センター循環器内科
中園 朱実	産業医科大学病院病理・臨床検査・輸血部
河野 靖	大阪掖済会病院循環器内科

第 I 部
基 礎 編

1. 心エコーとは ……………………………………………… 2
2. 心エコーでわかること，わからないこと …… 4
3. 心臓の解剖と正常像 ……………………………… 6
4. 断層法と基本断面 ………………………………… 10
5. Mモード法の基本的記録 ………………………… 20
6. ドプラ法の基本 …………………………………… 23
7. 心エコー装置の設定の基本 ……………………… 27
8. 知っておくべきアーチファクト ………………… 33
9. 心エコーの種類と適応 …………………………… 37
10. 断層法での基本的な計測とその流れ ………… 42
11. 左室収縮能の評価 ………………………………… 49
12. 左室拡張能の評価 ………………………………… 53
13. 右室収縮能の評価 ………………………………… 60
14. 左室肥大の評価 …………………………………… 63
15. 血行動態の評価 …………………………………… 66
16. レポートの記載 …………………………………… 74

第Ⅰ部　基礎編

1 心エコーとは
― 特徴と可能性

- 心エコーは簡便さと高い定性性・定量性を両立させた心臓の臨床的な画像診断法である．その役割はスクリーニングから精密検査までと広く，ハートチームの共通言語である．

1. 心エコーの特徴

1 非侵襲性，リアルタイム性，高い機動性
- 第一の特徴は非侵襲性，リアルタイム性と高い機動性にあり，それがベッドサイドでの簡便な診断を可能にしている．
- 高い機動性は，「携帯エコー」「ポケットエコー」と呼ばれる超小型の機器に端的に現れている．ハイエンドの機器がもつ高機能・多機能性を犠牲にして，限定的な機能で簡便なスクリーニングに特化した手段である．

2 高精細な画像に基づく定量と定性の両立
- 第二の特徴は，高精細な画像に基づく定量と定性の両立が精密検査としての役割を強化していることである．
- 分解能が高いハイエンド機器は，先天性心疾患や弁膜症でミリ単位の高精細画像を提供し，構造的異常を的確に描出する．さらに経食道心エコーと組み合わせれば，死角を減らし詳細な構造的異常の描出を可能にする．
- 定量評価や詳細な形態的診断は，心エコーの役割をスクリーニングだけでなく診断の流れに最も重要な精密検査に高めている．特に，近年著しく発展した三次元経食道心エコーは，「surgeon's view」と，それに基づく任意の二次元断面描出が臨床的有用性を高めている．

2. 心エコーの対象

- 心エコーの対象はきわめて広い．疾患の存在診断を想定すれば胸部症状や異常な身体所見をもつほぼすべての症例が対象となる．
- 病的状態に限定しても，すべての心疾患は対象となる．そこには不整脈の症例で心機能を調べる場合から，術中エコーとして手術室内で弁膜症治療の術

後診断をする場合までが含まれる．

3. 心エコーを実施する場所

- 心エコーを実施する場所は多様である．生理検査室だけでなく在宅介護の現場から，救急外来，外来ブース，入院中のベッドサイド，ICU・HCU から手術室まで多岐に及んでいる．

4. 心エコーでできること

1 形態の評価

- 心臓の構造的異常を検索し，的確な画像で示すこと．また心腔のサイズ，心肥大の評価を定性的にも定量的にも評価できること．

2 機能の評価

- 形態評価を使った機能評価：容積診断から心臓の収縮性を求めることなど．
- ドプラ法を使った機能評価：ドプラの原理を活用して血流情報を得て，血流速度，血流量，圧の推定，拡張能を評価し，血行動態を総合的に評価すること．近年では，血流だけでなく心筋の速度も測定できるようになり，診断精度をさらに向上させている．

5. 心エコーの活かし方

- 心エコーには活かし方がある．常に身体所見に照らし，その他の検査所見や血行動態との整合性を確かめること，そして診断から外科的治療までの流れを十分に理解することで，その可能性が最大限に活かされることを理解すべきである．

〈渡辺弘之〉

第Ⅰ部　基礎編

2　心エコーでわかること，わからないこと──他の画像診断法との比較

1. 画像診断法の選択にあたって

- 循環器疾患の診断と管理にはさまざまな画像診断が使われているが，各々ユニークな側面と共通する側面がある．現代の医療では，唯一無二の手段を探すのではなく，検査の特性を活かし，総合的な視野の中に位置づけて活用することが求められている．
- 画像診断法の臨床的な選択は，精度だけでなく妥当性も大きな影響を与えている．たとえば左室容積はエコーでもCTでもMRIでも，もちろん心エコーでも計測できる．心エコーでは容積をやや過小評価することが知られているが，ほとんどの症例では左室容積は心エコーで測定され，CTやMRIの使用は限定的である．実際に検査の使い方を決めるのは精度だけではなく，臨床的妥当性も重要である．

2. 心エコーの特長

- 心エコーは心臓の構造的変化，サイズや収縮性，拡張性を診断することができる．
- 最近の進歩は画像の三次元化と心筋ドプラ，血流の可視化とであろう．たとえば三次元心エコーは，弁膜症診断と治療で，ハートチームの共通言語になっている．心筋ドプラとカラードプラを超えた血流の可視化は，今後の循環器学の理解を大きく変える可能性が注目されている．
- 心エコーは場所を選ばず，検査室から手術室まで，あらゆる場所で検査が可能である．さらに最近ではポケットサイズのエコーのおかげで，一般家庭のベッドサイドでも検査が行われている．
- 負荷心エコーは，安静時にはわからない虚血や心機能異常の検出に使われる．

3. CTの特長

- CTの特筆すべき進歩は低侵襲化と高速化であり，チャンネル数の劇的増加

がそれらを可能にした．その結果，CT は以前に比較して多くの機会で使われるようになった．
- CT は全体像の描出に優れている．スクリーニングとしての冠動脈 CT は主要血管の主要病変の描出が可能で，虚血性心疾患診断の流れを変えつつある．また心臓と大血管を含む全身像を撮影することが可能で，たとえば急性大動脈解離を疑えば，即座に実施される．
- 大動脈弁狭窄症に対する新しい治療法である経カテーテル大動脈弁植込み術（TAVI）では，左室流出路から大動脈弁，バルサルバ洞まで詳細な画像を提供し，的確な人工弁サイズの同定と手技選択に活用されるようになった．

4. MRI の特長

- MRI は，CT と異なり被曝がない．心臓のサイズの計測とともに血流情報を可視化することも可能である．そこで近年では心エコー図の画質が不十分で検査できないとき，代替検査として心臓の構造と機能を評価するために用いられることがある．また，脳血管領域や大血管領域の診断にも広く使われていることは言うまでもない．
- 現在の MRI で最もユニークな検査は，ガドリニウム造影による心筋造影で，特に遅延造影は臨床的価値が高い．これは心筋線維化の領域を明瞭に表現する手法であり，特に心筋 viability を評価するための標準的手法の一つといっても過言ではない．その診断は虚血性心疾患だけでなく，弁膜症や心筋症の診断と治療にも影響を与えている．

- 高齢化社会は，心臓の疾患構造を変えた．心不全ひとつをとっても，その成因は単独ではなく多様な疾患がかかわっている．そのような状況で診断に有用な唯一の方法を探すことは無意味である．各手法のユニークさと共通項を理解し，画像診断を疾患の全体像把握に役立てなければならない．

〈渡辺弘之〉

第Ⅰ部　基礎編

3　心臓の解剖と正常像

- 心臓周囲には，肺，胸骨，肋骨が存在し，超音波ビームの通過可能な部位（音響窓；acoustic window）には制約がある．心エコーには，主に4か所からのアプローチ方法がある（図1）．

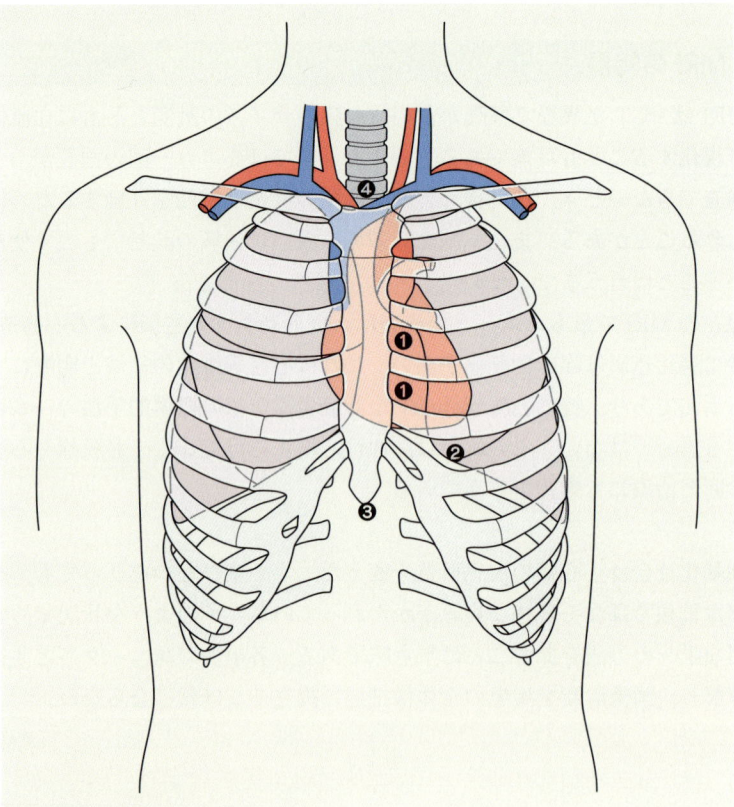

図1　心エコーのアプローチ方法
①傍胸骨（胸骨左縁）アプローチ
②心尖部アプローチ
③心窩部（肋骨弓下）アプローチ
④胸骨上窩アプローチ

3. 心臓の解剖と正常像

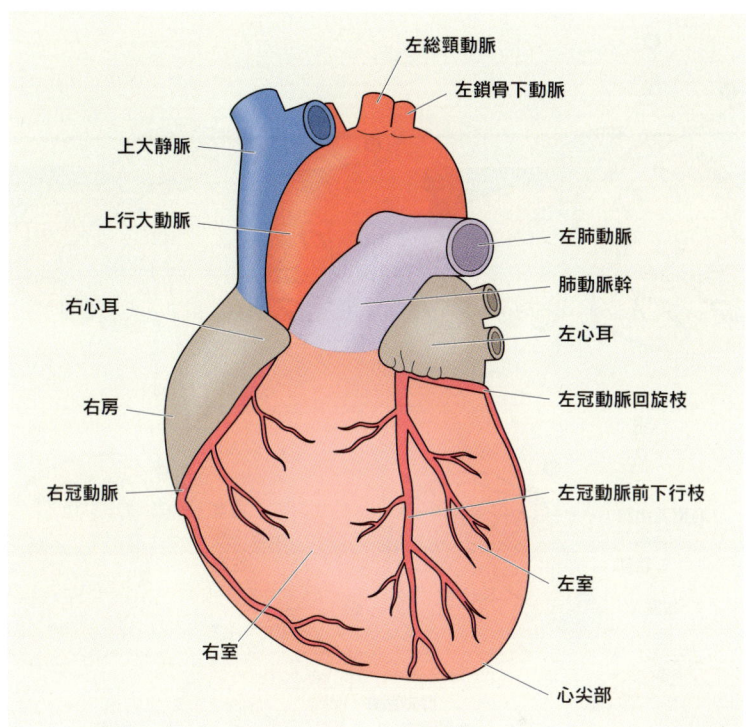

図2　心臓の外観

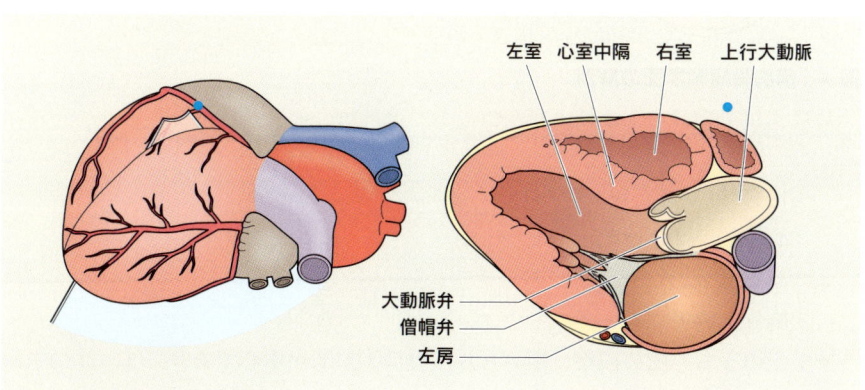

図3　傍胸骨長軸断面の解剖
図中の●は探触子のインデックスマークの向きを示す (p.13 の図6 を参照).

第Ⅰ部　基礎編

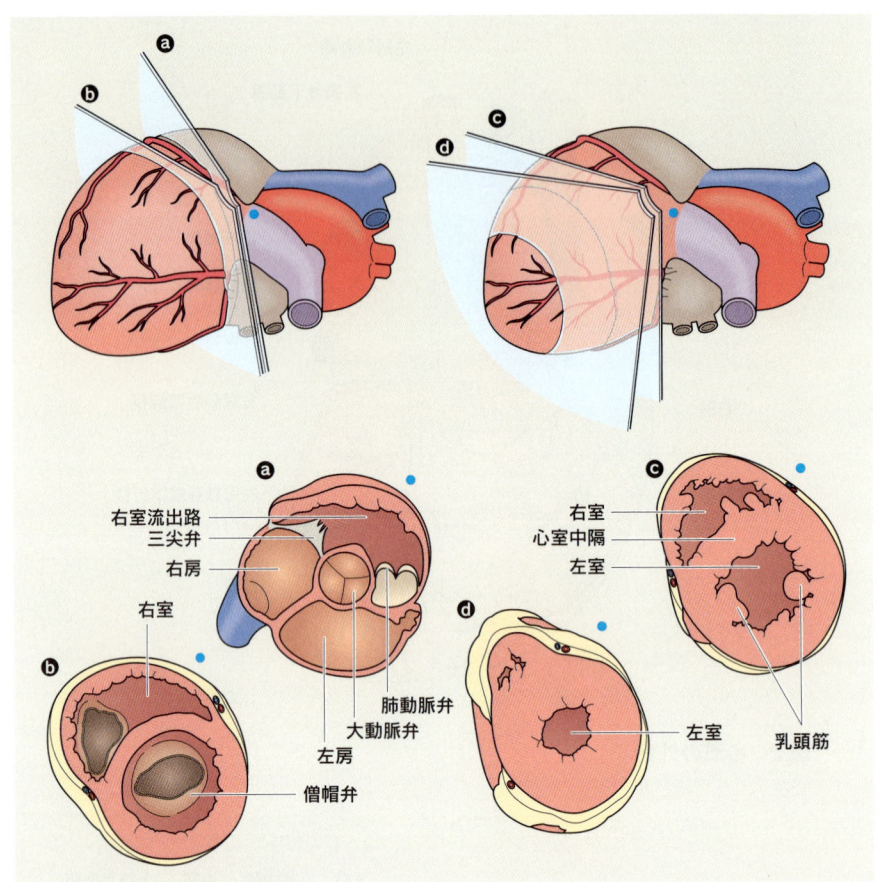

図4　傍胸骨短軸断面の解剖

①傍胸骨（胸骨左縁）アプローチ
②心尖部アプローチ
③心窩部（肋骨弓下）アプローチ
④胸骨上窩アプローチ

- 上記のうち心臓の観察に用いられるのは①，②が中心であり，③，④は主に大血管の観察時に用いられるアプローチ（別項参照）．
- なお③は，慢性閉塞性肺疾患などで①，②が困難な場合，心臓の観察部位としても有用．

3. 心臓の解剖と正常像

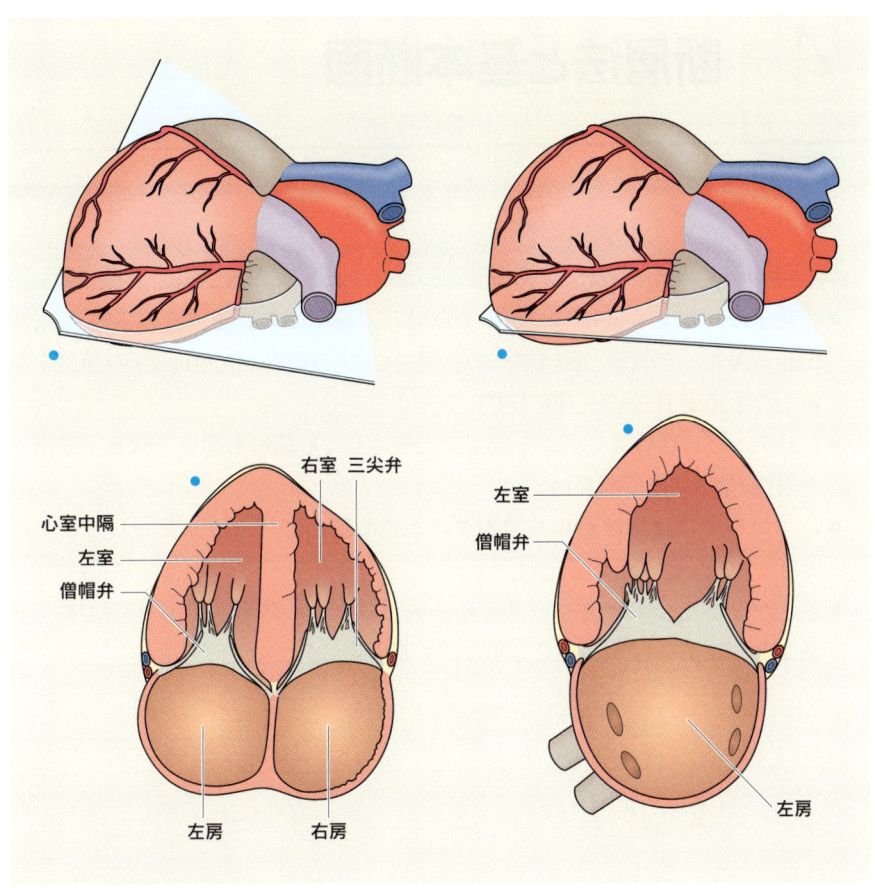

図 5　心尖部断面の解剖

- 心エコー図を理解するためにはその解剖と構造の空間的位置関係を理解しておく必要があるが，上記の①，②から観察した際にどの部分を見ているのか，解剖を図に簡単に示す（図2〜5）．

（川田貴之）

第Ⅰ部　基礎編

4　断層法と基本断面

1. 断層法とは

- 探触子から出て心臓にぶつかって反射し，戻ってきた超音波の振幅（amplitude；Aモード表示，図1左）の程度に応じて輝度（brightness）の強弱を表示したものがBモード（図1中）．
- これをもとに超音波ビームを放射，走査させて心臓の形態を二次元で描出した画像（図1右）が断層法．
- 心エコーでは動画像からリアルタイムに心臓の形態や機能を知ることが可能．
- 心エコー診断におけるベースとなる表示法がこの断層法であり，Mモード法やドプラ法を行ううえでも非常に重要な表示法．

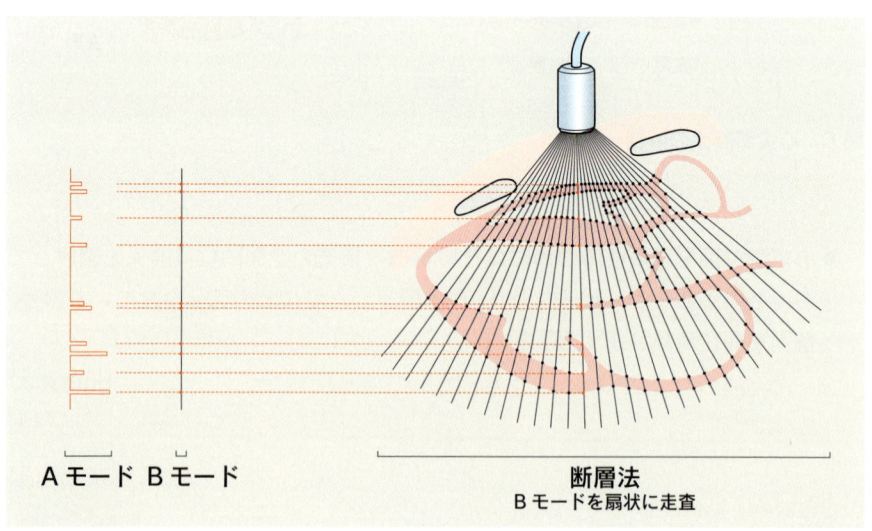

図1　断層法

4. 断層法と基本断面

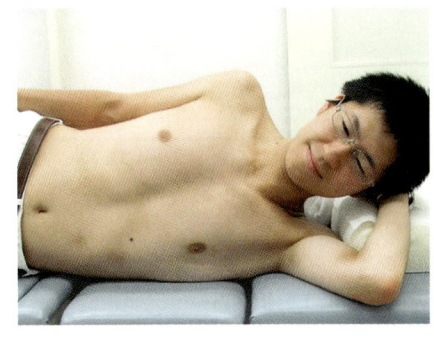

図2 検査時の被検者の姿勢

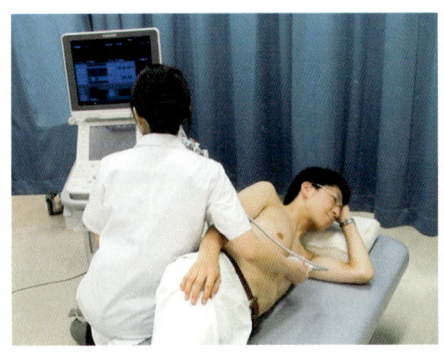

右に座る

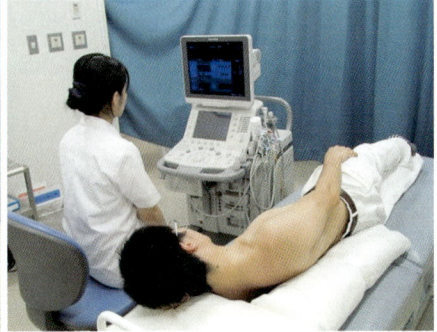

左に座る

図3 検者の位置

2. 検査時の体勢と位置

1 被検者（患者）の姿勢
- 心臓が胸壁に近づくため観察しやすくなる左側臥位，半左側臥位とし，さらに左上肢を挙上させて肋間を広くする（図2）．
- 左側臥位の程度はそれぞれである．肺がかぶりやすい場合はうつぶせぎみに角度を深くすると観察しやすくなることもある．
- 呼気止めの状態のほうが観察しやすいことが多い．
- 心尖部アプローチの場合も左側臥位が基本であるが，探触子とベッドが干渉しやすいため，やや左側臥位の程度を緩くして行われることが多い．

2 検者の位置
- 被検者の右に座るか，左に座るか（図3）は各施設でさまざまであり統一さ

第Ⅰ部　基礎編

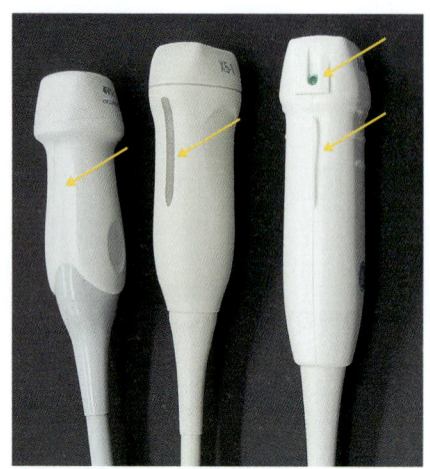

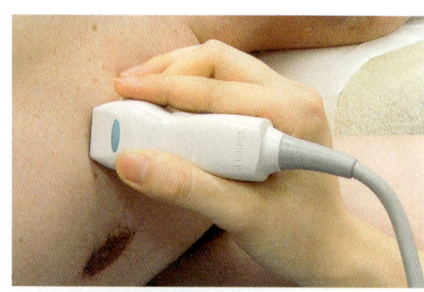

図5　探触子の持ち方

図4　探触子
矢印はインデックスマークを示す．

れてはいないが，慣れてきたらどちらの位置でも記録できるようにしておくと便利である．

3 探触子（プローベ）の持ち方
- 探触子には側面に印が付いている（インデックスマーク）（図4）．この印のあるほうが画面の右側に表示されるため，あらかじめ探触子の向きと表示される画像との関係を確認しておく．
- 探触子は固定することが重要で，そのためには把持した手の一部を胸壁に密着させるとよい．たとえば親指と人差し指，中指の間でしっかりと把持し（図5），手の小指側の面は被検者の胸壁に接するように固定すると安定する．

3. 基本断面

1 傍胸骨長軸像（parasternal long-axis view）
- インデックスマークが被検者の右側に向くよう探触子を持ち，第3から第5肋間のいずれかの胸骨左縁に当てる（図6）．
- 左室長軸に合わせて右上から左下の方向にビームが当たるよう，被検者の右肩方向にインデックスマークを向けるような角度にすると，傍胸骨長軸像が得られる（図7，動画1）．
- 心室中隔と後壁とが平行になり，左室流出路から大動脈弁までがきれいに描

4. 断層法と基本断面

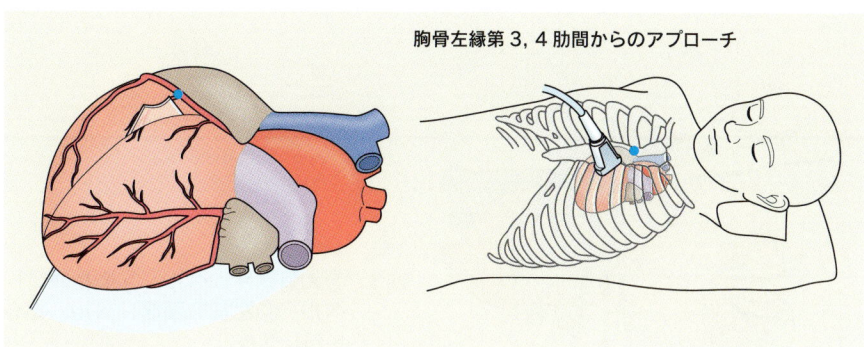

図 6 長軸断面のビームのイメージと被検者の姿勢，探触子とビームの位置関係
図中の●は探触子のインデックスマークの向きを示す．

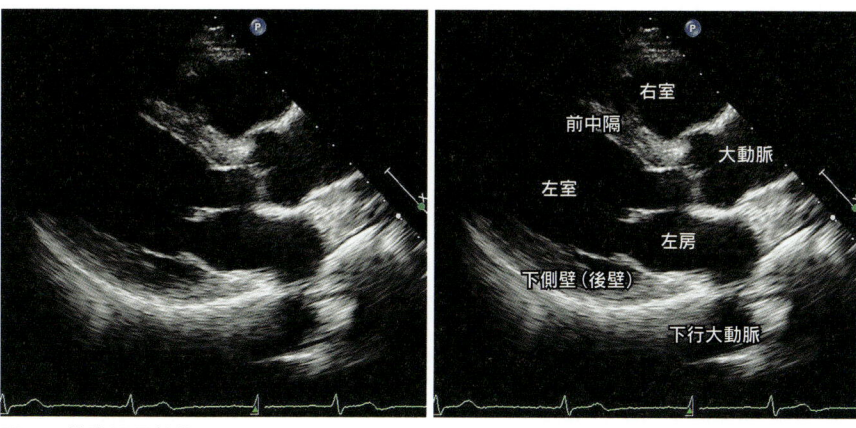

図 7 傍胸骨長軸像

出されるよう，画像を見ながら探触子の位置を少しずつずらしたり，微妙に回転させたり傾斜させたりして，良い画像が描出されるように調節．
- じわりと動かすことが大切．大きく動かさない．

2 傍胸骨短軸像（parasternal short-axis view）
- 傍胸骨長軸像を描出した位置から，探触子を時計方向に約90度回転させる（図8）．
- 傍胸骨長軸像と同じ位置のまま，探触子の軸がずれないよう回転させるよう注意．

第Ⅰ部 基礎編

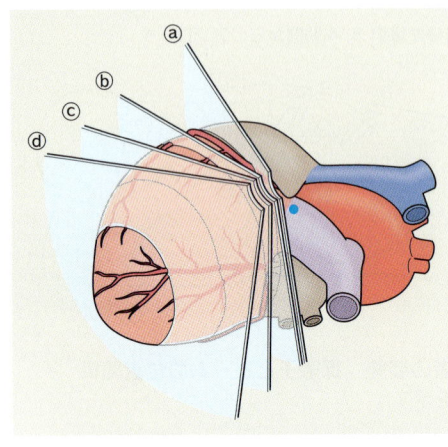

図8 ⓐ大動脈弁レベル，ⓑ僧帽弁口レベル，ⓒ左室乳頭筋レベル，ⓓ心尖部レベル

ⓐからⓓを描出する際，探触子を心尖部方向へ傾けるようにするか，心尖部側に平行移動させるように動かすとよい．

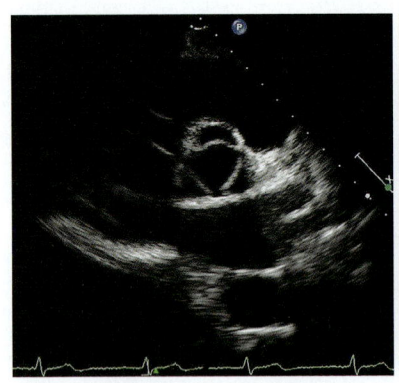
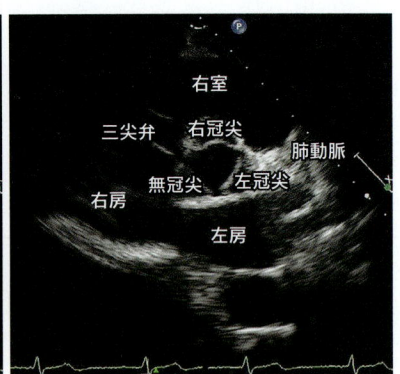

図9 大動脈弁レベル短軸断面

- 長軸像が斜めであると短軸像も斜めになるため，まずは適切な長軸像を描出することを心がける．
- 入射するビームの部位を変えることで，図9〜12，動画2の断面を得る．

3 心尖部四腔像（apical four-chamber view）

- 心尖拍動を触れる部分に探触子を当て，その向き（ビームの方向）を右肩方向へ向けると（図13），心尖部四腔像が得られる（図14，動画3）．
- 画面右に左室，左に右室を表示する場合が多い（インデックスマークは被検者の左方向を向く）．
- なるべく左室が縦に長く表示され，内膜面が探触子に近い位置に描出される

4．断層法と基本断面

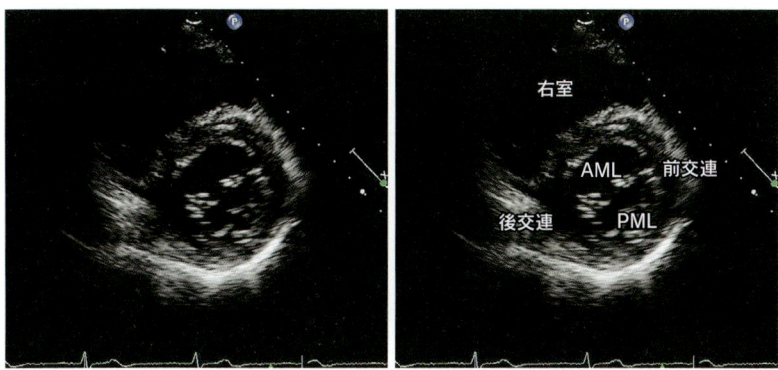

図 10　僧帽弁口レベル短軸断面
AML：僧帽弁前尖，PML：僧帽弁後尖．

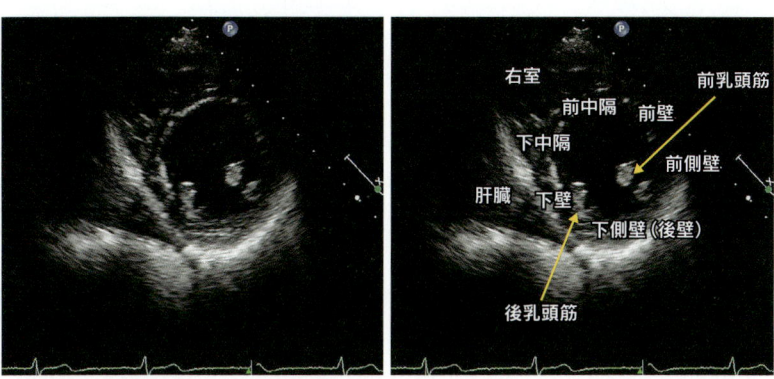

図 11　左室乳頭筋レベル短軸断面

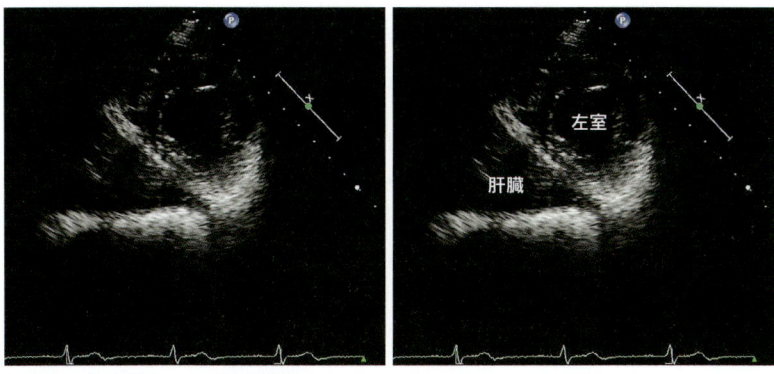

図 12　心尖部レベル短軸断面

第Ⅰ部 基礎編

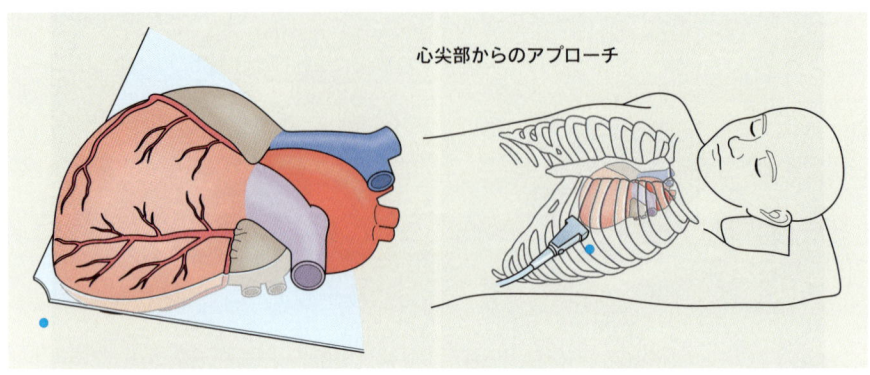

図13　心尖部四腔像のビームのイメージと被検者の姿勢，探触子とビームの位置関係

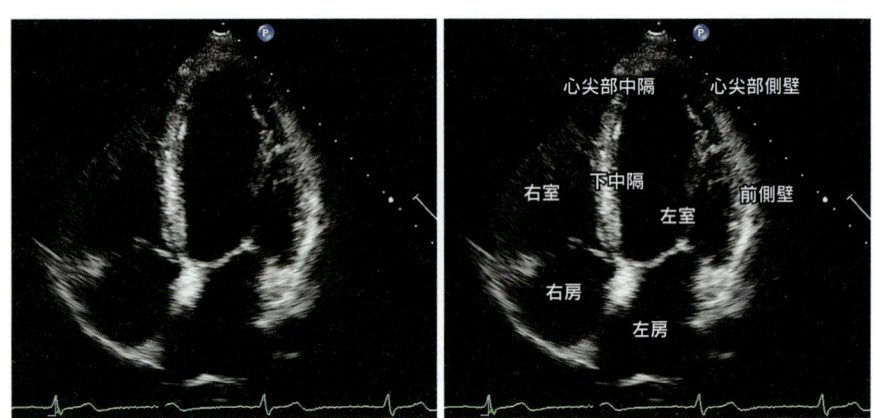

図14　心尖部四腔像

ような断面を探す．
- 探触子の位置が心尖部を大きく外れると，左室が短く表示されるため注意．

4 心尖部二腔像（apical two-chamber view）

- 四腔断面の探触子の状態から，軸がぶれないように反時計方向に約30〜60度程度回転させ（図15），右室が見えなくなり，後乳頭筋が見えてくる断面．
- 左房，左室だけの断面で，前壁，心尖部，下壁が描出される（図16，動画4）．
- 真の心尖部に近い部分が観察できる．
- 探触子を回転させた際に，画面上の心尖部付近の画像が大きくずれる場合は，探触子の位置が心尖部付近をとらえられていない．

4. 断層法と基本断面

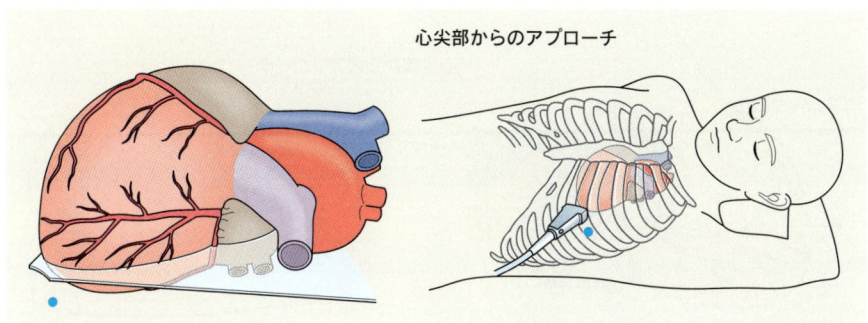

図15 心尖部二腔像のビームのイメージと被検者の姿勢，探触子とビームの位置関係

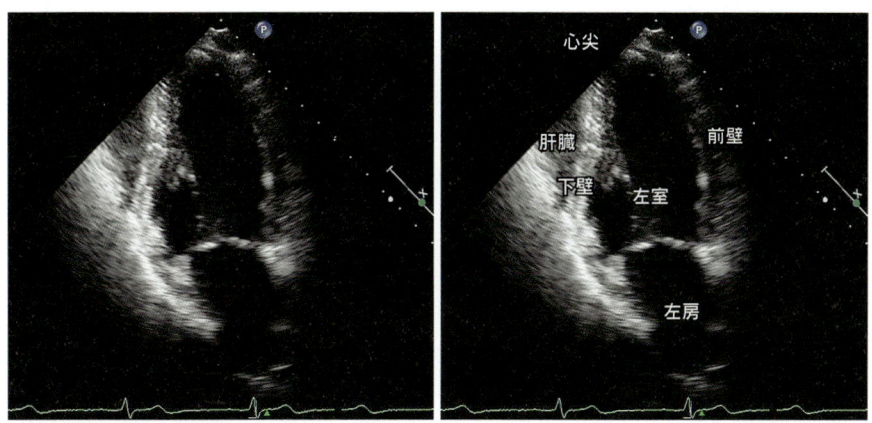

図16 心尖部二腔像

5 心尖部長軸像，心尖部三腔像（apical long-axis view, apical three-chamber view）

- 二腔断面の探触子の状態から，軸がぶれないようにさらに反時計方向に約90度程度回転させた断面（図17）．
- 心室中隔，心尖部，後壁と左房，左室流出路が描出され，心尖部から見上げた長軸像（図18，動画5）．
- 大動脈弁疾患のドプラ評価には欠かせない断面．
- 四腔像―二腔像―三腔像と描出する場合，三腔像を描出する際に一度探触子を持ち替えたほうがスムーズ．

17

第Ⅰ部　基礎編

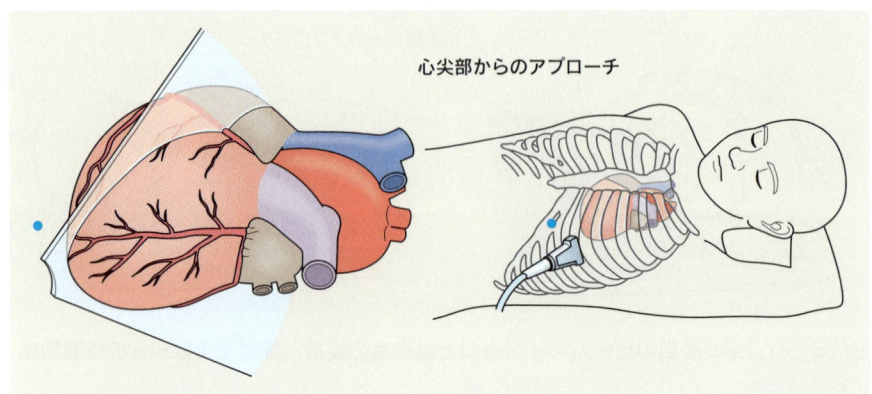

図17　心尖部長軸像のビームのイメージと被検者の姿勢，探触子とビームの位置関係

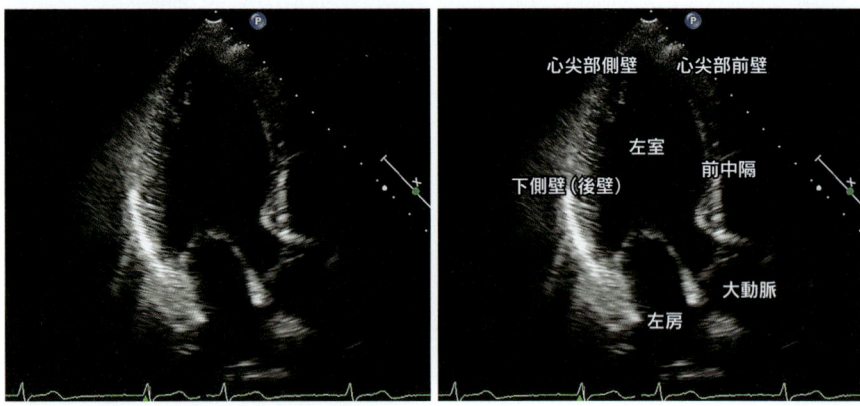

図18　心尖部長軸像，心尖部三腔像

6 胸骨左縁右室流入路長軸像
- 右房から右室を縦割りに表示する断面（図19）．
- 傍胸骨長軸像の探触子の位置のまま，あるいはやや心尖部方向へ探触子をずらし，次にやや内側へ傾ける（体の前の方，浅い方向へビームを向ける）と得られる断面．

7 肋骨弓下矢状断面像，四腔像，左室短軸像（心窩部アプローチ）
- 被検者を仰臥位とし，下肢を屈曲させ剣状突起下，正中線からやや右側に探触子を当てる（インデックスマークは上向き）と（図20），下大静脈，肝静脈，右房が描出される（矢状断面像；図21）．

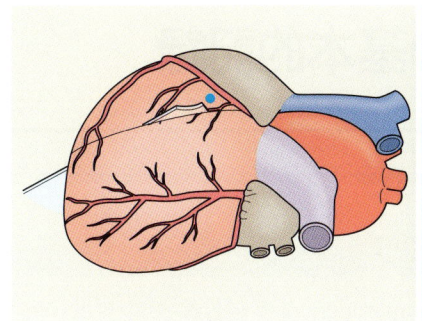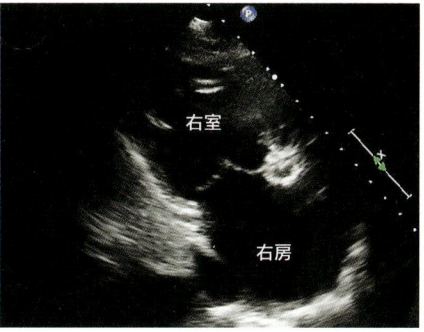

図19　右室流入路長軸像のビームのイメージと画像の実際

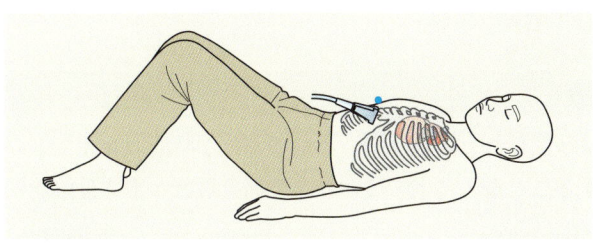

図20　心窩部（肋骨弓下）アプローチの姿勢
探触子は矢状断面．

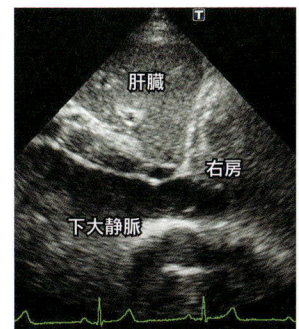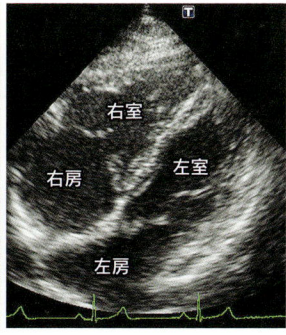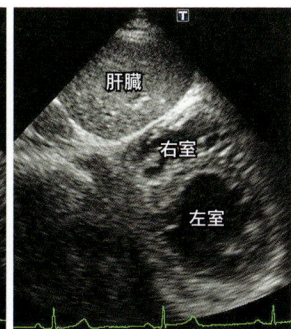

図21　左から矢状断面像，四腔像，左室短軸像

- 同部位で探触子を右に90度強程度回転させ，斜め上方向に向けると横倒しの四腔像が，さらに反時計方向に探触子を回転させていくと短軸像が観察できる（図21）．傍胸骨，心尖部アプローチで描出困難な場合や心房中隔欠損などの短絡血流を描出させる際に有用．

（川田貴之）

第Ⅰ部　基礎編

5　Mモード法の基本的記録

1. Mモード法とは

- 反射し，戻ってきた超音波の振幅（amplitude；Aモード表示）の程度に応じて輝度（brightness）の強弱を表示したものがBモード（図1左）であるが，この各輝点を超音波の方向と直角に一定の速度で移動させて（掃引）得られる図がMモード法（図1右）．

2. Mモード法の特徴

- 各時相での構造物の位置関係などの表示や，目的の部位が時間の変化でどのように動くかを表示することなどに向いており，時間分解能と空間分解能が優れている．
- 心腔の大きさの計測や心機能評価などにも用いられていたが，現在はそれらの評価は断層法とドプラ法が主流となったため，広く使われる手法ではなくなった．

3. Mモード法の記録

- Mモード法は，胸骨左縁長軸像上で目的の部位にMモードのカーソルを当てて記録する（図2）．
- 代表的なのは，大動脈弁，僧帽弁，左室のMモード法（図3～5）．
- それぞれの構造物に対してMモードのカーソルがなるべく直交するような断面を設定する．

5. Mモード法の基本的記録

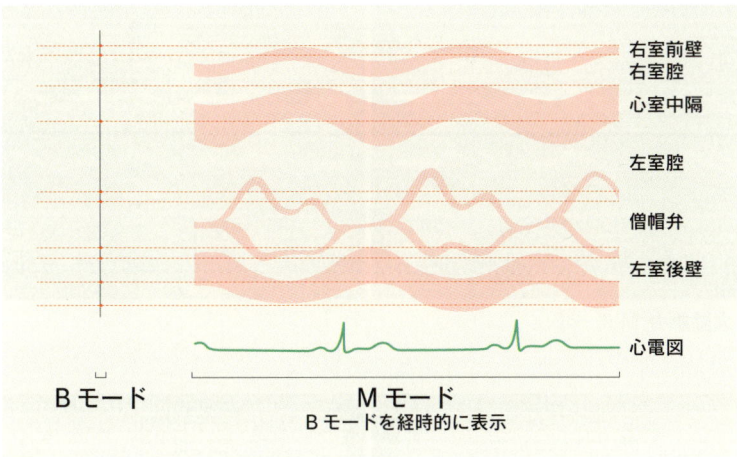

図1　Mモード法

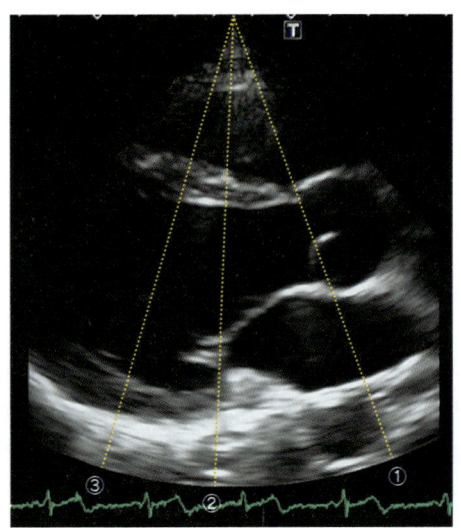

図2　Mモード法のカーソル位置
①大動脈弁Mモード
②僧帽弁Mモード
③左室Mモード

第Ⅰ部　基礎編

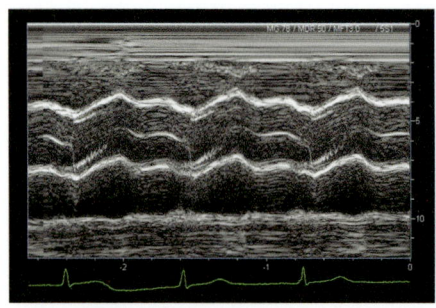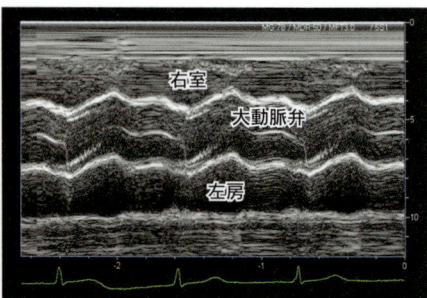

図3　大動脈弁Mモード

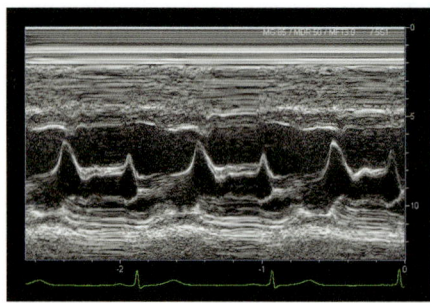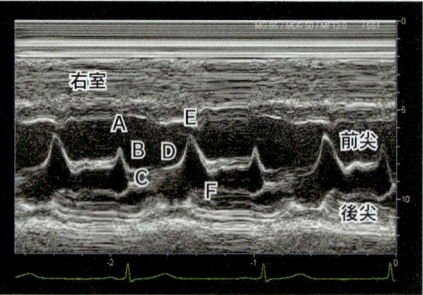

図4　僧帽弁Mモード
A：心房収縮時のピーク，B：A波から弁閉鎖までの変曲点，C：弁の完全閉鎖点，D：弁の開放点，E：急速流入期に弁が最大に開いた点，F：拡張中期の弁がやや閉鎖する点．

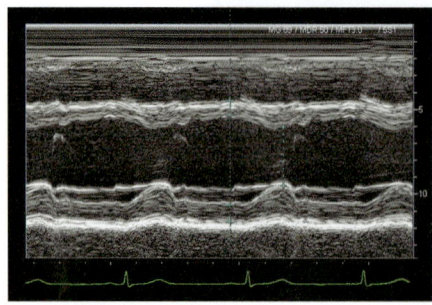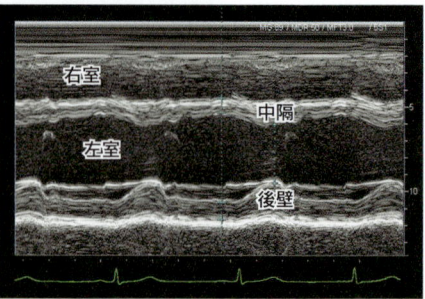

図5　左室Mモード

（川田貴之）

6 ドプラ法の基本

- ドプラ法は，ドプラ効果を利用して，血液（正確には赤血球）や心筋組織の移動速度を計測，表示する方法．
- 臨床で用いられるドプラ法は，血流ドプラ法（カラードプラ法，パルスドプラ法，連続波ドプラ法）と，組織ドプラ法に分けられる．
- 一般に血流ドプラ法は，まずカラードプラ法で全体を観察し，異常血流や目標とする血流があればパルスドプラ法あるいは連続波ドプラ法で記録，解析する．
- 圧の推定や心拍出量の計算，弁口面積や逆流量の評価など，血行動態の把握に欠かせない手法．

1. カラードプラ法（図1）

- 断層像のどこにどのような流速の血流があるか，二次元分布情報を表示する．
- カラードプラ法で表示されている情報はその部位の平均流速である．
- 探触子に近づく血流が赤，遠ざかる血流が青で表示される．

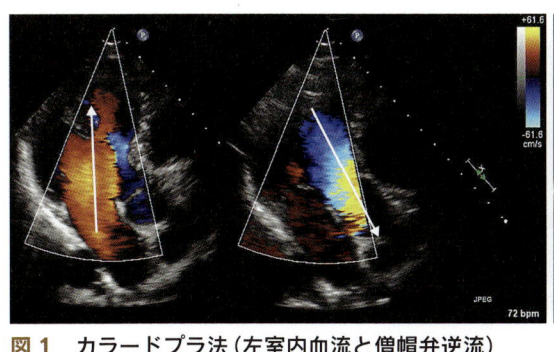

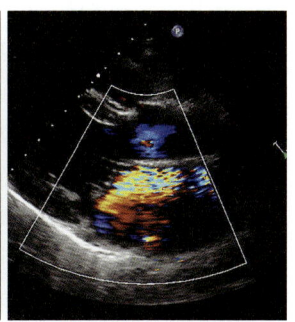

図1　カラードプラ法（左室内血流と僧帽弁逆流）
左：左図は拡張期に探触子に向かう左室流入血流が赤で，右図は収縮期に探触子から遠ざかる左室流出血流を示す．流出血流は一部折り返し現象のため黄色に表示されている．
右：左房内の僧帽弁逆流がモザイクパターンとして観察されている．

第Ⅰ部 基礎編

図2　パルスドプラ波形
左：拡張期の僧帽弁尖の位置で記録した僧帽弁流入血流波形．層流であるため線は細く中が黒く抜ける．
右：流出波形の一例．表示できる速度を超えると折り返し現象が起こり，表示しきれない部分は画面上から折り返して表示される．この例の場合はベースラインシフト（ゼロシフト）を行えば回避できる．

- 画面右上のスケールが表示できる血流速度を示す．これを超える流速は折り返し現象のため反対色となる．
- 血流速度が速い場合は通常乱流となり，多数の折り返し現象のためモザイクパターンを呈する．

2. パルスドプラ法（図2）

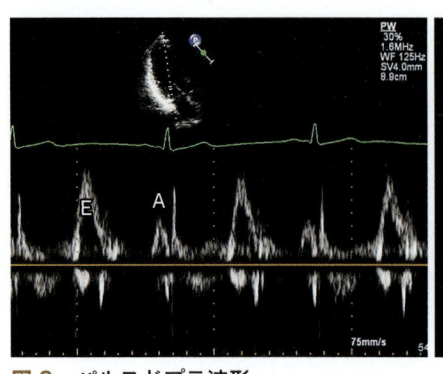

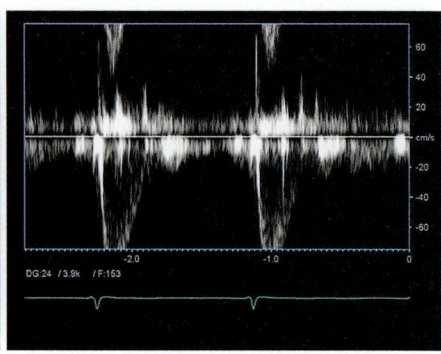

- パルスドプラ法は，パルス状に断続的に超音波の送信，受信を繰り返して，ドプラビーム上の目標とする深さ（サンプルボリューム）の血流速度を求める方法．
- 比較的遅い（2 m/s 以下程度）血流に対して用いられ，血流波形や速度，時相，方向を知ることができる．
- 波形は，横軸が時間，縦軸が血流速度を示している．
- 線の幅は，その部位の血流速度のばらつきを示しており，層流の場合は狭く中が黒く抜け，乱流の場合は太く中が埋まってくる．
- 房室弁流入血流波形，狭窄のない流出路波形，心房中隔欠損の短絡血流の評価などに適用．

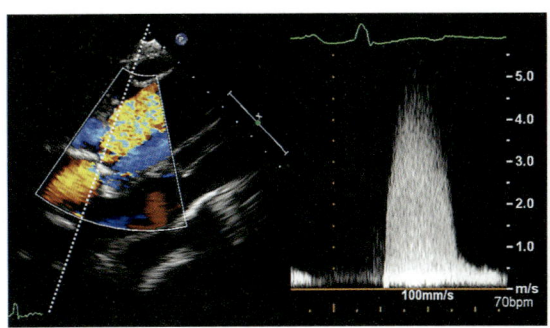

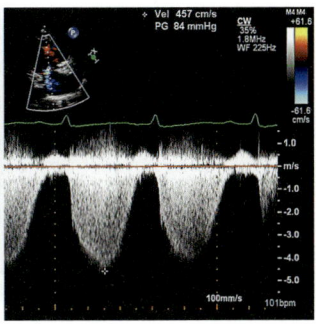

図3 連続波ドプラ法
左：カラードプラ法で描出された大動脈弁狭窄の血流ジェットにドプラビームを移動し，連続波ドプラ法で記録．
右：三尖弁逆流の例．

3. 連続波ドプラ法（図3）

- 超音波が連続的に送受信されることで血流速度と方向の情報を得る方法．
- パルスドプラ法で測定不能な高速血流の記録に適している．
- 簡易ベルヌーイ式を用いて圧較差，心内圧の推定が可能．
- 一点ではなくドプラビーム上のすべての点での血流速度を重ねて表示するため，マーカー上のどの部位の信号かの区別はできない．
- このため2つの高速血流が接近して同じ方向にみられる場合，2つの血流が重ならないような断面を描出することが重要となる（左室流出路狭窄と僧帽弁逆流など）．
- 弁逆流，弁狭窄，体-肺循環のシャントなどに適用．

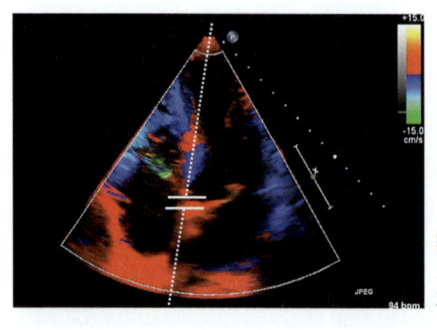

図4　カラー表示された心筋組織の移動方向
カーソルの位置を僧帽弁輪に合わせて移動速度を求めることが多い．

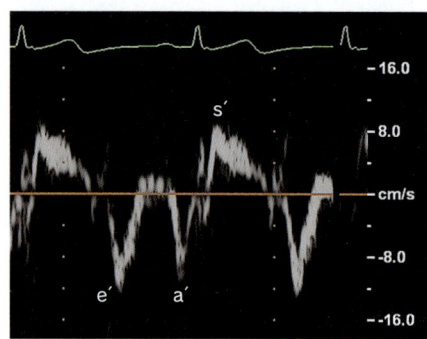

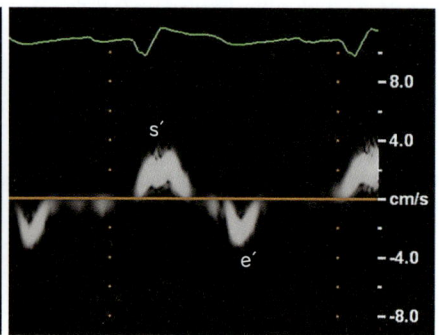

図5　僧帽弁輪部移動速度
左：拡張能正常例（e′＞8 cm/s）．
右：低下例．

4. 組織ドプラ法（図4, 5）

- 血流と比べて速度の遅い心筋の移動速度を表示する方法．
- カラードプラ法で全体像を表示し，さらにパルスドプラ法を用いてその部位の心筋の移動速度をスペクトル表示できる．
- 僧帽弁輪の移動速度を記録し，主に左室拡張能評価に用いられる．

（川田貴之）

7 心エコー装置の設定の基本

1. 断層像の調整（図1）

1 ゲイン（gain）
- 受信する反射波の信号の増幅度を調整する．
- 高すぎると，画面全体が白くぎらついた画像となり，ノイズとの判別が困難となる．
- 低すぎると，画面が暗くなり，画像が欠落し，診断困難となる．
- 初心者では，ゲインはやや高めに設定したほうが，画像の欠落がなく，重要な情報の見落としを防ぐことができる．

2 STC（sensitivity time control）またはTGC（time gain control）
- 深さ方向で別々にゲインの調整を行う．
- 近距離からの強い信号を弱めたり，深部の弱い信号を増幅させるなど，画像全体の信号が判別しやすくなるように調整．
- 走査方向別（横方向）のゲインを調整するlateral gain control機能を有している機器もあり，反射波が弱くなりやすいビーム方向のゲインを調整するのに役立つ．

3 フォーカスの位置
- フォーカス位置では超音波ビームが収束するため，分解能が向上．
- 詳細に観察したい部位や信号の弱い部位にフォーカス位置を合わせるとよい．

4 ダイナミックレンジ
- 断層像を表示するグレースケールの階調数を変化させる．
- 広く設定すると柔らかい細かな画像となるが，高すぎると心内膜など組織の境界が不鮮明となる．
- 狭く設定すると，超音波の透過性が悪い被検者でも心内膜の境界が明瞭なメリハリのついた画像となるが（図2），低すぎると弱い信号の情報，たとえば新鮮血栓などが不明瞭となる可能性がある．

第Ⅰ部　基礎編

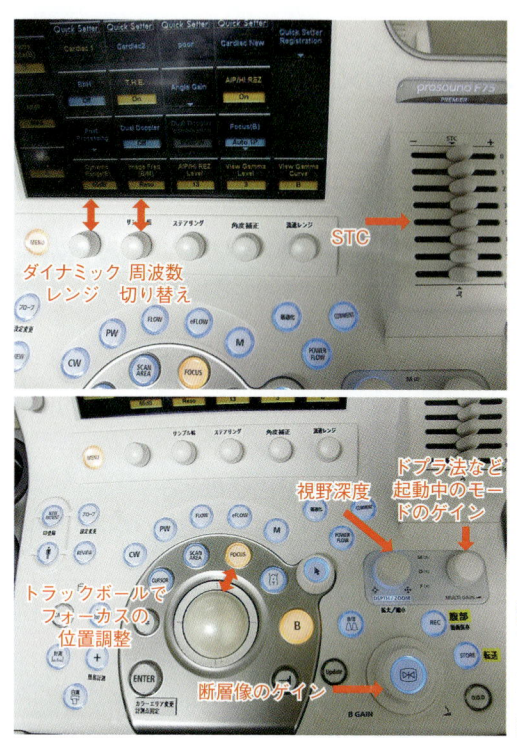

図1　よく用いる調整のツマミの例
プロサウンド F75（日立アロカメディカル株式会社）．
ツマミの位置や名称は一例で，装置の設定により異なる．

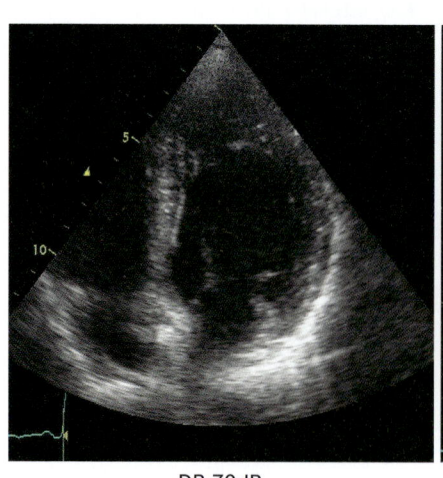

DR 70dB　　　　　　　DR 50dB

図2　ダイナミックレンジの調整
ダイナミックレンジ（DR）を狭くすると硬い画像となるが，心内膜や組織の輪郭は鮮明になる．

7. 心エコー装置の設定の基本

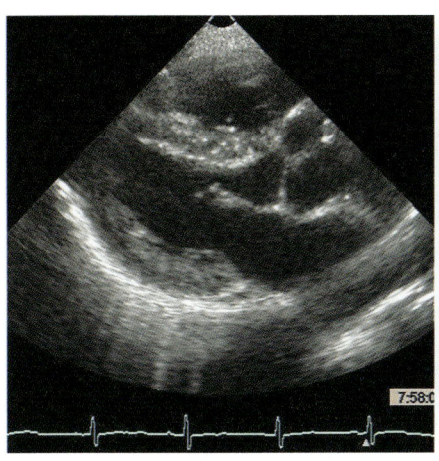

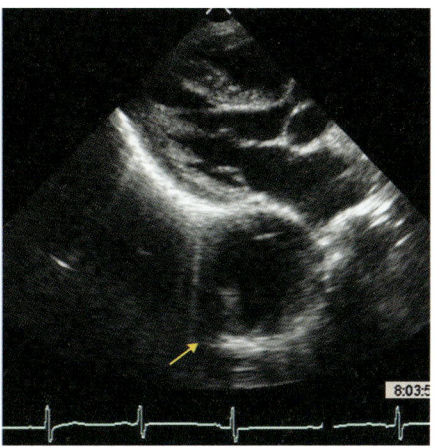

図3 視野深度の調整の注意点
左：初期設定の視野深度では左房後方の構造物が描出されていない．
右：視野深度を深くした画像で，下行大動脈が解離により著明に拡大していることが判明した．

5 周波数の切り替え
- 高い周波数ほど画像の分解能は向上するが，深さ方向の減衰が大きく，深い位置の画像が不鮮明となる．
- 体格の大きな被検者や，超音波の透過性が悪い被検者では，周波数を低くして観察すると，分解能は低下するが壁運動や異常構造などの観察が可能となる．
- 帯域周波数を保持している探触子では，送信する周波数を数段階で切り替えることができる．

6 視野深度
- 断層像を表示する最大深度を設定する．
- 心臓の大きさなどを直感的に判断，比較できるように，起動時に一定の値で表示されるよう設定．成人の場合15 cm前後が適当．
- 心腔の拡大がある例，心臓後方の異常エコーが疑われる例では，視野深度を十分に深くした画像も観察しなければ，重要な所見を見落とす危険性がある（図3）．

第Ⅰ部 基礎編

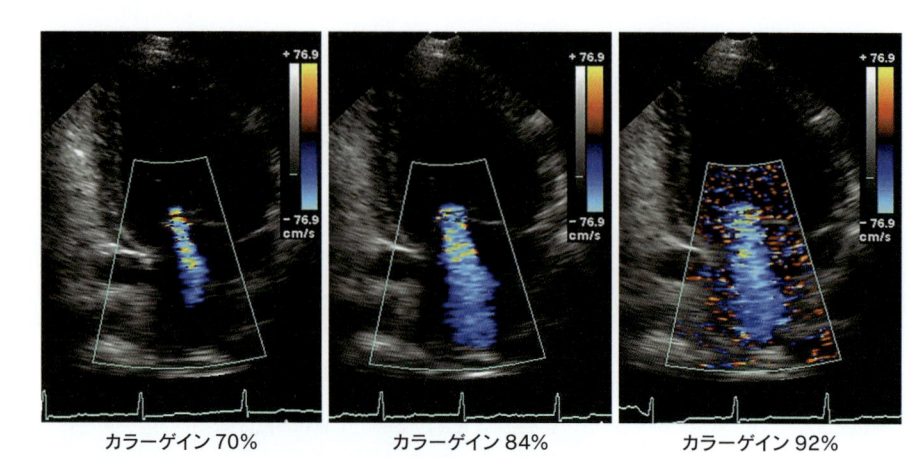

図4 カラードプラ法のゲインの調整（僧帽弁逆流症例）
左：ゲイン不足では逆流信号が過小評価となる．
中：ノイズが出現する直前までゲインを上げた適度な調整．
右：ゲイン過剰では，ノイズが出現する．

2. カラードプラ法の調整

1 ゲイン
- カラー信号にノイズが出現する直前までゲインを上げる．
- カラードプラ法は超音波透過性などによる信号の減衰が顕著に出やすいため，観察断面ごとにゲインの調整を行わなければ，弁逆流などの過小評価の原因となる（図4）．

2 カラー表示エリア
- カラー信号を表示するエリアの範囲を設定する．
- 横方向の幅を広くしすぎるとフレームレートが低下し，リアルタイム性に乏しい画像となる．

3 流速レンジ
- 流速レンジは視野深度と周波数の影響を受ける．
- 深い視野深度，高い周波数では流速レンジが低下する．
- 狭窄・逆流などの異常血流検出のため，心エコーの初期設定では流速レンジは高く設定されている．
- 肺静脈や冠動脈など低流速の血流を描出したいときは流速レンジを下げる．

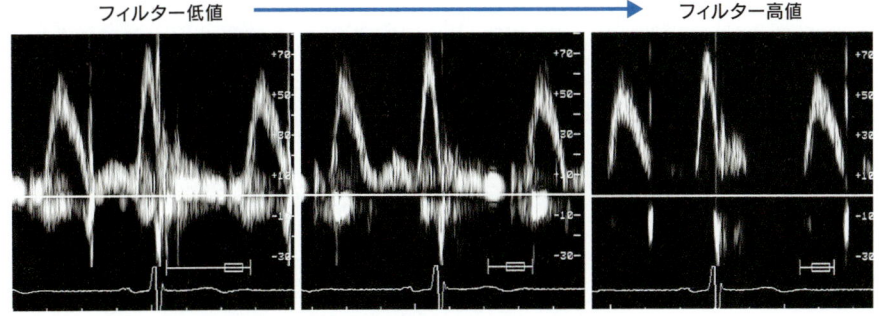

図 5　パルスドプラ法のフィルターの調整（左室流入血流速波形）
左：フィルターが低すぎると低流速成分にノイズが多く混入する．
中：本症例における適度なフィルター調整．
右：フィルターが高すぎると基線付近の血流速信号が欠落してしまう．

3. パルスドプラ法，連続波ドプラ法の調整

1 ゲイン
- ゲインが高すぎるとノイズにより波形が不鮮明となり，低すぎると弱い信号が欠落する．

2 フィルター（wall filter もしくは low cut filter）
- ドプラ信号のノイズの原因となりやすい低流速成分をカットする．
- 低流速の血流速を計測するパルスドプラ法では，基線（ベースライン；baseline）部分の血流速成分が鮮明に記録できるように調整（図 5）．
- 高流速の血流速を計測する連続波ドプラ法では，最大流速が鮮明となるようにパルスドプラ法より高く設定．

3 流速レンジと基線の調整
- 表示する血流速の上限値を流速レンジで調整するが，基線を上下に移動することにより表示できる限界値を広げることが可能．
- 基線の調整は，ドプラ画像をフリーズした後でも調整できる機器が多い．

4 サンプルボリュームのサイズと位置
- パルスドプラ法ではサンプルボリューム位置での血流速が表示されるため，目的の血流の時相や描出される位置に注意して設置（図 6）．
- サンプルボリュームのサイズは 2〜4 mm が適当であるが，逆流量などその位置での正確な血流速情報が必要な場合には 1 mm 前後と小さく設定する場

第Ⅰ部　基礎編

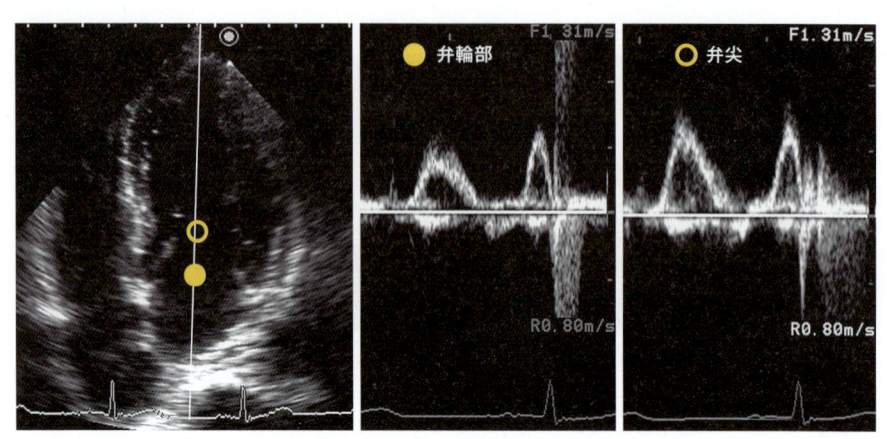

図6　パルスドプラ法のサンプルボリュームの位置による波形の違い（左室流入血流速波形）
左室流入血流速波形の拡張早期波E波は，弁輪にサンプルボリュームを設置したほうが高値となる．目的に応じて，サンプルボリューム設置位置を一定にした評価が必要である．

合がある．

（水上尚子）

8 知っておくべきアーチファクト

- アーチファクトは原理上除去できないものもあり，異常構造物との鑑別は重要．
- アーチファクトと異常エコーを誤認すると，重要な異常所見を逃してしまう危険性もある．
- アーチファクトの原理を理解し，個々の症例ごとにその可能性を検証することが重要．

1. 多重反射

- 多重反射とは，強い反射体（音響インピーダンスの高い人工弁や石灰化病変など）と探触子の間で超音波が複数回反射を繰り返すこと（図1）．
- 反射により生じる虚像は，探触子と実像の距離の整数倍の位置にみられる．
- 強反射体が深い位置にあると，虚像が実像より浅い位置に出現することもあ

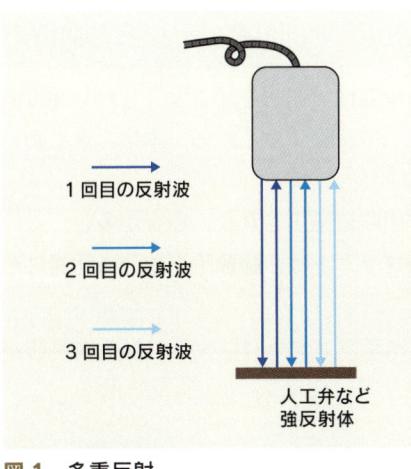

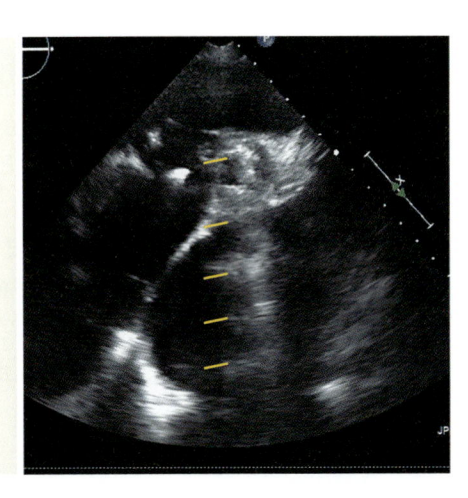

図1 多重反射
人工弁など強反射体からの1回目の反射による実像の整数倍の深さに2回目，3回目と繰り返された反射波が虚像として出現する．右図は大動脈弁位人工弁の多重反射が左房内に整数倍に出現している．

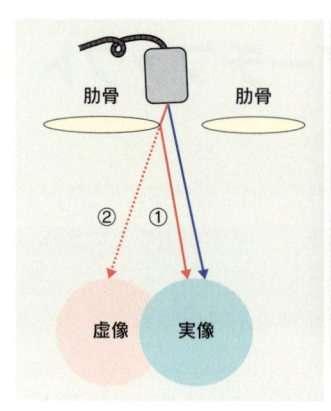

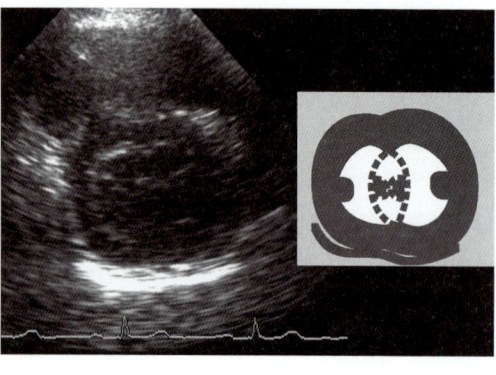

図2　屈折によるアーチファクト
①の方向のビームが肋骨で屈折を起こして実像に到達すると，その反射波は屈折なしの①と同じ距離の位置②に虚像として出現してしまう．右図は同原因による屈折で左室が二重像として見えている像．探触子を肋間に密着させると，虚像は消失した．

る．
- 多重反射を鑑別するには，発生原因となる，平坦で音響インピーダンスの高い構造物の有無と反射の方向，距離を確認する．

2. 屈折

- 超音波ビームは生体内の音速の異なる境界面で屈折を起こす．しかし装置側では屈折が認識されず直進した信号として画像化するため，本来の構造物と二重に描出されてしまう現象（図2）．
- 屈折による二重像は重複部分の境界が明瞭に描出されない場合が多い．
- 肋骨や筋肉が屈折の原因となるアーチファクトは，探触子を十分に肋間に密着させると消失する．
- 心窩部断面での腹直筋による屈折のアーチファクトは，走査方向を腹直筋からずらすと消失する．

3. 鏡面現象

- 横隔膜や心膜のような曲面の強反射体による屈折では，強反射体の前にある構造物が鏡に映したように反対側に虚像となって出現するため鏡面現象と呼

8. 知っておくべきアーチファクト

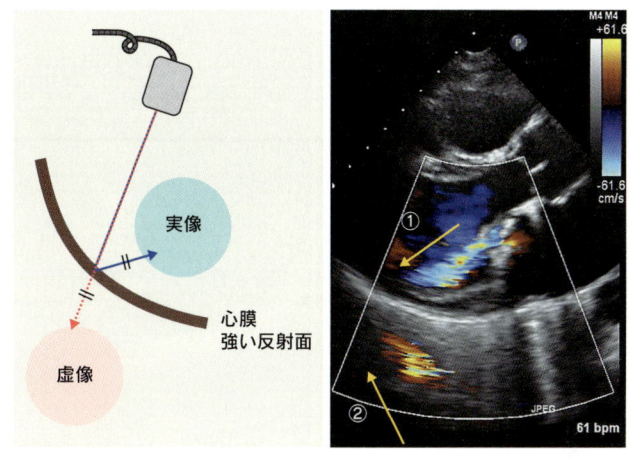

図3 鏡面現象によるアーチファクト（僧帽弁狭窄症例）
心膜が強反射面となり，僧帽弁狭窄により下方へ偏位した血流（右図①の血流）が，心膜の下に逆方向の鏡面像（右図②の血流）として出現した例．

ばれる．
- 鏡面現象によるアーチファクトはカラードプラ法でもみられる（図3）．

4. サイドローブ

- 探触子から送信される超音波は，メインローブ（主極）である中心ビームの周辺に，サイドローブ（副極）と呼ばれる複数の弱いビームが存在する．
- 通常はサイドローブからの信号は非常に弱く結像しないが，サイドローブの方向に心膜や人工弁などの強反射体が存在するとサイドローブからの反射波による虚像が出現する．
- 心腔内のカテーテルやペースメーカーのリード線が数本に見えるのも，このアーチファクトによる（図4）．
- 人工弁や反射の強い心膜などのサイドローブは，探触子を中心に円弧状にみられる．
- 電子走査法の場合，対象物体の音響インピーダンスが高いとサイドローブによる虚像が生じるのは原理上避けられないため，多方向からの走査で再現性を確認するほかない．

第Ⅰ部　基礎編

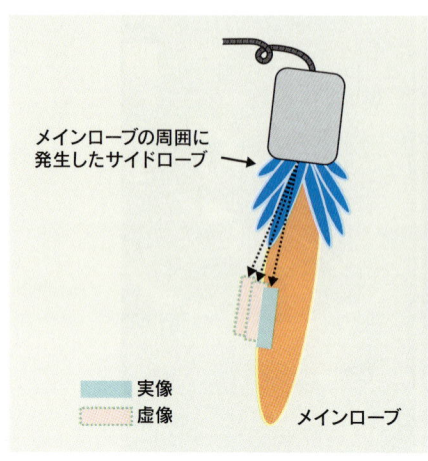

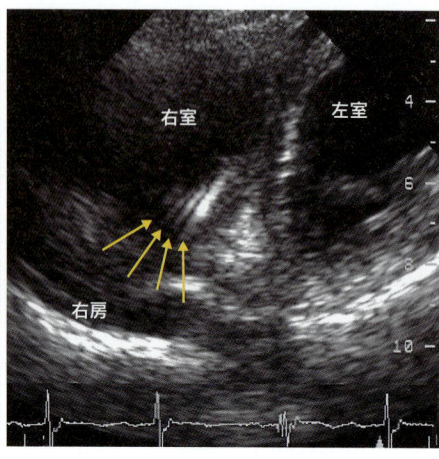

図4　サイドローブによるアーチファクト
電子走査法では，メインローブ（主極）の周囲に，パワーは小さいがサイドローブ（副極）が存在する．サイドローブの方向に強反射体があると，サイドローブで捕らえた反射波が，実像の隣に円弧状に虚像として出現する．右図はペースメーカーのリード線が同現象で複数本に見えている像．

5. 音響陰影

- 超音波ビーム方向に骨や強い石灰化など，ビームのほとんどが反射してしまう強反射体があると，その背方は画像が表示されない．
- 人工弁や弁輪リングの後方の画像が欠損するのは，音響陰影によるものである．

（水上尚子）

9 心エコーの種類と適応

- 通常行われる経胸壁心エコーとはアプローチが異なるものに経食道心エコーや心腔内エコーなどがある．
- 運動や薬物で心臓に負荷をかけて行うのが負荷心エコーである．

1. 経食道心エコー

- 経食道心エコーは，経胸壁心エコーと異なり皮下組織，肺や肋骨，胸郭内構造物によるエコー減衰がないため，良好な画像を収集できる．
- 経食道探触子を口から挿入する半侵襲的な検査であるため，挿入に伴う苦痛の緩和が重要であり，全身麻酔下の術中や鎮静薬使用下で施行（図1）．
- 食道を通じて大動脈側から心臓を観察するため，経胸壁心エコーとは上下反転した画像となる（図2A，B）．

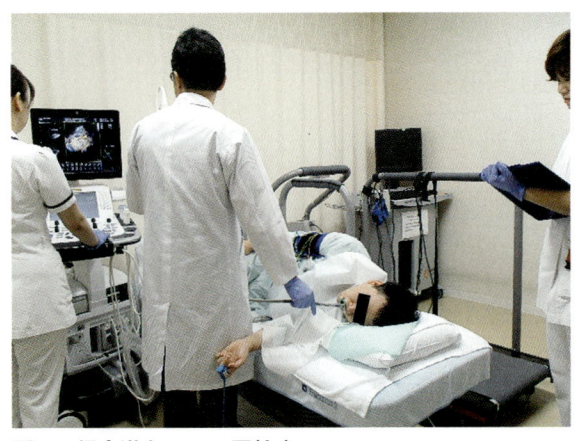

図1 経食道心エコー図検査
当施設では，患者を左側臥位にした後に十分に鎮静して検査を施行している．部屋には救急カート，除細動器，酸素，吸引器を設置している．検査時には施行者，装置操作者，そして患者状態をモニターする人の最低3人が必要である．

第Ⅰ部 基礎編

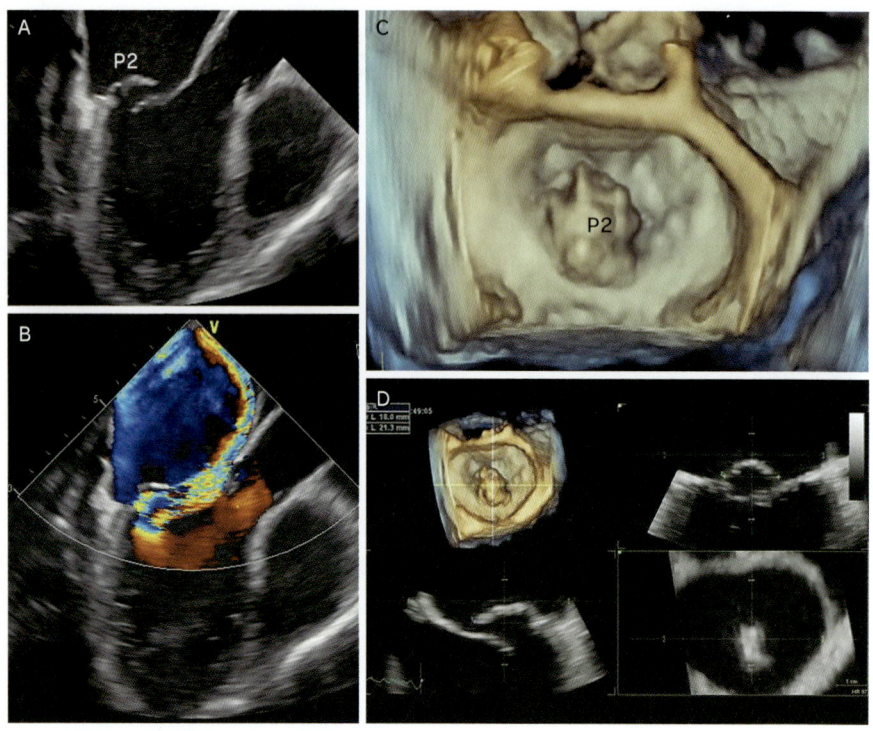

図2 僧帽弁逸脱症例に対する経食道心エコー
僧帽弁P2に逸脱を認める症例．
A, B：経食道心エコー前後断面像（A）およびカラードプラ法（B）．経胸壁心エコー心尖部三腔像を上下反転させた像と同等である．
C：三次元心エコー図 surgeon's view.
D：GE社解析ソフトを用いた逸脱範囲の三次元計測．

- 経食道心エコーは，①心臓の詳細な形態および機能評価，②術中評価，③不安定な血行動態の原因検索，を目的として施行[1]．
- 適応は，心房細動や脳梗塞後の血栓評価，心臓弁膜症や感染性心内膜炎の評価，心臓手術や経カテーテル的治療の術中評価など．
- 経食道心エコーの禁忌（表1）を検査施行前に必ず確認すること．

2. 心腔内エコー

- 心腔内エコーでは心腔内から心構造を直接評価するため，良好な画像を収集できる．

表1 経食道心エコーの禁忌事項

絶対的禁忌	相対的禁忌
・消化管穿孔 ・食道狭窄 ・食道腫瘍 ・食道穿孔および食道断裂 ・食道憩室 ・活動性の上部消化管出血	・頸部および縦隔への放射線治療歴 ・上部消化管手術歴 ・最近の上部消化管出血 ・バレット食道 ・嚥下障害歴 ・頸部の可動制限 ・症状のある食道裂孔ヘルニア ・食道静脈瘤 ・凝固障害および血小板減少症 ・活動性の食道炎 ・活動性の胃十二指腸潰瘍

(Hahn RT, et al. J Am Soc Echocardiogr 2013;26:921-64[1]より改変)

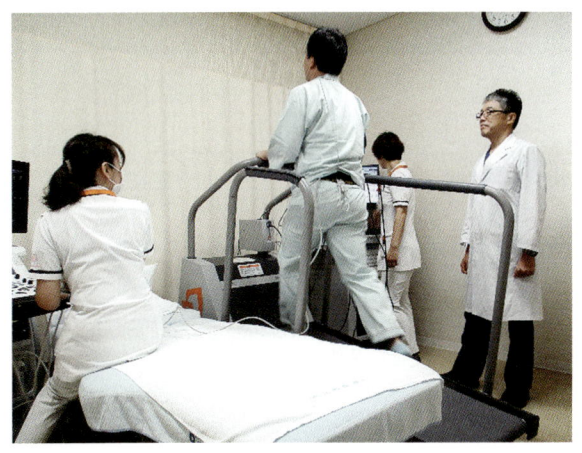

図3 運動負荷心エコー図検査
当施設ではトレッドミル装置を用いて運動負荷心エコー図検査を行っているが、臥位エルゴメータやハンドグリップなどを用いた負荷方法もある.

- カテーテル検査と同様に体表近くの血管から細い探触子を挿入する観血的な操作であり、経カテーテル的治療のガイドとして同時施行される.
- 適応は、カテーテルによる心房中隔欠損閉鎖術、卵円孔閉鎖術、左心耳閉鎖術、カテーテルアブレーション、および弁膜症治療など.

第Ⅰ部　基礎編

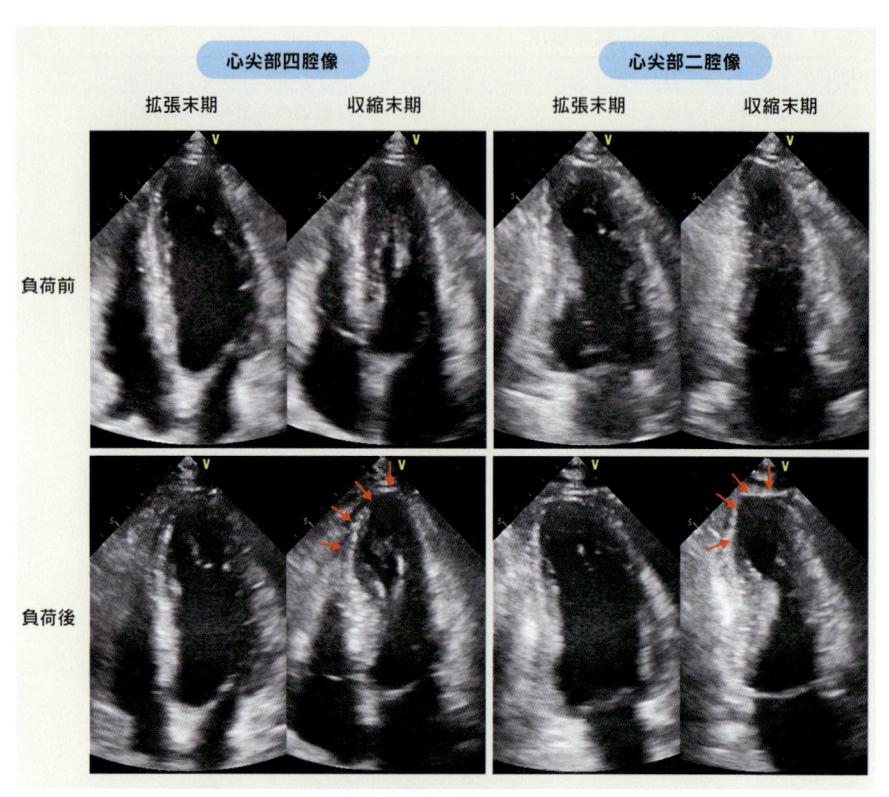

図4　虚血性心疾患例に対する運動負荷心エコー
心尖部四腔像および二腔像で,運動負荷後に心尖部の壁運動低下あり(赤矢印).冠動脈造影では,左冠動脈前下行枝近位部に90%および遠位部に99%狭窄を認めた.

3. 負荷心エコー

- 負荷心エコーは,心臓に何らかの負荷をかけて,負荷前後の心機能や構造の変化,出現する異常所見を心エコー図で検出する方法(図3).
- 主たる目的は,虚血性心疾患(図4),弁膜症,肥大型心筋症などに対する程度や予後の評価.
- 状態が不安定な患者や重症な患者に対しての負荷検査は危険を伴う場合があり,慎重に適応を検討すべき.
- 検査は血圧や心拍数をモニターをしながら行い,症状や不整脈の出現に注意.

- 運動負荷心エコーは，運動負荷試験に経胸壁心エコーを組み合わせた試験であり，生理的な負荷をかけることで症状と異常所見との関係を評価できる．
- 薬物負荷心エコーは，ドブタミンやATPなどを決められた用量・時間で投与して負荷前後を心エコー図で評価する．

4. 三次元心エコー

- 3D探触子を用いて良好な画像が得られれば，三次元心エコー図を作成することができる．現在は主に経食道心エコーで施行されている．
- 三次元心エコーではリアルタイムに立体的な画像データを収集・表示できる．
- 三次元心エコー図によるsurgeon's view（手術時の心臓外科医の視点に近い画像，図2C）は侵襲的治療の参考になる．
- 取得した三次元データから任意の最適断面を切り出すことが可能．さらに，解析ソフトを使用することで三次元的な計測も可能（図2D）．

（柴山謙太郎）

文献

1) Hahn RT, et al. Guidelines for performing a comprehensive transesophageal echocardiographic examination：recommendations from the American Society of Echocardiography and the Society of Cardiovascular Anesthesiologists. J Am Soc Echocardiogr 2013；26：921-64.

第Ⅰ部　基礎編

10 断層法での基本的な計測とその流れ

1. 断面の記録と断層法での基本的な計測

- 基本的な心エコーの断面描出と計測の流れを示す．これは必ずしも決まった方法ではなく，各施設で工夫してよい．
- 良好な画像を得るため，呼気止めでの記録を基本とする．
- 計測点は組織実質面の内側から内側で行う．

1 傍胸骨長軸像（parasternal long-axis view）での断層記録（表1）

- ここで必要に応じてMモードも記録．左室長軸に対し，直行するビームが得られれば，左室壁厚と左室径はMモードで計測してもよい．
- 大動脈と左室は同時に長軸断面が得られるとは限らない．それぞれ良好な断面が得られるところで画像を記録．
- 拡張末期画像は心電図でR波頂点のタイミングで，収縮末期画像は心電図でT波終了点のタイミングで記録．
- 左室壁厚および内径は肉柱を避けて心筋実質面で記録．

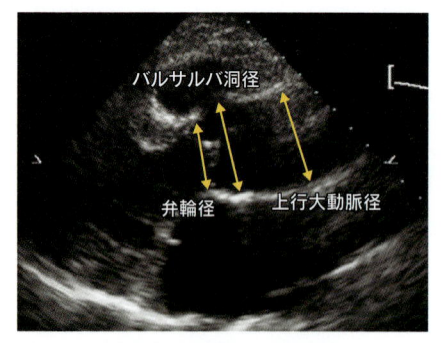

図1　大動脈径を計測する3か所
大動脈が真っ直ぐ描出される断面．

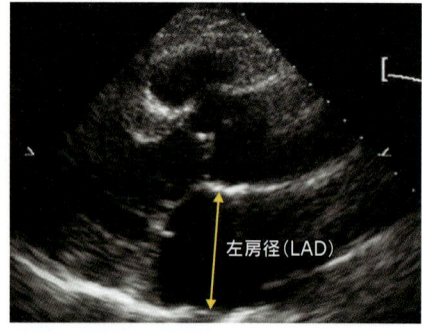

図2　左房径の計測

10. 断層法での基本的な計測とその流れ

表1 傍胸骨長軸像での断層記録チェックリスト

観察部位	動画での観察	静止画での計測
上行大動脈（図1）	□ 拡大や解離所見は？	□ 大動脈弁輪径 □ バルサルバ洞径 □ 上行大動脈径
大動脈弁	□ 弁の硬化や変性は？ □ 弁の開放は良好か？	
左房（図2）	□ 拡大は？ □ 左房内血栓は？	□ 左房径
僧帽弁	□ 弁の硬化や変性は？ □ 弁の開放は良好か？ □ 弁の逸脱は？ □ 弁輪の拡大は？	
左室（図3）	□ 壁の肥大は？ □ 全体的な収縮は良好か？ □ 局所の壁運動異常は？	▶ 拡張末期 □ 中隔壁厚 □ 左室後壁厚 □ 左室拡張末期径 ▶ 収縮末期 □ 左室収縮末期径

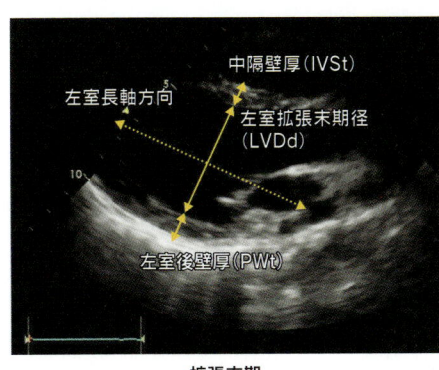

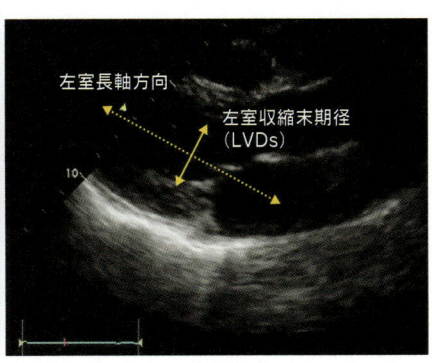

拡張末期　　　　　　　　収縮末期

図3　左室の評価のための計測ポイント
左室拡張末期に心室中隔壁厚（interventricular septal thickness：IVSt），左室後壁厚（posterior wall thickness：PWt），左室拡張末期径（left ventricular end-diastolic diameter：LVDd）を計測．収縮末期に左室収縮末期径（left ventricular end-systolic diameter：LVDs）を計測．

第Ⅰ部　基礎編

表2　傍胸骨短軸像での断層記録チェックリスト

観察部位	動画での観察	静止画での計測
大動脈弁（図4左）	□弁の硬化や変性は？ □弁の開放は良好か？ □弁尖は3つか？	
右室	□拡大は？ □右室流出路の狭窄は？ □肺動脈弁の開放は良好か？	（必要に応じて） □右室壁厚 □右室流出路径
肺動脈弁	□弁の開放は良好か？	
肺動脈	□肺動脈の拡大，狭窄は？	□肺動脈径
僧帽弁	□弁の硬化や変性は？ □弁の開放は良好か？ □弁の逸脱は？	
左房	□血栓は？	
左室 [1] 左室基部レベル [2] 左室乳頭筋レベル（図4右） [3] 左室心尖部	□壁の肥大は？ □全体的な収縮は良好か？ □局所の壁運動異常は？ □右室から中隔の圧排は？	（左室肥大を認める場合は） □肥大部分の壁厚

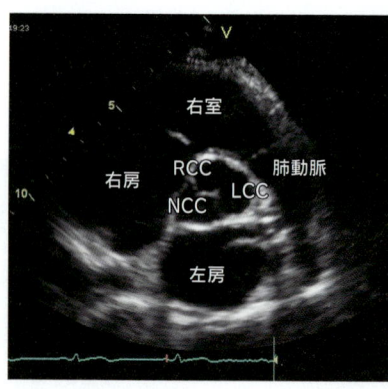

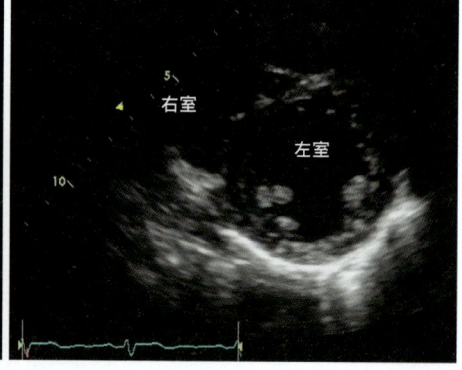

大動脈弁レベル　　　　　　　　左室乳頭筋レベル

図4　傍胸骨短軸像
代表的な短軸像である大動脈弁レベルと左室乳頭筋レベルの2断面を示す．短軸断面のレベルを変えながら，見落としがないよう他の断面も観察．
LCC：左冠尖，NCC：無冠尖，RCC：右冠尖．

2 傍胸骨短軸像（parasternal short-axis view）での断層記録（表2）

● 心基部から心尖部へ断面を変えながら，少なくとも5断面は観察．

表3 心尖像での断層記録チェックリスト

観察部位	動画での観察	静止画での計測
左室(図5) [1] 心尖部四腔像 [2] 心尖部二腔像 [3] 心尖部三腔像	□壁の肥大は(特に心尖部)? □全体的な収縮は良好か? □局所の壁運動異常は?	(肥大を認める場合は) □肥大部位の左室壁厚
右室(図6) [1] 心尖部四腔像	□全体的な収縮は良好か? □局所の壁運動異常は?	□右室拡張期径
左房(図7) [1] 心尖部四腔像 [2] 心尖部二腔像	□拡大は? □血栓は?	□左房容積
右房 [1] 心尖部四腔像	□拡大は? □血栓は?	
僧帽弁	□弁の硬化や変性は? □弁の開放は良好か? □弁の逸脱は?	
三尖弁	□弁の硬化や変性は? □弁の開放は良好か? □エブスタイン奇形は?	

- 短軸像での計測はルチン計測では行われないが,肺動脈拡大や右室肥大が疑われる例などでは,肺動脈径や右室壁厚(右室壁は通常<3mm)を必要に応じて計測.
- 右室流出路から肺動脈弁,肺動脈にかけて異常がないか観察.

3 心尖像(apical view)での断層記録(表3)

- 探触子を心尖部に移動し,回転させながら心尖部四腔像,二腔像,三腔像の3つの断面を記録.
- 左室を観察する場合は,左室が最も長く描出される断面を描出.左室,左房,右室,右房の4つの心腔を観察.
- さらに深度を浅くし,左室が大きく映る断面も記録し,詳細に壁運動異常の有無について観察.
- 右室を観察する場合は,右室が最も大きく描出される断面を描出.
- 左房を観察する場合は,心尖部四腔像と二腔像で左房が最も描出される断面を描出し,modified Simpson法やarea-length法を用いて左房容積を計測.

第 I 部　基礎編

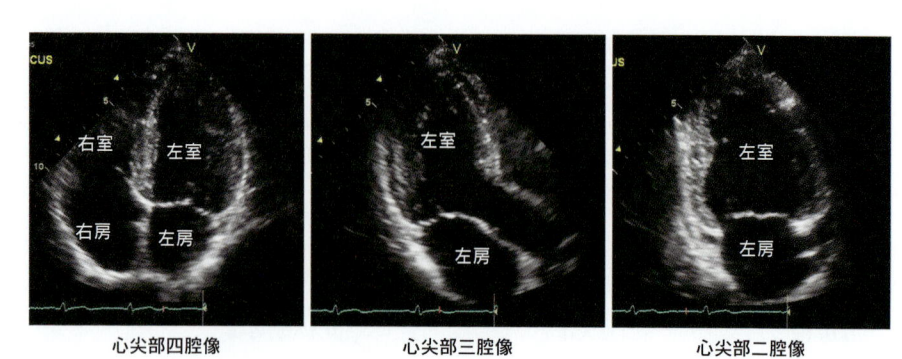

図5　心尖像での観察
特に左室壁運動異常や，心尖部の肥大を見落とさないように注意.

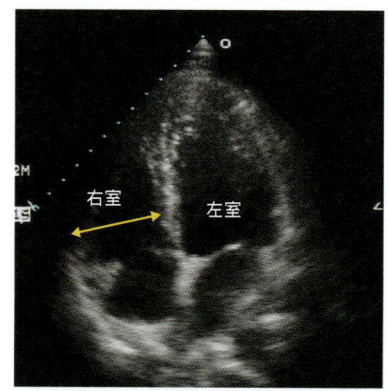

図6　右室径の計測
右室が最も大きく描出される断面を用いる.

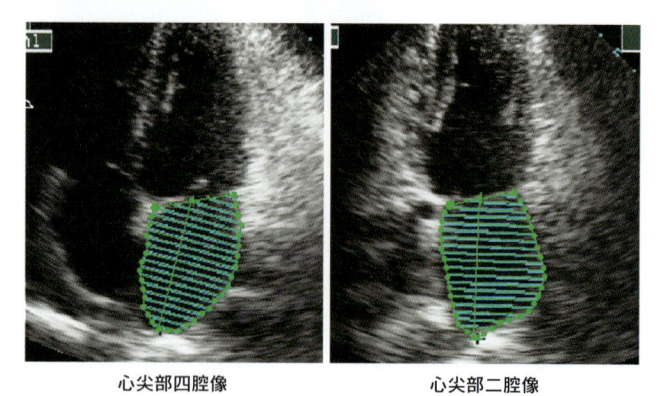

図7　左房容積の計測
左房が最も大きく描出される断面を用いる.

表4 心窩部像での断層記録チェックリスト

観察部位	動画での観察	静止画での計測
下大静脈（図8）	□ 拡大は？ □ 呼吸性変動は？ □ 血栓や腫瘍は？	□ 下大静脈径（呼気） □ 下大静脈径（吸気）
大動脈	□ 動脈瘤は？	（必要に応じて） □ 腹部大動脈径

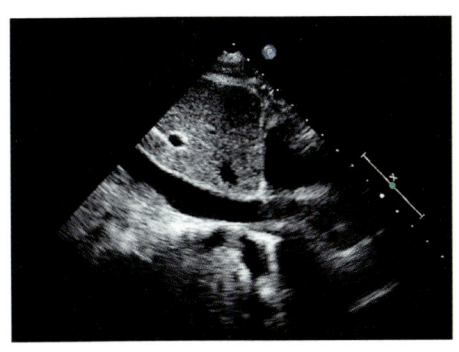

図8 下大静脈径の計測
下大静脈径は，右房との接合部から0.5〜3.0 cmのところで計測．

4 心窩部像（epigastolic view）での断層記録（表4）

- 下大静脈を中心に観察．
- 心不全では静脈うっ血により，下大静脈の拡大と呼吸性変動低下がみられる．下大静脈による右房圧の推定法については，基礎編「15. 血行動態の評価」の表1（p.69）を参照．
- 傍胸骨で左室の描出が困難な場合に，この断面で明瞭に描出されることがある．
- 時に腹部大動脈瘤を見つけることがある．

2. 心エコー計測の正常値と結果の解釈[1]

- 大動脈径は健常例においても，年齢とともにやや拡大する．
- 左房の大きさは全年代を通してほぼ一定である．
- 左室の大きさは生活スタイルにも影響され，運動習慣のある場合には，正常でもやや大きくなる．
- 表5に示した正常値は絶対的なものではない．年齢や体格なども考慮して，

表5 日本人におけるおよその正常値

	男性	女性
大動脈径（2D法）		
大動脈弁輪径, cm	≦ 2.5	≦ 2.2
バルサルバ洞径, cm	≦ 3.5	≦ 3.3
上行大動脈径, cm	≦ 3.0	≦ 2.7
左室壁厚（2D法）		
中隔壁厚, cm	≦ 1.0	≦ 0.9
後壁厚, cm	≦ 1.0	≦ 0.9
左室内径（2D法）		
左室拡張末期径, cm	≦ 5.2	≦ 4.7
左室収縮末期径, cm	≦ 3.4	≦ 3.1
左室容積（modified Simpson法）		
左室拡張期容積/体表面積, mL/m^2	≦ 65	≦ 60
左室収縮期容積/体表面積, mL/m^2	≦ 25	≦ 22
右室拡張期径, cm	≦ 3.6	≦ 3.3
左房径（傍胸骨長軸像）, cm	≦ 3.6	≦ 3.4
左房容積（modified Simpson法）		
最大左房容積/体表面積, mL/m^2	≦ 35	≦ 35

拡大かどうか判定．
- 左室壁厚には男女差があり，男性では 1.1 cm 以上，女性では 1.0 cm 以上で左室肥大と考えられる．

（大門雅夫）

文献

1) Daimon M, et al. Normal values of echocardiographic parameters in relation to age in a healthy Japanese population：the JAMP study. Circ J 2008；72：1859-66.

11 左室収縮能の評価

1. 左室収縮能評価のポイント

- 心不全の原因として左室収縮能の低下は重要であり，左室収縮能低下による心不全を HFrEF (heart failure with reduced ejection fraction) と呼ぶ．
- 左室収縮能は，左室内径短縮率あるいは左室駆出率を用いて評価するが，左室駆出率が用いられることが多い．いずれも収縮能が低下すると低値となる．
- 左室駆出率には，左室内径から計算する方法と，左室2断面での心内膜トレースから計算する方法がある．
- 左室内径短縮率あるいは左室内径から計算される左室駆出率は，左室心筋が一様に同程度の収縮を行うと仮定して計算されるため，局所壁運動異常のある例では適用できない．
- 左室内径短縮率，駆出率のいずれも，心筋の収縮そのものではなく内腔の容積変化をみたものである．したがって，左室肥大例では実際の心筋収縮に比べて高値となり，左室内径短縮率と駆出率は収縮能を過大評価することがある．

2. 左室収縮能評価のための心エコー計測の実際

1 左室内径短縮率 (% fractional shortening：% FS)

- 断層法あるいはMモード法にて求めた左室拡張末期径 (LVDd) および左室収縮末期径 (LVDs) から計算される (図1).

    $\% FS = (LVDd - LVDs) / LVDd \times 100 \, (\%)$

- 正常 % FS ≧ 28 %

2 左室駆出率 (ejection fraction：EF)

- 左室拡張末期容積 (LVEDV) および左室収縮末期容積 (LVESV) から求められる．また，1回心拍出量 (SV) も求めることができる．

    $EF = (LVEDV - LVESV) / LVEDV \times 100 \, (\%)$

    $SV = LVEDV - LVESV \, (mL)$

- 正常 EF ≧ 50 %

第Ⅰ部　基礎編

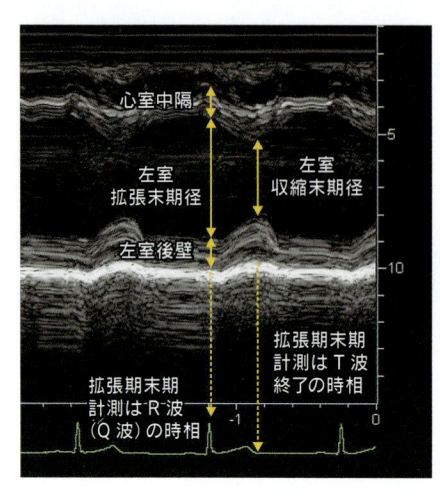

図1 Mモードを用いたTeichholz法による左室%FSおよびEFの計算
心電図のR波（あるいはQ波）ピークとT波終了時の2点で，それぞれLVDd，LVDsを求め，これを用いて左室%FSおよびEFを計算する．

軽度低下　　40〜49 %
中等度低下　30〜39 %
高度低下　　＜30 %

（正常EFの境界域をどこに設定するかについては，一定の見解は得られていない．しかし，EF≧50 %ではEFによる心イベントに差がないとする報告が多く，EF≧50 %ではEFが保たれている〈preserved EF〉とすることが多い．）

- 左室容積を求めるにはさまざまな計算法があるが，臨床で最も用いられるのはTeichholz法とmodified Simpson法であり，**表1**のような違いがある．特に心筋梗塞例のような局所壁運動異常を認めるような例ではTeichholz法による駆出率は収縮異常を反映しないことが多く，modified Simpson法が勧められる．

Teichholz法
- LVDdおよびLVDsを用いて，次の式からLVEDVおよびLVESVを計算（**図1**）．
- LVDdおよびLVDsはMモード法，断層法のいずれを用いてもよい．
　左室容積＝7×（左室内径）^{3}／（2.4＋左室内径）

modified Simpson法
- 直交する2断面（心尖部四腔像と二腔像を用いることが多い）において，心内膜面をトレースすることで左室容積を計算（**図2, 3**）．

表1 Teichholz法とmodified Simpson法の比較

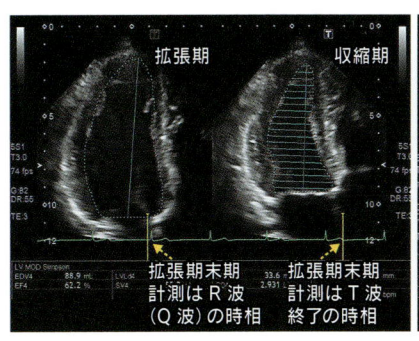

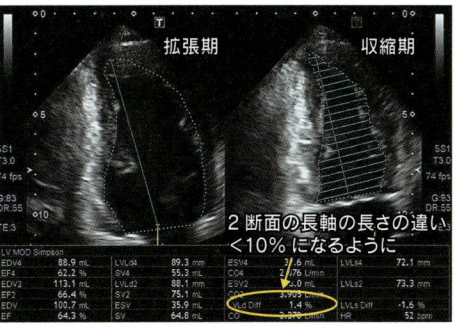

	Teichholz法	modified Simpson法
理論	左室心筋が一様に同程度の収縮をすると仮定して，左室内径から左室容積を計算する	左室を回転楕円体と仮定して多くの等間隔スライス容積を計算し，その和をもって左室容積とする
計測	左室拡張末期径および左室収縮末期径	直交する2断面での心内膜トレース
利点	簡便	左室容積をより正確に求めることができる 局所壁運動異常を認める例でも用いることができる
欠点	局所壁運動異常を認める例では用いることができない	やや煩雑で習熟が必要

図2 modified Simpson法による左室容積およびEFの計算

心尖部四腔像と二腔像で，それぞれ拡張期および収縮期で心内膜面をトレースすることで，拡張期および収縮期の左室容積を計算できる．

- 2つの断面での左室長軸の長さの違いが10％未満になるように断面を描出．この値が大きいほど測定誤差が大きくなる．
- 実際の手順は次の通り．
  ① 心尖部四腔像，または二腔像で左室が最も大きく見える断面を描出．どちらの断面から始めてもよい．
  ② フリーズボタンを押して記録された画像を動かしながら，心電図を見て拡張末期であるR波（あるいはQ波）のタイミングの画像を描出．
  ③ 計測ソフトを呼び出して画像と時相を選択．
  ④ 僧帽弁輪部から心内膜に向かってトレース．

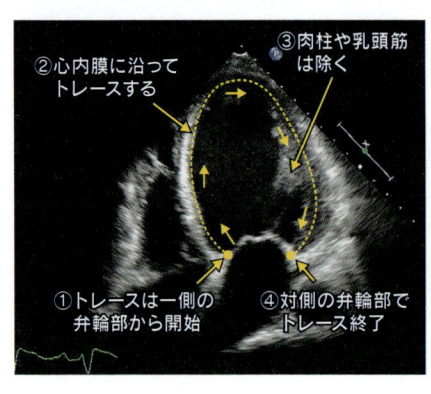

図3 modified Simpson法における左室心内膜トレースの実際

まず、一側の僧帽弁輪部を固定し（①）、そこから左室心内膜に沿ってトレースを開始（②）。左室壁厚を意識しながら、肉柱や乳頭筋を除いた左室心筋実質面でトレースするよう注意する（③）。対側の僧帽弁輪部までトレースを行い（④）、そこで終了する。

⑤肉柱や乳頭筋を除いた左室心筋実質面をトレース。
⑥対側の僧帽弁輪部でトレースを終了し、LVEDVを計算。
⑦続いて心電図で収縮末期であるT波終了点を同定し、同様にLVESVを計測。
⑧異なる断面で①〜⑦を繰り返す。

- 断面aとbにおいて長軸径Lとi個のスライスに分け、それぞれのレベルの内径（a_iあるいはb_i）を用いて容積計算をすれば、下記の式で容積が計算される。しかし、実際は超音波装置に内蔵された計測プログラムを実行することで、左室内面トレースのみで左室容積は自動計算される。

$$左室容積 = (\pi/4)(a_1b_1 + a_2b_2 + \cdots + a_ib_i)(L/20)$$

（大門雅夫）

12 左室拡張能の評価

1. 左室拡張能評価のポイント

- 心不全症例の30％以上は収縮能の保たれた心不全であり，HFpEF（heart failure with preserved ejection fraction）と呼ばれる．その原因として左室拡張能の評価は重要．
- 左室拡張能は，左室流入血流パルスドプラ波形，僧帽弁輪部組織ドプラ波形および左房容積の3つを組み合わせて行われることが多い[1]．肺静脈血流パルスドプラ波形の記録も有用．
- 左室拡張能は，左室流入血流パルスドプラ波形を中心に考える（図1）．
  ① 正常では，拡張早期波（E波）が心房収縮期波（A波）より大きい．
  ② 左室弛緩障害が生じると，E波は減高し，A波のほうが高くなる（弛緩障害型）．
  ③ さらに拡張障害が進行すると左房圧上昇のため，再びE波がA波より高くなる（偽正常型）．
  ④ さらに拡張障害が進行すると，拡張障害が最も高度な拘束型となる．

2. 左室拡張能評価のための心エコー計測の実際

1 左室流入血流

- 心尖部からカラードプラで左室流入血流を観察し，血流がパルスドプラ入射角とできるだけ平行に近づくように断面を描出（図2左）．
- 僧帽弁弁尖部の高さにサンプリングポイントを合わせる．サンプリングポイントの幅は約3 mm（図2右）．
- パルスドプラで血流速度を記録．波形内部は黒く，エンベロープが明瞭な白になるようドプラゲインを調節（図3）．洞調律であればE波，A波の二峰性の波形が記録される．
- E波の減衰時間（DT）は拡張障害の進行で延長する（>200 ms）（図1）．しかし，左房圧が上昇すると再び短縮するため，解釈には注意が必要．

第Ⅰ部 基礎編

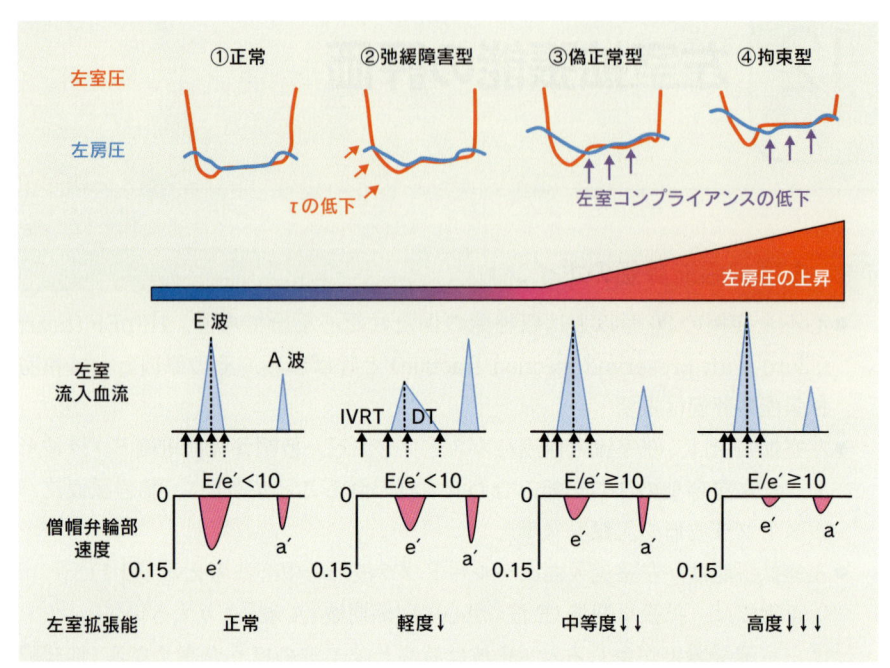

図1 左室流入血流パルスドプラ波形と心内圧曲線，僧帽弁輪部速度組織ドプラ波形
①正常，②弛緩障害型では，左室弛緩能の低下により，左室圧曲線の減衰時定数（τ）が延長する．僧帽弁開放時の左房-左室圧較差が低いため，E波が減高する．等容弛緩時間（isovolumetric relaxation time：IVRT）およびE波の減衰時間（deceleration time：DT）が延長する．③偽正常型および④拘束型では，左室弛緩能低下に加えて左室のコンプライアンス低下が重なり，左房圧が上昇する．このため，左房-左室圧較差が再び高くなり，E波が増高する．一方，僧帽弁輪部組織ドプラ波形のe′は，拡張障害の進行に応じて漸減する．

- バルサルバ負荷は正常と偽正常型の鑑別や治療効果予測に有用である（図4）．バルサルバ負荷により，
    ①正常では，E波とA波の減高があり，E/Aは変化しない．
    ②偽正常型では，E波の減高，DTの延長ならびにA波の増高があり，E/Aは50％以上低下し，弛緩障害型となる．これは内科治療に反応する．
    ③拘束型（可逆性）では，E波の減高とA波の増高があり，E/Aが軽度低下するが，弛緩障害型にはならない．内科治療が期待できる可能性が高い．
    ④拘束型（非可逆性）では，E波もA波も変化がなく，治療に反応しないと予測される．

12. 左室拡張能の評価

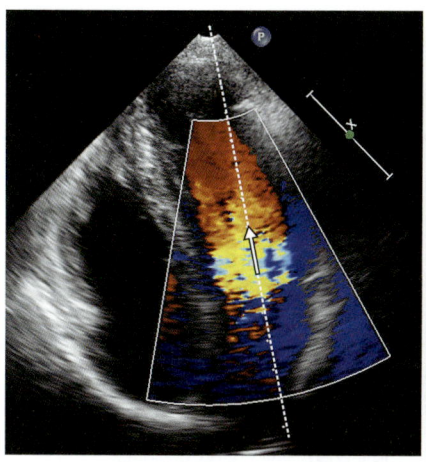

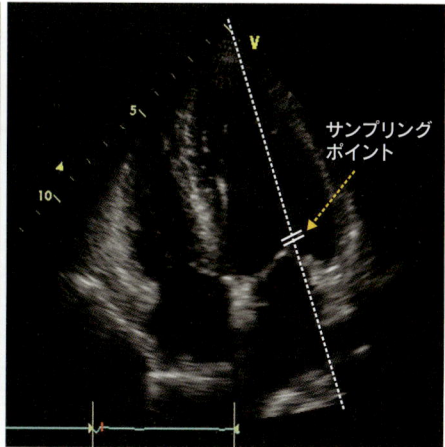

図2 心尖部四腔像における左室流入血流波形の記録
左室流入血流がパルスドプラ入射角とできるだけ平行に近づくように断面を描出. 僧帽弁弁尖部の高さにサンプリングポイントを合わせる.

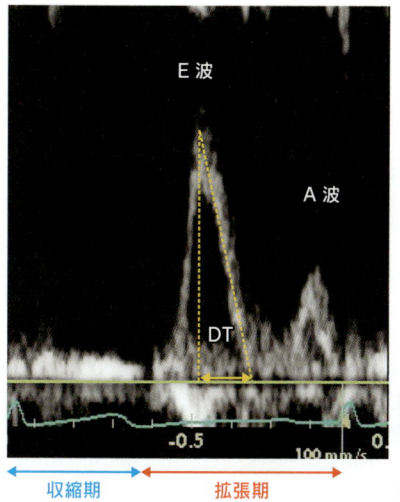

図3 左室流入血流パルスドプラ波形
波形内部は黒く, エンベロープが明瞭な白になるようドプラゲインを調節. 洞調律であればE波, A波の二峰性の波形が記録される.

2 僧帽弁輪部移動速度

- 心尖部四腔像を描出し, 組織ドプラモードにする (**図5左**). 心室中隔基部の僧帽弁輪部にサンプリングポイントをおき, 組織ドプラ法を用いて僧帽弁輪部移動速度を計測.

| 55

第Ⅰ部　基礎編

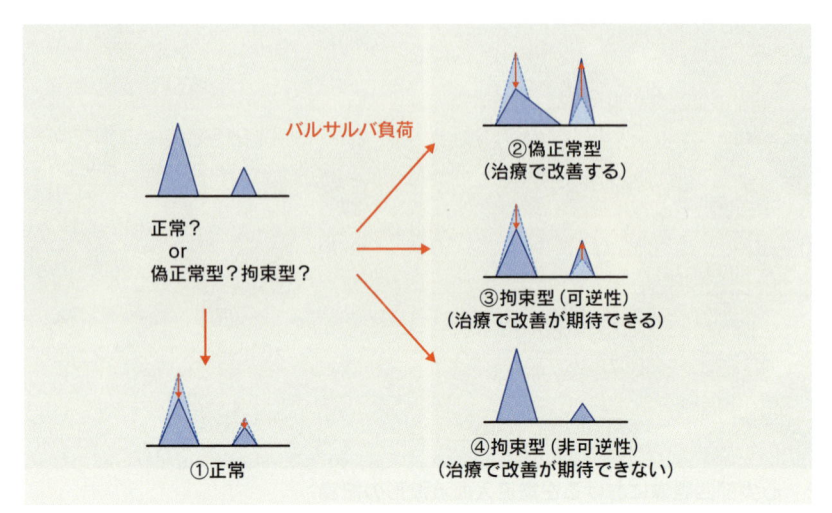

図4　左室流入血流波形とバルサルバ法
①正常では，E波とA波の減高があり，E/Aは変化しない．②偽正常型では，E波の減高，DTの延長ならびにA波の増高があり，E/Aは50％以上低下し，弛緩障害型となる．③拘束型（可逆性）では，E波の減高とA波の増高があり，E/Aが軽度低下するが，弛緩障害型にはならない．④拘束型（非可逆性）では，E波もA波も変化がない．

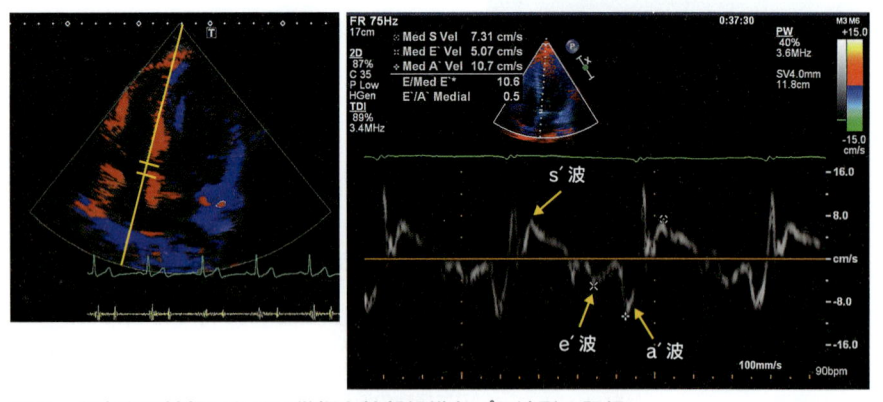

図5　心室中隔基部における僧帽弁輪部組織ドプラ波形の記録
心尖部四腔像を描出し，心室中隔基部の僧帽弁輪部にサンプリングポイントをおき，組織ドプラ法を用いて僧帽弁輪部移動速度を計測．収縮期波（s′波），拡張早期波（e′波），心房収縮期波（a′波）の3つの波形が記録される．

- 収縮期波（s′波），拡張早期波（e′波），心房収縮期波（a′波）の3つの波形が記録される（図5右）．

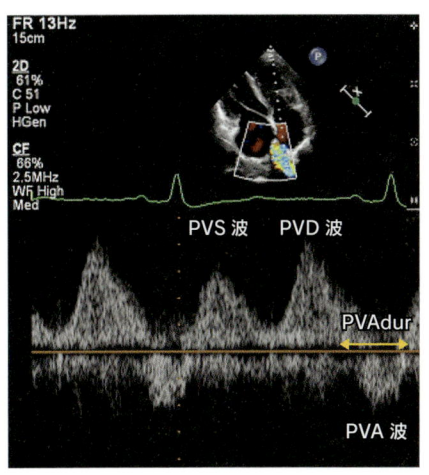

図 6　肺静脈血流パルスドプラ波形の記録
肺静脈血流は，収縮期順行性血流波（PVS 波），拡張期順行性血流波（PVD 波），心房収縮期逆行性血流波（PVA 波）から成る．PVAdur：PVA 波の持続時間．

- e′ 波は左室弛緩障害の指標であり，8 cm/s 以上が正常．e′ 波は拡張障害の進行に応じて漸減し，左室流入血流のように偽正常化しない．このため，左室流入血流波形が正常か偽正常型かの鑑別に有用（図 1）．
- 左室流入血流 E 波と僧帽弁輪部 e′ 波の比，E/e′ は左室充満圧の推定に有用．E/e′ ≧15 であれば，肺動脈楔入圧（平均左房圧）上昇（>15 mmHg）が疑われる．

3 肺静脈血流

- 心尖部四腔像で左房後壁心房中隔側の肺静脈開口部にサンプルボリュームをおき，パルスドプラ法を用いて肺静脈血流波形を記録．
- 肺静脈血流は，収縮期順行性血流波（PVS 波），拡張期順行性血流波（PVD 波），心房収縮期逆行性血流波（PVA 波）から成る（図 6）．左室流入波形が弛緩障害型の場合は，PVD 波も減高し PVS/PVD>1 となり，偽正常型や拘束型の場合は，PVD 波は増高し，PVS/PVD<1 となる（図 7）．
- 左房圧が上昇すると，心房収縮期の左室流入血流（A 波）は減高し，持続時間（Adur）が短縮するのに対し，肺静脈への逆行性血流（PVA 波）は増高し（正常は 25 cm/s 以下），その持続時間（PVAdur）は Adur よりも延長する（図 7）．このことから，肺静脈血流の解析は，左室流入血流の偽正常型，拘束型の診断に有用．

第Ⅰ部 基礎編

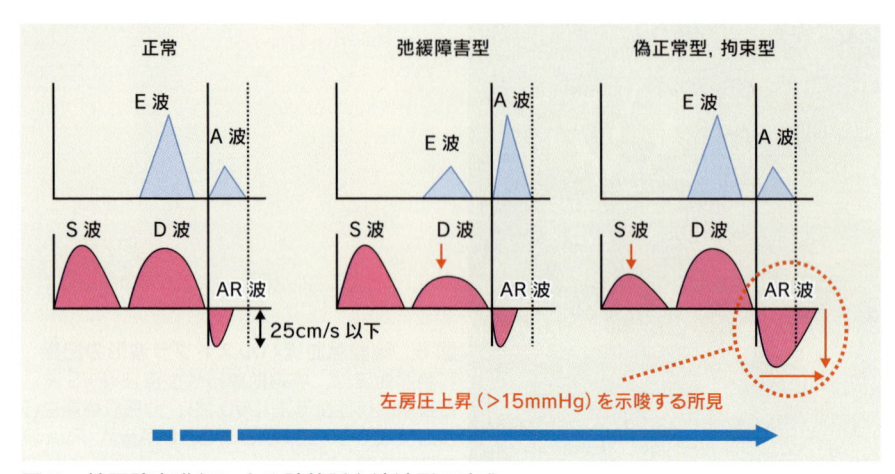

図7 拡張障害進行による肺静脈血流波形の変化
S波：収縮期波，D波：拡張期波，AR波：逆行性心房波．

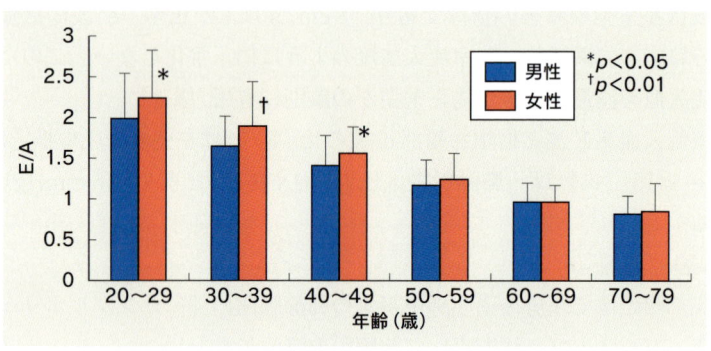

図8 健常日本人における左室流入血流E/Aの加齢に伴う変化
（Daimon M, et al. Circ J 2011；75：2840-6 [3]）

4 左房容積

- 左房径は体格などにも影響を受けるため，左房拡大は左房容積を用いて評価．左房容積は心尖部四腔像，二腔像を用いて計測（基礎編「10．断層法での基本的な計測とその流れ」の項目を参照）．
- 僧帽弁疾患がなく，洞調律の症例では，左房容積は左房圧を反映する．しかし，急性の左房圧上昇例では，必ずしも左房拡大を認めないことに注意．
- 左房容積を体表面積で除した左房容積係数（LAVI）≧35 mL/m² を左房拡大

の目安とする[2].
- 左房拡大を認める例では，左房圧上昇を伴う偽正常型，拘束型の左室拡張障害が示唆される．

3. 左室拡張能指標の解釈

- 左室拡張能は年齢によって低下し（図8），60歳を超えると正常例でも弛緩障害型を示すことが多い[3]．そのため，病的な左室拡張障害か否かの判断にあたっては患者の年齢も考慮する．

（大門雅夫）

文献

1) Nagueh SF, et al. Recommendations for the elevation of left ventricular diastolic function by echocardiography. J Am Soc Echocardiogr 2009；22：107-33.
2) Daimon M, et al. JAMP Study Investigators. Normal values of echocardiographic parameters in relation to age in a healthy Japanese population：the JAMP study. Circ J 2008；72：1859-66.
3) Daimon M, et al. Gender differences in age-related changes in left and right ventricular geometries and functions. Echocardiography of a healthy subject group. Circ J 2011；75：2840-6.

第Ⅰ部 基礎編

13 右室収縮能の評価

1. 右室収縮能評価のポイント

- 肺高血圧症においては，肺高血圧の重症度だけでなく右心機能が予後に影響を与える．また，左心不全と呼ばれる病態の多くに，右心機能低下が合併している．
- 右室は複雑な三次元構造のため，二次元心エコーで駆出率を求めることは容易でない．
- 右心収縮には長軸方向の動きが重要であり，長軸方向の動きに注目して右室収縮能を評価する．ただし，三尖弁逆流が中等度以上の場合，TAPSEやs'波など長軸方向の動きは過大評価されることがあるので注意が必要．

2. 右室収縮能評価のための心エコー計測の実際[1]

1 右室面積変化率（RV fractional area change：RV-FAC）
- 右室が最も大きく見える心尖部四腔像を描出し，拡張末期右室面積（RVAd）と収縮末期右室面積（RVAs）を測定（図1）．この2つの面積から右室面積変化率を計算．

  RV-FAC＝（RVAd－RVAs）/RVAd×100（％）
- 正常 RV-FAC≧35％

2 TAPSE（tricuspid annular plane systolic excursion）
- 心尖部四腔像を描出．カーソルができるだけ右室自由壁と平行になるよう調節し，Mモードにて三尖弁輪部の収縮期縦方向の距離を計測（図2）．
- 求めた三尖弁輪の縦方向の移動距離がTAPSE．
- 正常 TAPSE≧16 mm

3 三尖弁輪組織ドプラ収縮期波
- 心尖部四腔像を描出し，組織ドプラモードにする．右室自由壁の三尖弁輪部にサンプリングポイントをおき，組織ドプラ法を用いて三尖弁輪部移動速度を計測（図3）．

13. 右室収縮能の評価

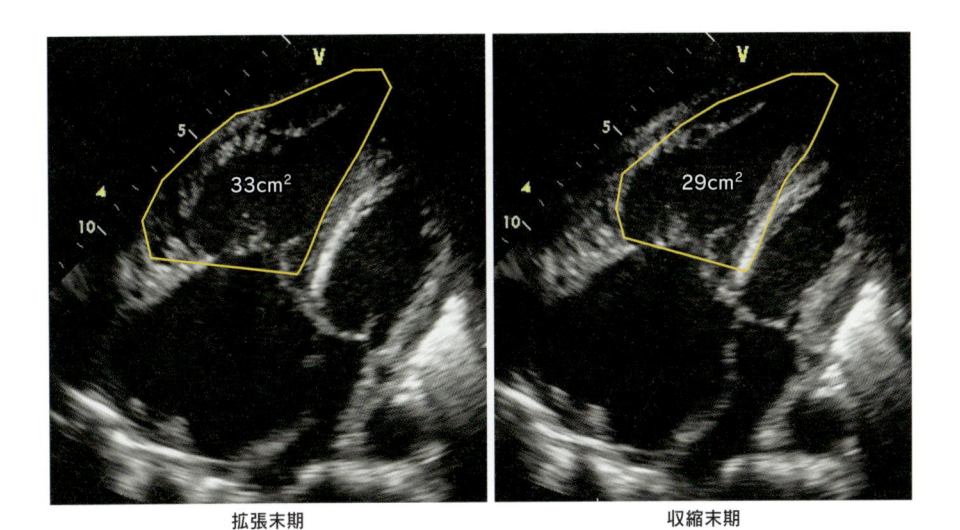

拡張末期　　　　　　　　　　　　収縮末期

図1　RV-FAC の計算
本例では，拡張末期右室面積（左図）33 cm^2 および収縮末期右室面積（右図）29 cm^2 より，RV-FAC＝（33−29）/33×100＝12％と計算される．

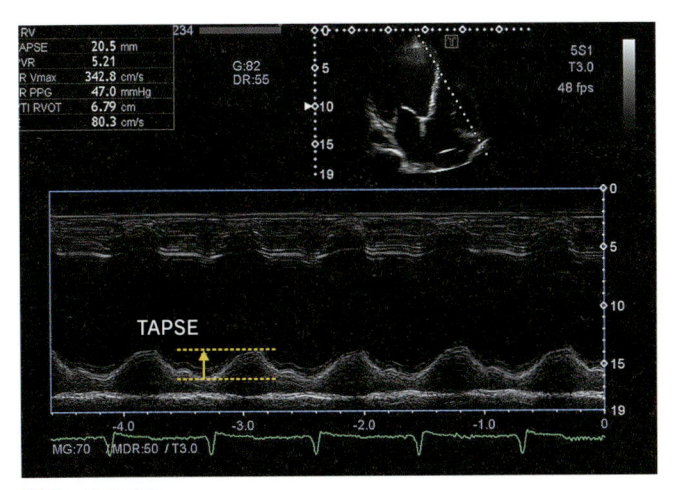

図2　TAPSE
Mモードで計測した，三尖弁輪部の収縮期縦方向の移動距離がTAPSE．

| 61

第Ⅰ部 基礎編

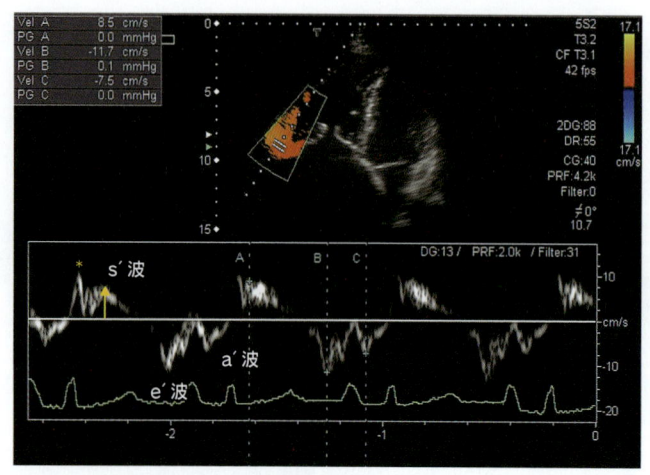

図3 三尖弁輪組織ドプラ収縮期波
s'波の測定は，等容量収縮期の峰（＊）でなく，右室収縮期のピーク（矢印）を計測．

- 収縮期波（s'波）は右室収縮能の指標とされる．
- 正常 s' ≧ 10 cm/s

（大門雅夫）

文献

1) Rudski LG, et al. Guidelines for the echocardiographic assessment of the right heart in adults：A report from the American Society of Echocardiography endorsed by the European Association of Echocardiography, a registered branch of the European Society of Cardiology, and the Canadian Society of Echocardiography. J Am Soc Echocardiogr 2010；23：685-713.

14 左室肥大の評価

1. 左室肥大評価のポイント

- 左室肥大は，心不全や冠動脈疾患のリスクとなる．
- 左室肥大は左室壁厚を用いて評価することが多いが，左室心筋重量を求めたほうが鋭敏で，心血管イベント予測に有用．

2. 左室肥大評価のための心エコー計測の実際[1]

1 左室壁厚
- 左室壁厚は M モード，あるいは断層法で心室中隔と後壁の壁厚を計測．
- 肉柱を除いた心筋実質で計測．
- 左室肥大の基準値は**表 1** の通り．

2 左室心筋重量
- 左室が均一に肥大した場合は左室壁厚と内径から求める．

    左室心筋重量（LV mass）
    $= 0.8 \times \{1.04\,[(LVDd+PWTd+SWTd)^3 - (LVDd)^3]\} + 0.6\,g$
    LVDd：左室拡張末期径，PWTd：左室後壁壁厚，SWTd：心室中隔壁厚

- 不均一な肥大の場合は area-length 法（**図 1**）を用いる[1]．
- 体表面積で補正した左室心筋重量係数（LV mass index）を用いて評価．
- 左室相対的壁厚（左室壁厚/左室拡張末期径）と組み合わせることで，左室肥

表 1　左室肥大の基準値

		正常値	軽度肥大	中等度肥大	高度肥大
男性	心室中隔，cm	0.7〜1.0	1.1〜1.3	1.4〜1.6	≧1.7
男性	左室後壁，cm	0.7〜1.0	1.1〜1.3	1.4〜1.6	≧1.7
女性	心室中隔，cm	0.6〜0.9	1.0〜1.2	1.3〜1.5	≧1.6
女性	左室後壁，cm	0.6〜0.9	1.0〜1.2	1.3〜1.5	≧1.6

（Lang RM, et al. J Am Soc Echocardiogr 2005；18：1440-63[1]）

第 I 部　基礎編

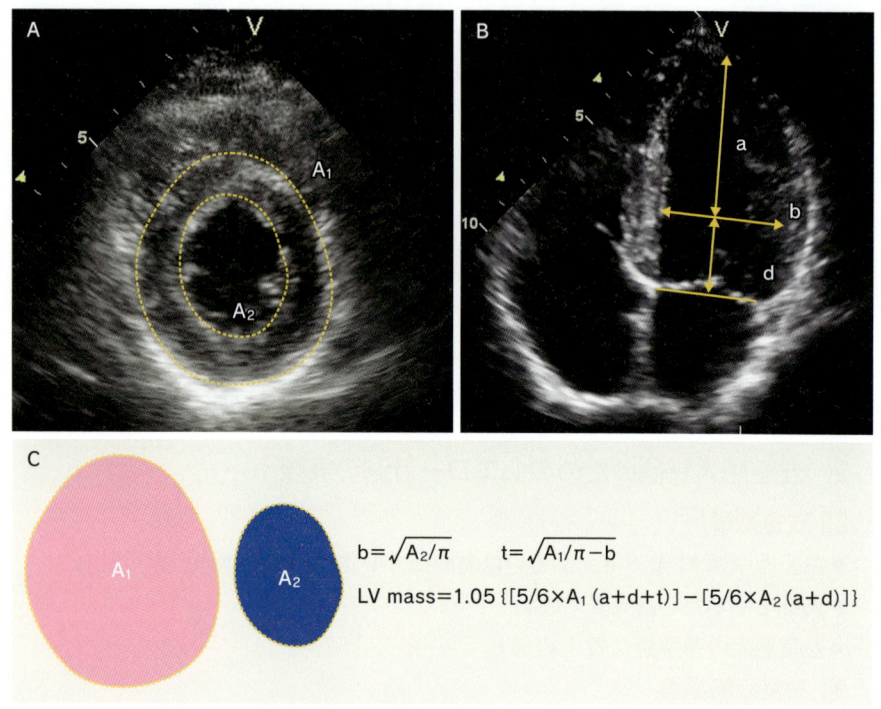

図 1　area-length 法による左室心筋重量の計算
まず左室短軸断面で心内膜と心外膜をトレースして，それぞれの断面積を求める（A）．短軸断面を描出したレベルでの左室内径 b および心尖部から b を求めたレベルまでの距離 a，そこから心室基部までの距離 d を求め（B），図中の式（C）を使って計算する．実際は，超音波診断装置に内蔵されている計算プログラムを用いることが多い．

$$b=\sqrt{A_2/\pi} \quad t=\sqrt{A_1/\pi}-b$$
$$\text{LV mass}=1.05\{[5/6 \times A_1(a+d+t)]-[5/6 \times A_2(a+d)]\}$$

大を 4 群に分類（図 2）．
- 求心性肥大＞遠心性肥大＞求心性リモデリング＞正常の順番に，心血管イベントが多くなるとされている．

（大門雅夫）

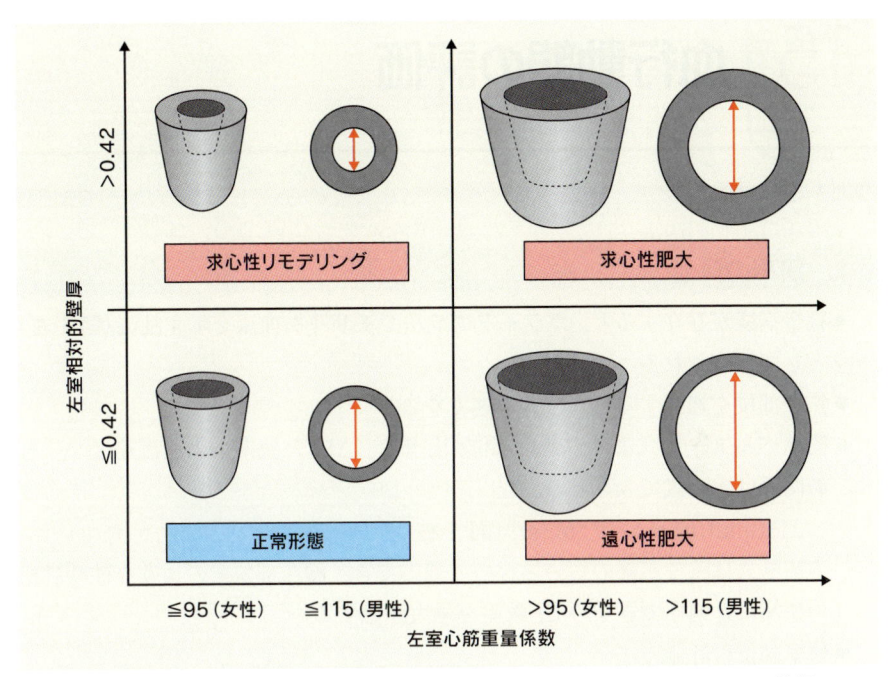

図2 左室相対的壁厚と左室心筋重量係数を用いた左室肥大に関する4つの分類

文献

1) Lang RM, et al. Recommendations for chamber quantification : A report from the American Society of Echocardiography's Guidelines and Standards Committee and the Chamber Quantification Writing Group, developed in conjunction with the European Association of Echocardiography, a branch of the European Society of Cardiology. J Am Soc Echocardiogr 2005 ; 18 : 1440-63.

第Ⅰ部 基礎編

15 血行動態の評価

1. 狭窄の評価

- 狭窄病変が存在すると，カラードプラ法でモザイク血流を示す乱流（図1左）として観察される．
- 狭窄部位を通過するとき流速は速くなる．
- 簡易ベルヌーイ式より，狭窄部位の圧較差（ΔP）と狭窄後の血流速度（V）との関係は次の式で表される．
  $$\Delta P\,(\text{mmHg}) = 4 \times V\,(\text{m/s})^2\;(\text{図1右})$$
  本簡易式は狭窄距離の短い場合のみ適応でき，漏斗部狭窄のような砂時計様の狭窄には適用できない（圧較差を過大評価する）．
- 狭窄部位の評価方法
  ①連続波ドプラ法を用いて得られる狭窄血流速度波形のトレースを行うことにより，簡易ベルヌーイ式から圧較差（最大・平均）を算出（図1右）．
  ②弁膜症の狭窄度評価には直接弁口面積を算出．大動脈弁狭窄症や僧帽弁狭窄症では用手的トレースを行うplanimetry法と，ドプラ法を用いた連続

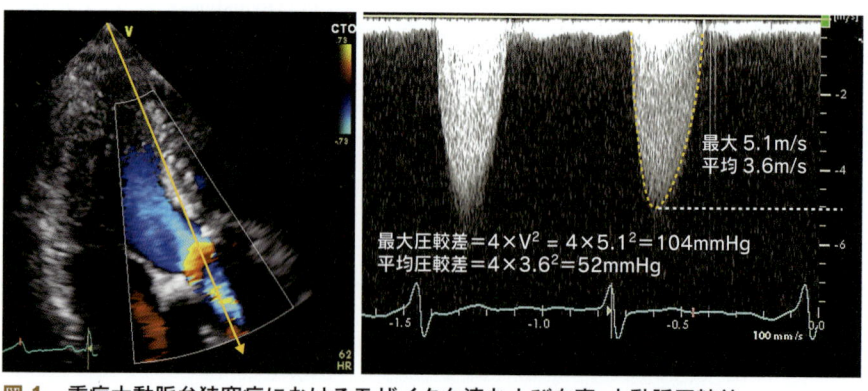

図1 重症大動脈弁狭窄症におけるモザイク血流および左室−大動脈圧較差

最大 5.1m/s
平均 3.6m/s

最大圧較差＝4×V² ＝4×5.1²＝104mmHg
平均圧較差＝4×3.6²＝52mmHg

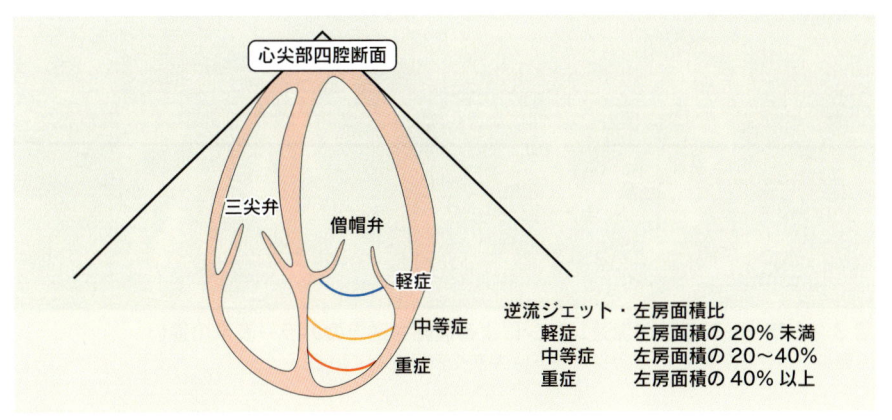

図2 左房内マッピングによる僧帽弁逆流症の重症度評価

の式がある．また僧帽弁狭窄症では pressure half time (PHT) 法による弁口面積の推定も行われる．

2. 逆流の評価

- カラードプラ法による定性的逆流評価はさまざまな限界があるが，逆流ジェットの幅が有用（図2）．
- カラードプラ法で見ている逆流ジェットは血流速の表示であり，機器の設定により見え方が異なることに注意．つまり，流速レンジを下げるだけでも，表示される逆流ジェットの大きさは変化する（図3）．また超音波の透過性の悪い症例ではカラーゲインを十分に上げて評価しないと逆流ジェットの広がりを過小評価する（図4）．その他，偏位したジェットは心腔内を均等に広がらず，壁に沿うように広がる．
- 逆流評価の定量的方法として PISA (proximal isovelocity surface area) 法やパルスドプラ法を用いた連続の式から逆流量 (regurgitant volume：RV)，逆流率 (regurgitant fraction：RF)，有効逆流弁口面積 (effective regurgitant orifice area：EROA) を直接求めることができる．しかしこれらの方法もいくつかの仮定のもとで成り立っており，また計測の正確性が要求されるため手順に慣れる必要がある．

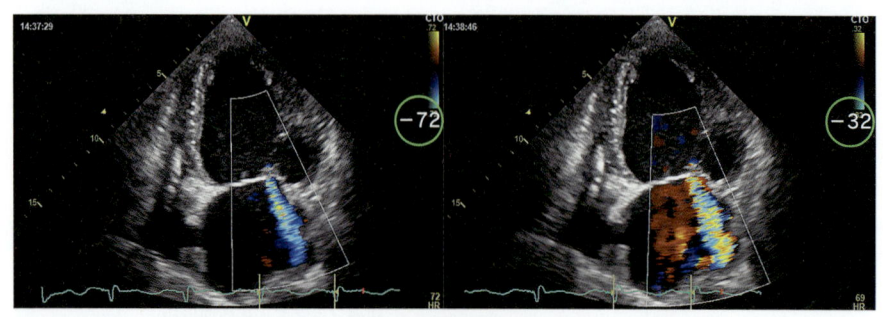

図3 カラードプラ法の流速レンジによる僧帽弁逆流のカラー表示の違い
流速レンジが低いほど，逆流ジェットは大きく表示されている．

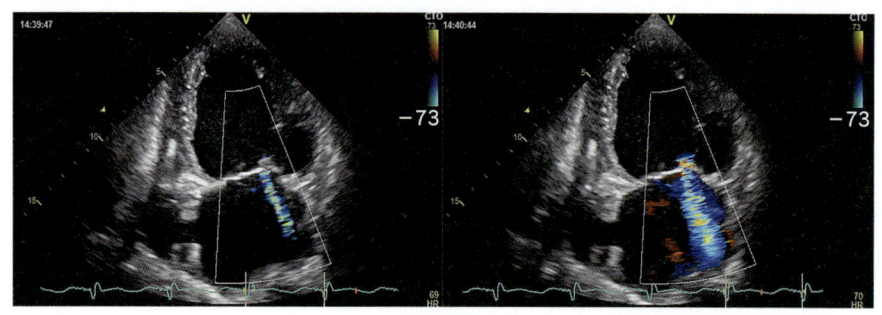

カラーゲイン 40%　　　　　　　　カラーゲイン 82%

図4 カラードプラ法のゲインによる僧帽弁逆流のカラー表示の違い
カラードプラ法のゲインを絞るとカラー表示は小さくなる．ゲインはノイズが出る一歩手前まで上げて観察する必要がある．

3. 肺動脈圧の推定

- 心エコーでの右心系血行動態の評価は，一般的にドプラ法を用いて行われることが多く，肺動脈圧の収縮期圧，拡張期圧，平均肺動脈圧を推定することが可能．
- 肺動脈収縮期圧 = 4×（三尖弁逆流最大速度）^{2} + 推定右房圧（**図5**）
  ただし，三尖弁逆流は多断面から記録し，最大の逆流速度を求める必要がある．
- 右房圧の推定は以前，一律 10 mmHg としていたが，現在は下大静脈の径と呼吸性変動により推定するのが一般的（**表1**）[1]．

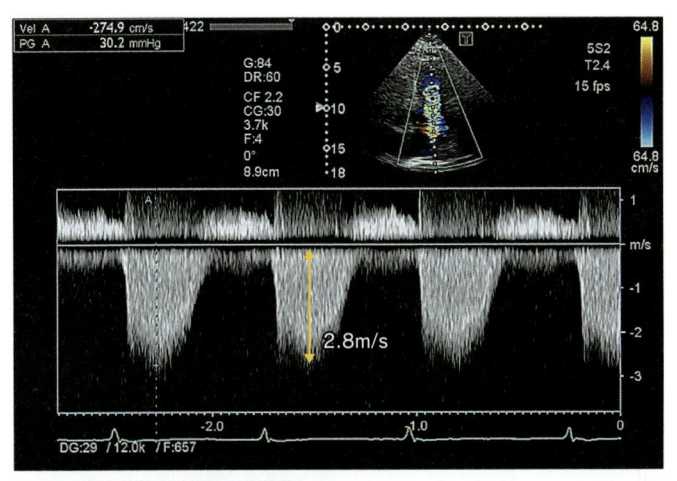

図5　肺動脈収縮期圧の推定
傍胸骨右室二腔像における三尖弁逆流最大速度は 2.8 m/s であり肺動脈収縮期圧は右房圧を 8 mmHg とすると $4\times(2.8)^2+8=39$ mmHg となる.

表1　下大静脈からの右房圧の推定

下大静脈最大径（cm）	sniff による虚脱（%）	推定右房圧（範囲）(mmHg)
≦2.1	>50	3（0〜5）
≦2.1	<50	8（5〜10）
>2.1	>50	8（5〜10）
>2.1	<50	15

sniff とは鼻をすするようにすること.
推定右房圧 15 mmHg は，以下も参考にする.
・右室流入血流波形が拘束性波形
・三尖弁 $E/e'>6$
・拡張期優位な肝静脈血流パターン

- 肺動脈拡張期圧は，肺血管抵抗の上昇がなければ肺動脈楔入圧にほぼ等しい．したがって左心不全の有用な指標となる．
  肺動脈拡張期圧 = 4×（肺動脈弁逆流拡張末期速度）² + 推定右房圧（**図6**）
- 肺動脈弁逆流波形の拡張早期最大速度 (m/s) は，肺動脈弁閉鎖直後の dicrotic notch を反映している．したがってこの時相の圧較差は平均肺動脈圧と相関がある．
  平均肺動脈圧 = 4×（肺動脈弁逆流拡張早期速度）² + 推定右房圧（**図6**）

第Ⅰ部 基礎編

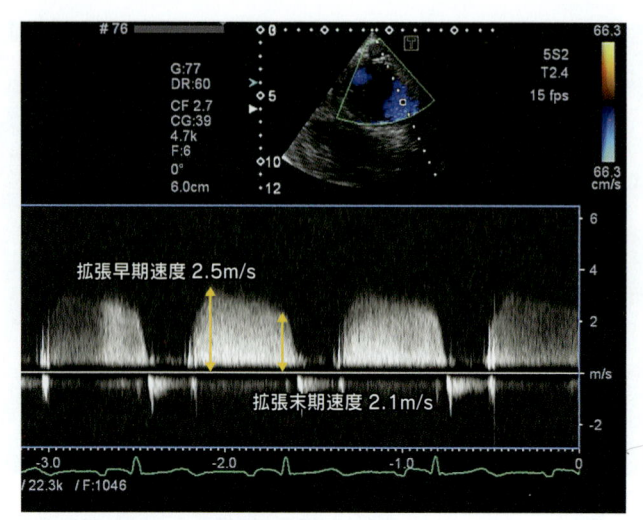

図6 肺動脈弁逆流波形からの圧較差
肺動脈拡張期圧は右房圧を 8 mmHg とすると 4×$(2.1)^2$+8＝26 mmHg となり，平均肺動脈圧は 4×$(2.5)^2$+8＝33 mmHg となる．

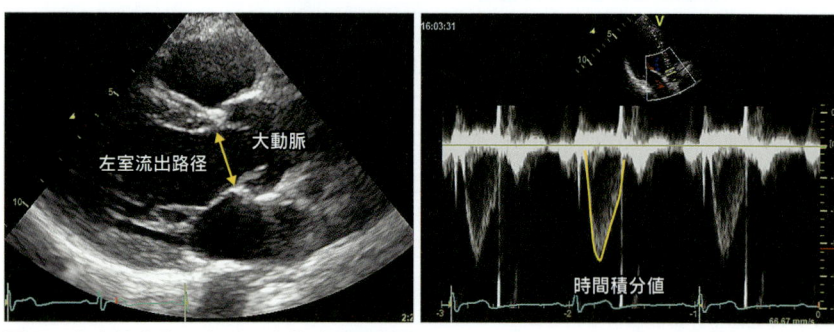

図7 左室流出路における心拍出量の測定

4. 心拍出量の計算

- 1回心拍出量（SV）は心臓・大血管内の任意の場所における断面積と流速の時間積分値の積として算出可能．実際には左室流出路の大動脈弁輪部で計測することが多い．
- 左室流出路における心拍出量の測定（図7）

70

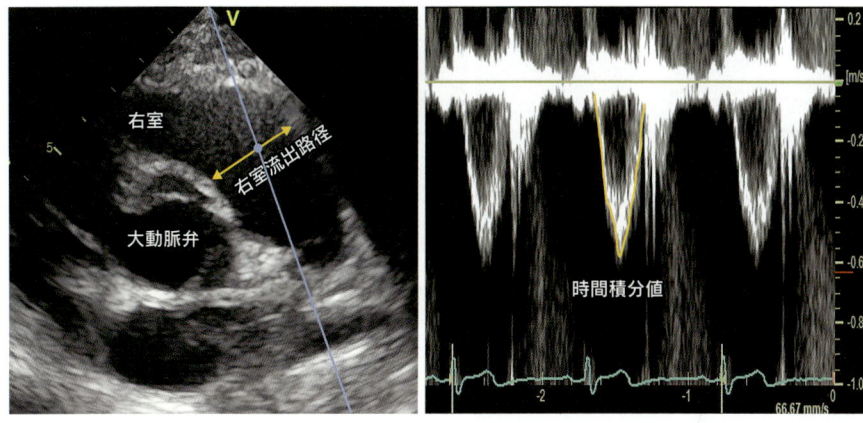

図8 右室流出路における心拍出量の測定

① 心尖部アプローチにより左室流出路大動脈弁輪部レベルにおける血流速波形をパルスドプラ法で記録し，その駆出血流成分をトレースして1心拍分の時間積分値を求める．
② 胸骨左縁長軸像においてズーム機能を用いて弁輪部を描出し，収縮中期の時相で大動脈弁直下の左室流出路径を計測．
③ 流速の時間積分値に左室流出路径から算出した断面積を乗じるとSVである．心拍出量＝SV×心拍数．

- 右室流出路における心拍出量の測定（図8）
  ① 左室流出路でのときと同様に右室流出路（肺動脈弁レベル）における血流速波形をパルスドプラ法で記録し，その駆出血流成分をトレースして1心拍分の時間積分値を求める．
  ② 右室流出路において収縮中期の時相で肺動脈弁直下の右室流出路径を計測．
  ③ 流速の時間積分値に右室流出路径から算出した断面積を乗じるとSVである．心拍出量＝SV×心拍数．
- 左室流入路における心拍出量の測定（図9）
  ① 左室流入路（僧帽弁輪レベル）における血流速波形をパルスドプラ法で記録し，その駆出血流成分をトレースして1心拍分の時間積分値を求める．
  ② 拡張期の僧帽弁輪断面は楕円形と考えられるため心尖部二腔像と四腔像の

第Ⅰ部　基礎編

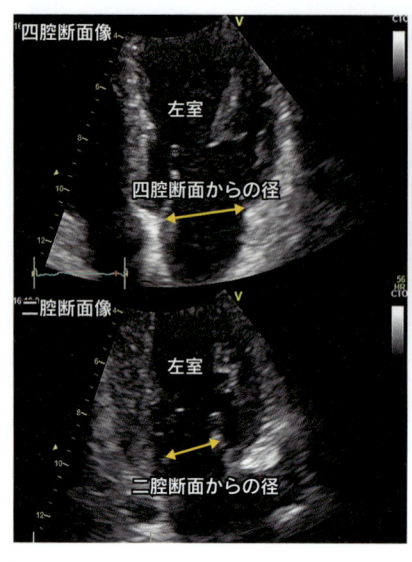

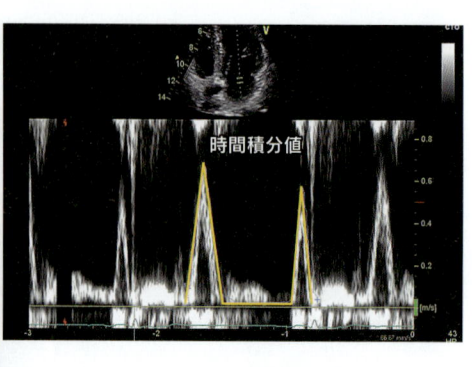

図9　左室流入路における心拍出量の測定

　　各々の径から楕円面積を算出（楕円面積＝長径×短径×π/4）．
　③流速の時間積分値に算出した楕円面積を乗じるとSVである．心拍出量＝SV×心拍数．

5. 短絡量の計算

- 前述のSVの計測を応用して短絡血流量を求めることができる．疾患によっては計測部位によりSVが異なる．たとえば，心房中隔欠損症では左房から右房への短絡により，右室流出路でのSVのほうが左室流出路でのSVより大きく，
　　短絡量＝右室流出血流量－左室流出血流量
　となる．この場合では
　　Qp/Qs＝右室流出血流量/左室流出血流量
　となる．
- その他，心室中隔欠損症も同様に
　　短絡血流量＝右室流出血流量－左室流出血流量
- 動脈管開存症でのQp/Qs測定は上記と少し異なるので注意が必要．
　　短絡血流量＝左室流出血流量－右室流出血流量

Qp/Qs＝左室流出血流量/右室流出血流量
- 同様に短絡疾患ではないが，大動脈弁逆流においては
大動脈弁逆流量＝左室流出血流量－右室流出血流量
大動脈弁逆流率＝（左室流出血流量－右室流出血流量）/左室流出血流量
と求めることができる．

（兵頭永一）

文献

1) Rudski LG, et al. Guidelines for the echocardiographic assessment of the right heart in adults：A report from the American Society of Echocardiography endorsed by the European Association of Echocardiography, a registered branch of the European Society of Cardiology, and Canadian Society of Echocardiography. J Am Soc Echocardiogr 2010；23：685-713.

第Ⅰ部　基礎編

16　レポートの記載

1. 患者情報，検査目的

- 患者情報として，身長，体重，血圧の記載が望ましい．
- 自動計算で，体表面積や肥満指数（BMI）も表記できるとよい．
- 検査目的を明確に示すことは，検査の質にも影響を与え，後で報告書の内容を検討する際にも役に立つ．
- 脈拍および調律は必ず記入するようにする．また心室性期外収縮の連発など，検査時の不整脈の状態を記入できる枠があるとよい．

2. 検査所見，計測値

- 計測値は，一定の基準に基づいた評価ができるように，患者情報から取得した身長や体表面積で補正した値も，自動計算などを活用して表記することが望ましい．また，前回値との比較が容易に行えることも重要．

1　心腔拡大，心室肥大の有無（図1）

- 左室径，左室容量，左房径，左房容量の計測．

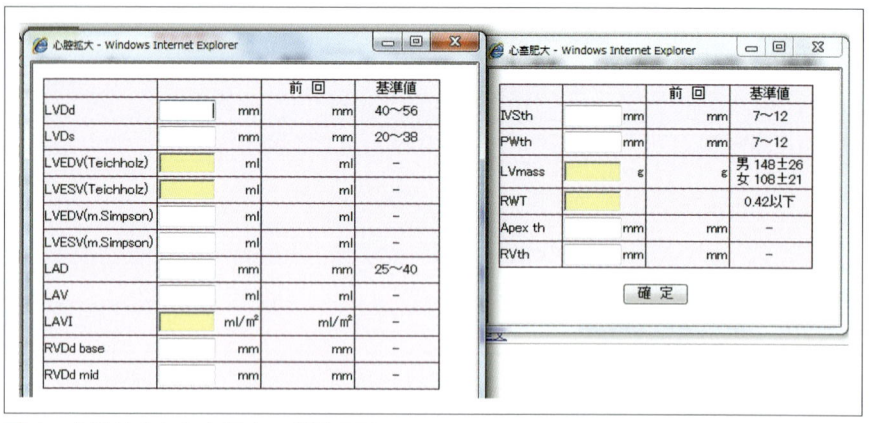

図1　心腔拡大と心室肥大の計測項目
黄色で示した項目は，患者情報と計測値から自動算出される．

16. レポートの記載

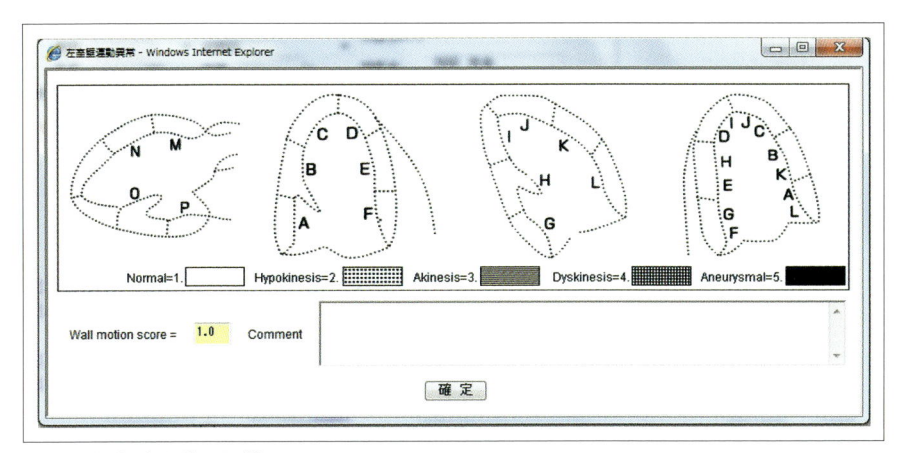

図2 左室壁運動の記載
シェーマ図にて，壁運動の程度を図示するとわかりやすい．

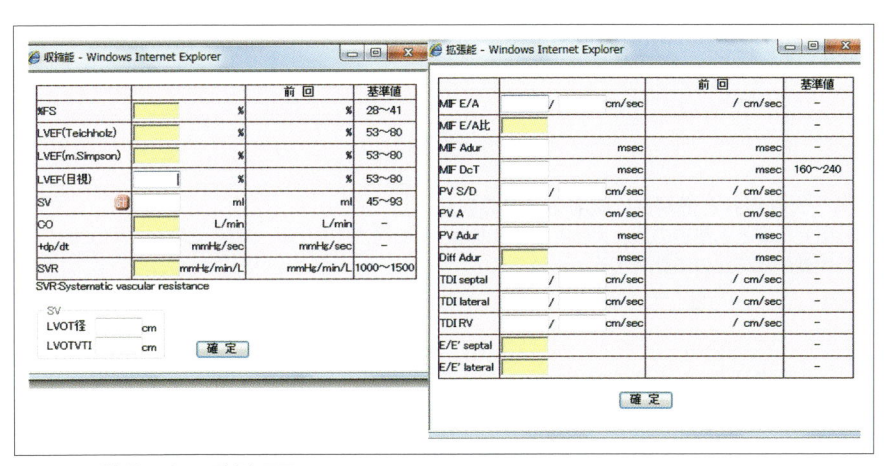

図3 心機能評価の計測項目
黄色で示した項目は，計測値と患者情報から自動算出される．

- 右室拡大がある場合は少なくとも右室基部径の計測は行う．
- 左室肥大の評価では壁厚だけでなく相対的壁厚，心筋重量の算出まで行うと形態評価の分類が可能となる．

2 左室壁運動，心機能評価

- 左室壁運動では，異常運動部位を図示するとわかりやすい（図2）．
- 心機能評価の基本的な評価項目としては，収縮能評価では駆出率と心拍出量，

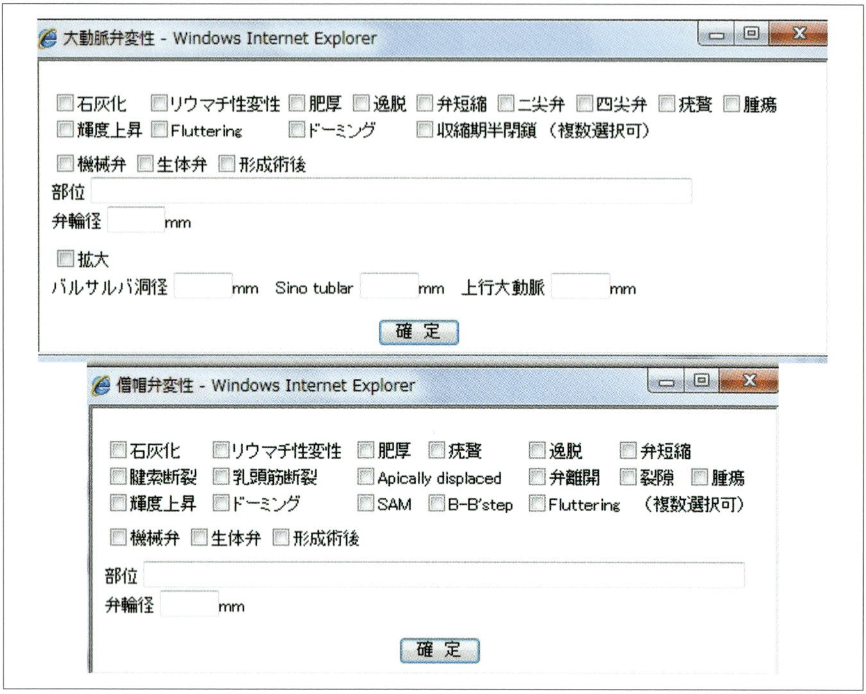

図4 大動脈弁と僧帽弁に関する所見の表記
大動脈弁機能とも関連の深い大動脈径の計測は，弁輪径，バルサルバ洞径，STJ（sino tublar）径，上行大動脈径に分けて計測するとよい．

拡張能評価では左室流入血流速波形の計測，組織ドプラ法との比較によるE/e'値が挙げられる（図3）．
- 三尖弁逆流から算出される右室収縮期圧は心不全情報としても重要．

3 弁機能評価
- 弁の異常所見の有無，弁置換例ではその種類がわかるように表記（図4）．
- 弁狭窄がみられる症例では，定量的評価を根拠にした重症度を表記（図5）．
- 中等度以上の弁逆流症例では，カラードプラ法による半定量的評価に加え，可能な場合には定量的評価による重症度評価も表記することが望ましい（図6）．
- 弁逆流の定量評価では計測値の検証が必要なため，算出された計測値レポート記載として採用するかしないかを検査者が選択する機能が必要（図6）．

16. レポートの記載

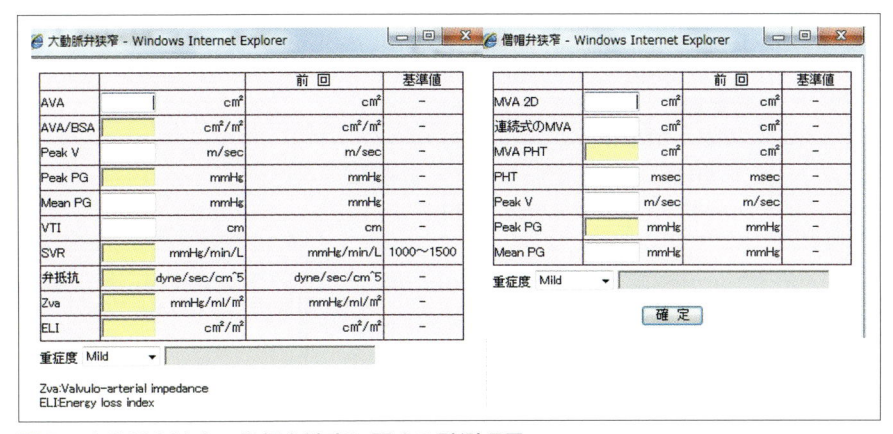

図5　大動脈弁狭窄，僧帽弁狭窄に関する計測項目
黄色で示した項目は，計測値と患者情報から自動算出される．

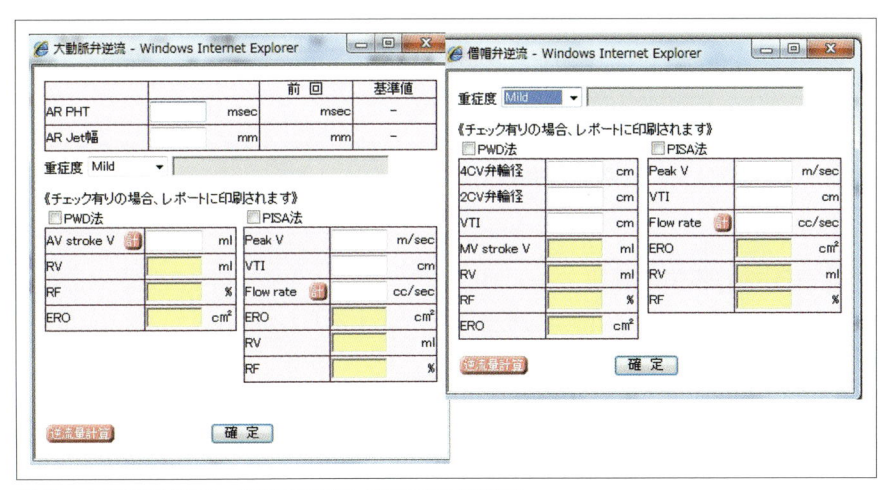

図6　大動脈弁逆流，僧帽弁逆流に関する計測項目
黄色で示した項目は，計測値と患者情報から自動算出される．当院では，計測値の検証が必要な逆流量などの定量評価では，計測項目算出後最終レポートとして採用するか，チェックボックスで選択できるようにしている．

第Ⅰ部　基礎編

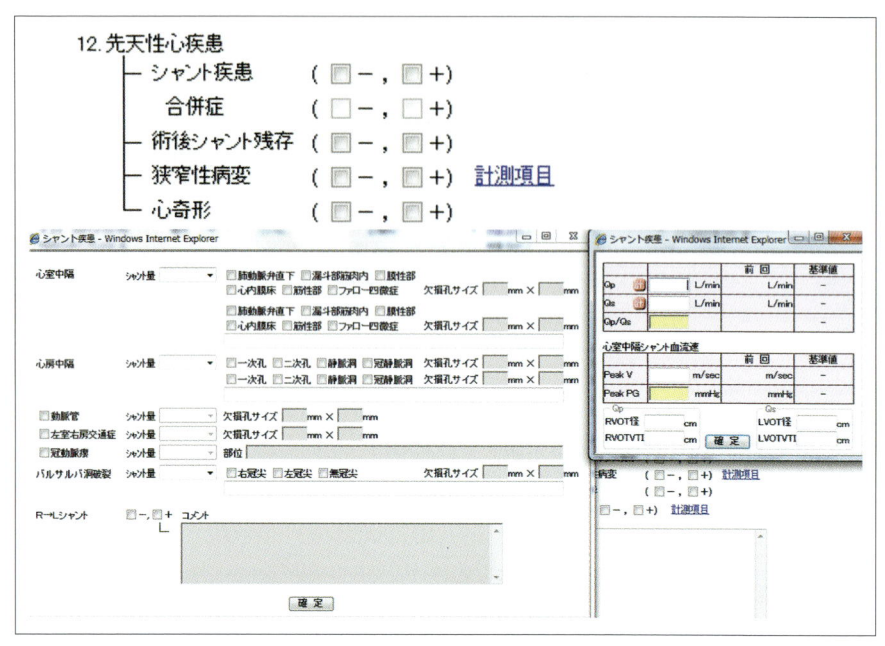

図7　先天性心疾患の表記
当院では，先天性心疾患を上図のように分類し，それぞれに詳細な所見を入力できるように工夫している．下図はシャント疾患の詳細入力画面の例．

4 先天性心疾患の評価
- 先天性心疾患の異常の種類で分類し，表記するとわかりやすい（図7）．

5 コメント欄
- 計測値を繰り返すのではなく，所見の総括を簡潔にまとめる．
- 検査目的（依頼）に対する検査所見のコメントは必須．

6 画像の参照および貼付
- 心エコーは動画像が重要かつわかりやすい情報となるため，電子カルテで動画像が参照できるシステムの導入はたいへん有効．
- 電子化された画像が参照できない場合は，重要な所見を表す画像を中心に選択し，レポートに貼付．
- 貼付した画像には，部位の注釈やシェーマ図を入れるとわかりやすい．

（水上尚子）

第 II 部
応 用 編

A. 症状・症候からみた心エコーの撮り方

B. 疾患別にみた心エコー診断の実際
- 弁膜症 ……………………………… 90
- 冠動脈疾患 ………………………… 141
- 特発性心筋症 ……………………… 166
- 二次性心筋症 ……………………… 190
- 心膜疾患 …………………………… 205
- 先天性心疾患 ……………………… 220
- 心臓腫瘍 …………………………… 245
- 大動脈疾患 ………………………… 263
- その他の疾患 ……………………… 273

C. ポケットエコーの活用

第Ⅱ部　応用編

A. 症状・症候からみた心エコーの撮り方

- 心エコー室に来る患者の疾患は初めからわかっているわけではない．
- 心エコーは良くも悪くもその結果が検者の熟練度，情熱によって異なりうる検査であり，その力量が試される検査である．
- 限られた時間で効率的・効果的に検査を行い，依頼医師の目的に応えるためには依頼内容を知り，その患者にみられうる所見や疾患を念頭におきつつ検査を行うことが必要．
- 症状の原因は何か？　この検査では何が求められているのか？　何を除外する必要があるのか？　そのためにみないといけない所見は何か？　症状・症候の問診，身体所見，胸部X線写真や心電図などの所見を参照しながら'考えながら'心エコーを行うことでより質の高い検査ができ，病態に迫ることができる．
- 本項では胸痛，呼吸困難，動悸，失神，浮腫の5つの主要な症候における心エコーの撮り方について解説したい．

1. 胸痛（表1，図1）

表1　胸痛を起こす疾患

心原性	非心原性		
	〔呼吸器系〕	〔消化器系〕	〔その他〕
・狭心症	・胸膜炎	・食道破裂	・帯状疱疹
・急性心筋梗塞	・肺炎	・逆流性食道炎	・不安神経症
・急性大動脈解離	・気胸	・消化管潰瘍	
・急性肺血栓塞栓症		・胆道系疾患	
・急性心膜炎		・急性膵炎	
・大動脈狭窄症			
・たこつぼ型心筋症			
・肥大型心筋症			

1. 胸痛

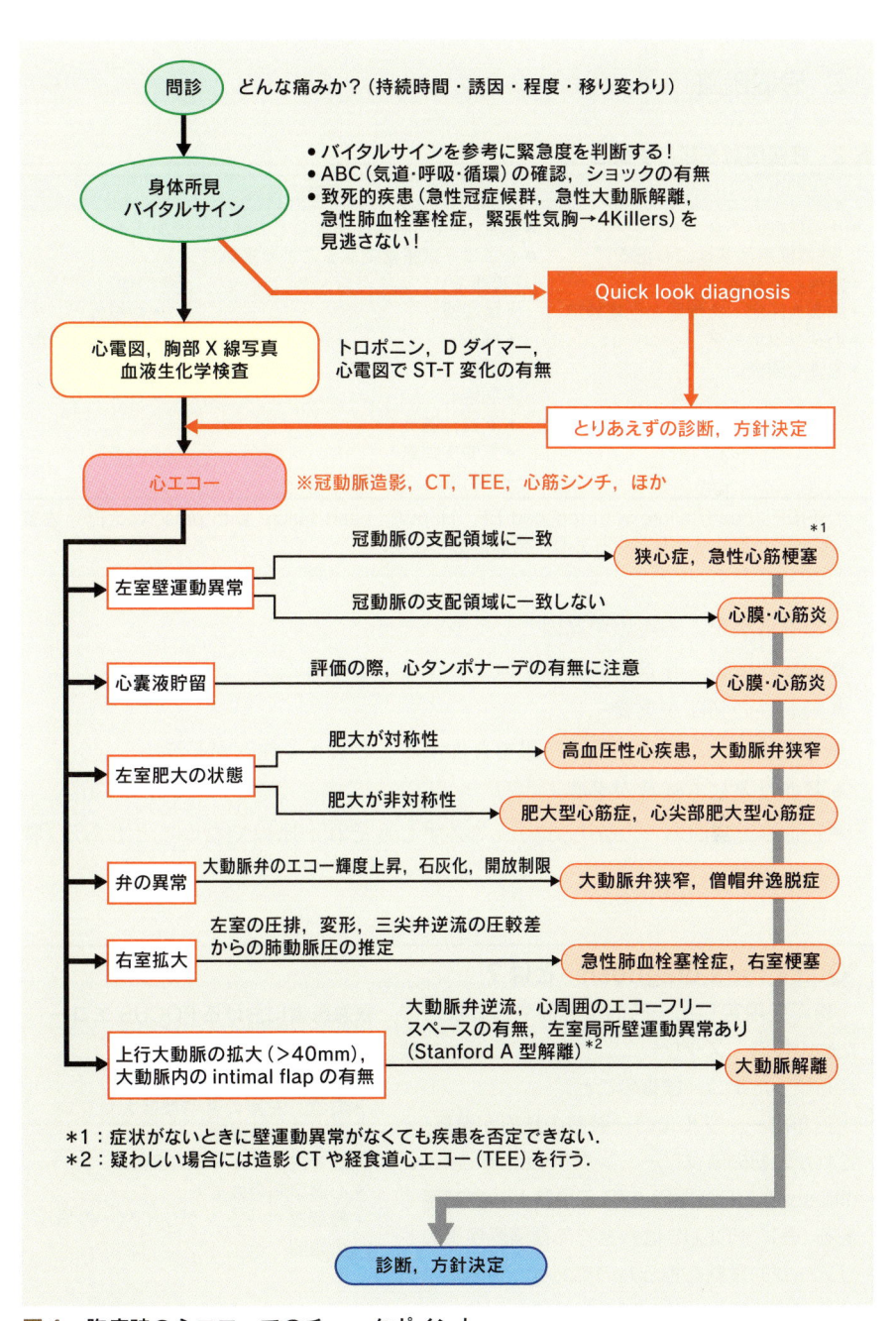

図1 胸痛時の心エコーでのチェックポイント

2. 呼吸困難(表2, 図2)

表2　呼吸困難を起こす疾患

心原性	非心原性
・うっ血性心不全 　(基礎疾患は多岐にわたる)＊ ・急性心筋梗塞 ・肺高血圧症，急性肺血栓塞栓症 ・心タンポナーデ ・急性心膜炎	■適宜，CT，肺機能検査などの検査を追加する ■心エコーは正常であることが多い 〔呼吸器系〕　　　　　　　　　　〔その他〕 ・胸膜炎　　　　　　　　　　　　・中枢性 ・肺炎　　　　　　　　　　　　　・過換気症候群 ・気胸　　　　　　　　　　　　　・貧血 ・肺性心　　　　　　　　　　　　・ヒステリー ・間質性肺炎 ・気管支喘息 ・肺気腫

＊：HFrEF：heart failure with reduced EF，HFpEF：heart failure with preserved EF．左室駆出率が正常だからといって心不全は否定できない．

- 呼吸器疾患，心疾患が原因として多い．
- 胸壁の障害，呼吸筋の異常が原因となることもある．
- 緊急性の判断が重要．
- 心血管疾患に慢性呼吸器疾患を合併することも多く注意が必要．
- 貧血などにも注意が必要．
- 1つの異常があったからといって必ずしもそれが原因でないこともある(特に高齢者)．

"Quick look diagnosis" とは？

適応を限定した一時的な診断や方針決定のための検査，スクリーニングなど，迅速かつ要点を絞ったエコー検査のこと．

近年ポータブルエコー装置の技術が発展し，これが最初のスクリーニングFocused cardiac ultrasound (FOCUS) を行う機器として有用である(表)．FOCUSは救急での循環器疾患のトリアージ的役割を担うものであり，実際には他の検査や処置と並行して行われる．

救急患者におけるFOCUSエコー
- 心嚢液の評価
- 左室収縮能
- 右室，左室の著明な拡大がないかどうかの確認
- 血管内ボリュームの評価
- 心嚢穿刺のガイド
- 経静脈ペーシングワイヤーの場所確認

2. 呼吸困難

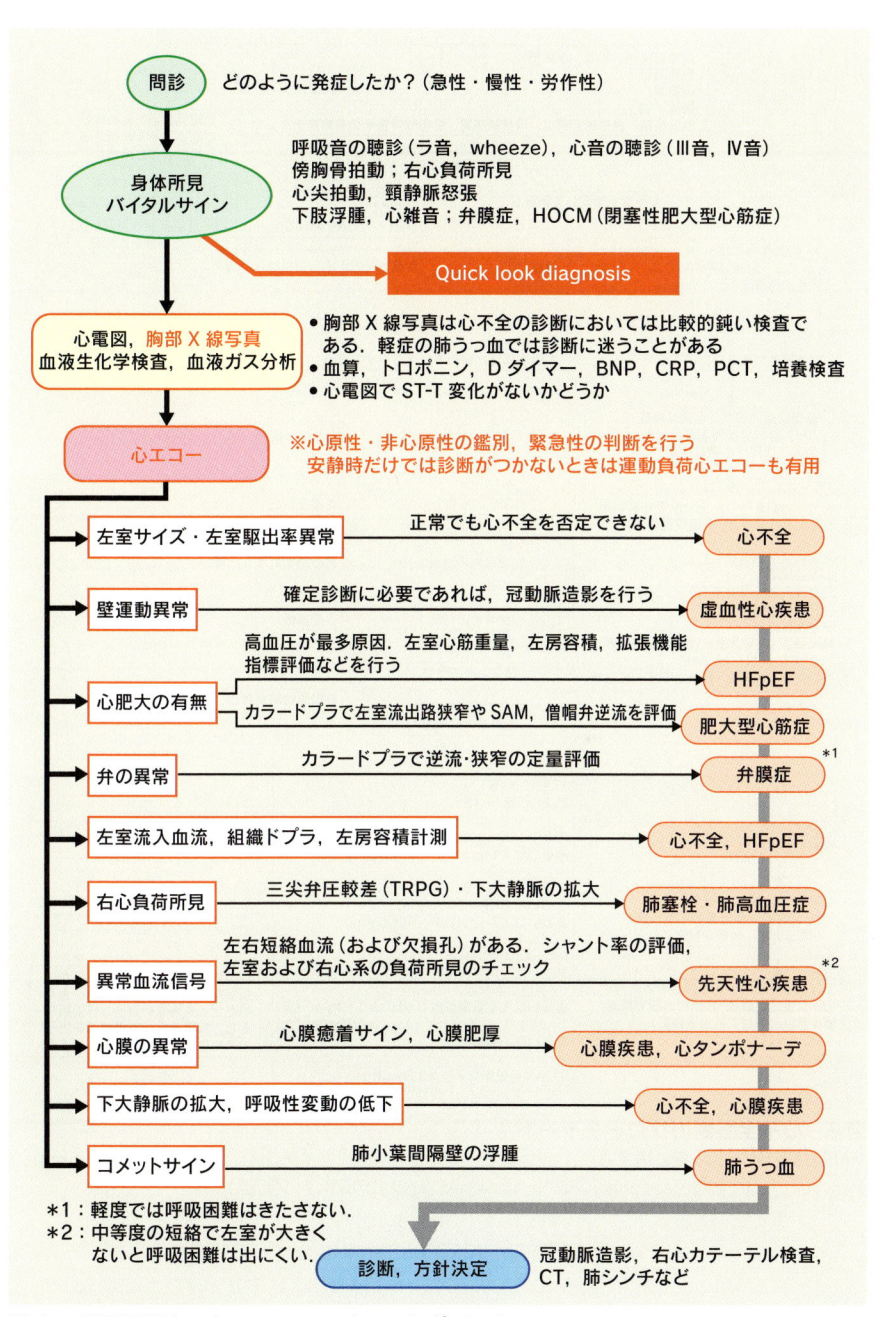

```
[問診] ── どのように発症したか？（急性・慢性・労作性）
   ↓
[身体所見      呼吸音の聴診（ラ音，wheeze），心音の聴診（Ⅲ音，Ⅳ音）
 バイタルサイン]  傍胸骨拍動；右心負荷所見
   │           心尖拍動，頸静脈怒張
   │           下肢浮腫，心雑音；弁膜症，HOCM（閉塞性肥大型心筋症）
   │── → Quick look diagnosis
   ↓
[心電図，胸部X線写真   ・胸部X線写真は心不全の診断においては比較的鈍い検査である．
 血液生化学検査，血液ガス分析]  軽症の肺うっ血では診断に迷うことがある
   │                       ・血算，トロポニン，Dダイマー，BNP，CRP，PCT，培養検査
   │                       ・心電図でST-T変化がないかどうか
   ↓
[心エコー] ※心原性・非心原性の鑑別，緊急性の判断を行う
            安静時だけでは診断がつかないときは運動負荷心エコーも有用
```

チェック項目	評価内容	疾患
左室サイズ・左室駆出率異常	正常でも心不全を否定できない	心不全
壁運動異常	確定診断に必要であれば，冠動脈造影を行う	虚血性心疾患
心肥大の有無	高血圧が最多原因．左室心筋重量，左房容積，拡張機能指標評価などを行う	HFpEF
	カラードプラで左室流出路狭窄やSAM，僧帽弁逆流を評価	肥大型心筋症
弁の異常	カラードプラで逆流・狭窄の定量評価	弁膜症 *1
左室流入血流，組織ドプラ，左房容積計測		心不全，HFpEF
右心負荷所見	三尖弁圧較差（TRPG）・下大静脈の拡大	肺塞栓・肺高血圧症
異常血流信号	左右短絡血流（および欠損孔）がある．シャント率の評価，左室および右心系の負荷所見のチェック	先天性心疾患 *2
心膜の異常	心膜癒着サイン，心膜肥厚	心膜疾患，心タンポナーデ
下大静脈の拡大，呼吸性変動の低下		心不全，心膜疾患
コメットサイン	肺小葉間隔壁の浮腫	肺うっ血

*1：軽度では呼吸困難はきたさない．
*2：中等度の短絡で左室が大きくないと呼吸困難は出にくい．

→ [診断，方針決定] 冠動脈造影，右心カテーテル検査，CT，肺シンチなど

図2 呼吸困難時の心エコーでのチェックポイント

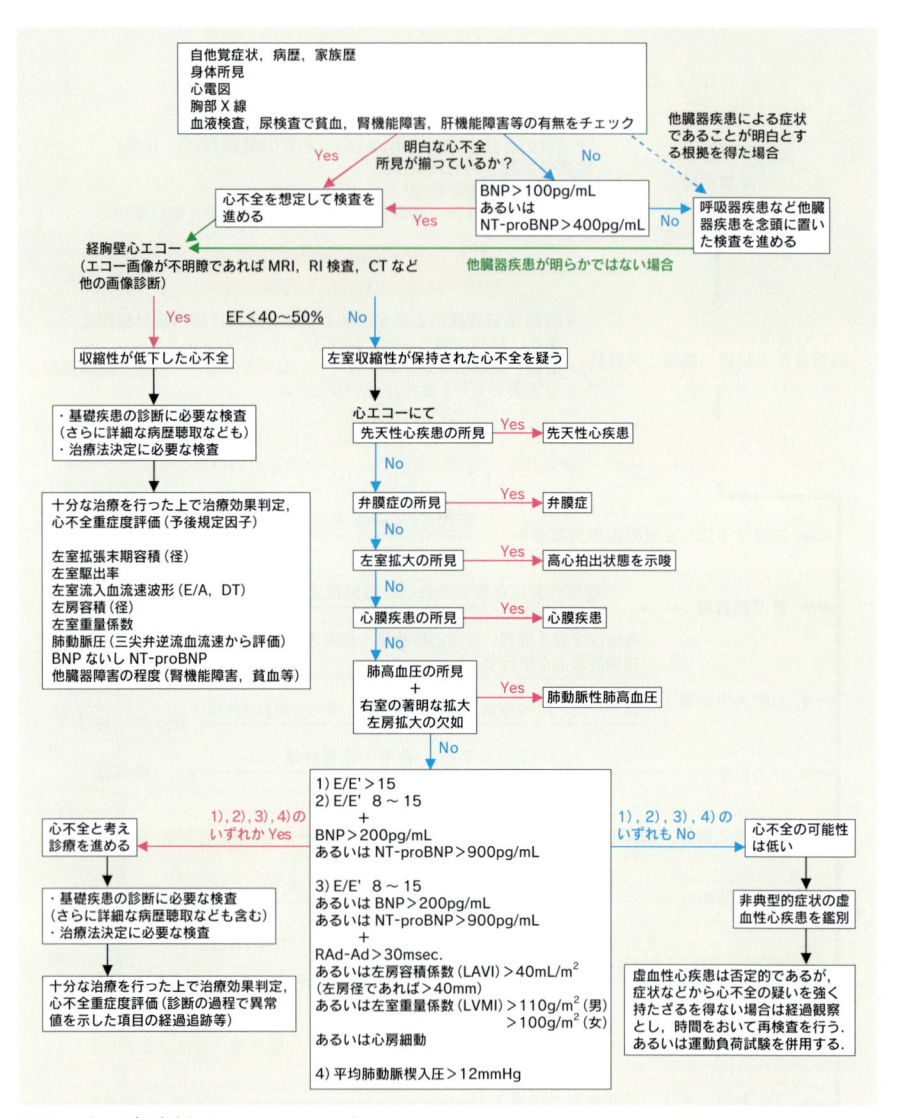

第Ⅱ部 応用編 — A．症状・症候からみた心エコーの撮り方

図3　心不全診断のフローチャート
（循環器病の診断と治療に関するガイドライン．慢性心不全治療ガイドライン〈2010年改訂版〉．http://www.j-circ.or.jp/guideline/pdf/JCS2010_matsuzaki_h.pdf〈2015年7月閲覧〉）

心不全の診断（図3）

- 収縮障害もしくは拡張障害による左房圧（肺動脈楔入圧）上昇を意味する．
- 原疾患の診断，治療後のフォローアップなどに心エコーは欠かせない．
- 左室収縮能が正常だからといって，心不全の存在は否定できない．左室駆出率が保たれた心不全（HFpEF）の病態があるからである．
- 心不全以外の原因の除外が必要．

3. 動悸（表3, 4, 図4）

表3　動悸を起こす疾患

心原性	非心原性
・心室頻拍　　・洞性頻脈	・貧血　　　　　　　　・心臓神経症
・心房細動　　・ブルガダ症候群	・甲状腺機能亢進症
・心房粗動　　・QT延長症候群	・褐色細胞腫
・上室性頻拍　・WPW症候群	・低血糖
・期外収縮	・感染症　ほか

表4　動悸の背景にありがちな基礎疾患

・冠動脈疾患（特に急性心筋梗塞）	・肺血栓塞栓症，肺高血圧症
・弁膜症（僧帽弁狭窄，僧帽弁逆流，僧帽弁逸脱症など）	・拡張型心筋症
・エブスタイン奇形（WPW症候群合併）	・心筋炎
・不整脈源性右室心筋症（arrhythmogenic right ventricular cardiomyopathy：ARVC）	・サルコイドーシス
	・アミロイドーシス
・肥大型心筋症	・心膜炎　ほか

- 基礎疾患の検索時に心エコーが役立つ．
- 不整脈の診断がついている場合でも心エコーで心機能や基礎疾患を評価することはその原因精査，治療方針の選択・決定などにおいて有用（頻脈性不整脈，心房細動・心機能低下時の抗不整脈薬や治療方針の選択など）．
- 心房細動患者の心内血栓の有無の評価など．
- 心エコー検査中のモニターで不整脈がとらえられることもある．

第Ⅱ部　応用編 ─ A．症状・症候からみた心エコーの撮り方

```
問診 ── どんな症状か？（発症様式・持続時間・誘因・随伴症状）
 ↓
身体所見    ・意識
バイタルサイン ・血液，脈拍，呼吸，体温
         ・緊急性の判断．除細動・cardioversion の必要性
 ↓                              → Quick look diagnosis
 
           心電図が最も有用
心電図，胸部X線写真   有症状時の検査が診断しやすい．ホルター心電図，負荷
血液生化学検査      心電図，電気生理学的検査（EPS）など
              心電図で ST-T 変化の有無
              血算，トロポニン，D ダイマー，BNP，電解質（K, Mg），
              肝機能，腎機能
 ↓
心エコー   ※基礎疾患の検索，心機能の評価に役立つ*1
```

- 壁運動異常
  - 冠動脈の走行に一致 → 冠動脈疾患
  - 冠動脈の走行に一致しない，中隔菲薄化，心室瘤 → 心筋症（心サルコイドーシス）
  - → 心筋症，心不全
- 心嚢液貯留
  - 左房の collapse，下大静脈径 → 心タンポナーデ
- 心肥大
  - 非対称性肥大．カラードプラで左室流出路狭窄や僧帽弁逆流 → 肥大型心筋症
  - 心嚢液貯留，拡張機能低下，granular sparkling pattern など → 心アミロイドーシス
- 弁の異常
  - 中隔尖，後尖の位置関係，右房化右室 → 僧帽弁逆流，僧帽弁狭窄症，三尖弁の異常，エブスタイン奇形
- 右心負荷所見
  - McConnel sign（右室拡大，右室自由壁運動の障害） → 急性肺血栓塞栓症
  - 限局性の右室壁運動異常，奇異性運動，心室瘤，右室拡大 → 不整脈源性右室心筋症

*1：不整脈の診断がついている場合でも，心エコーは，
   その原因精査，治療方針の選択・決定などにおいて有用である．
   心房細動時：心房内血栓の有無に注意．経食道心エコーの施行を検討．

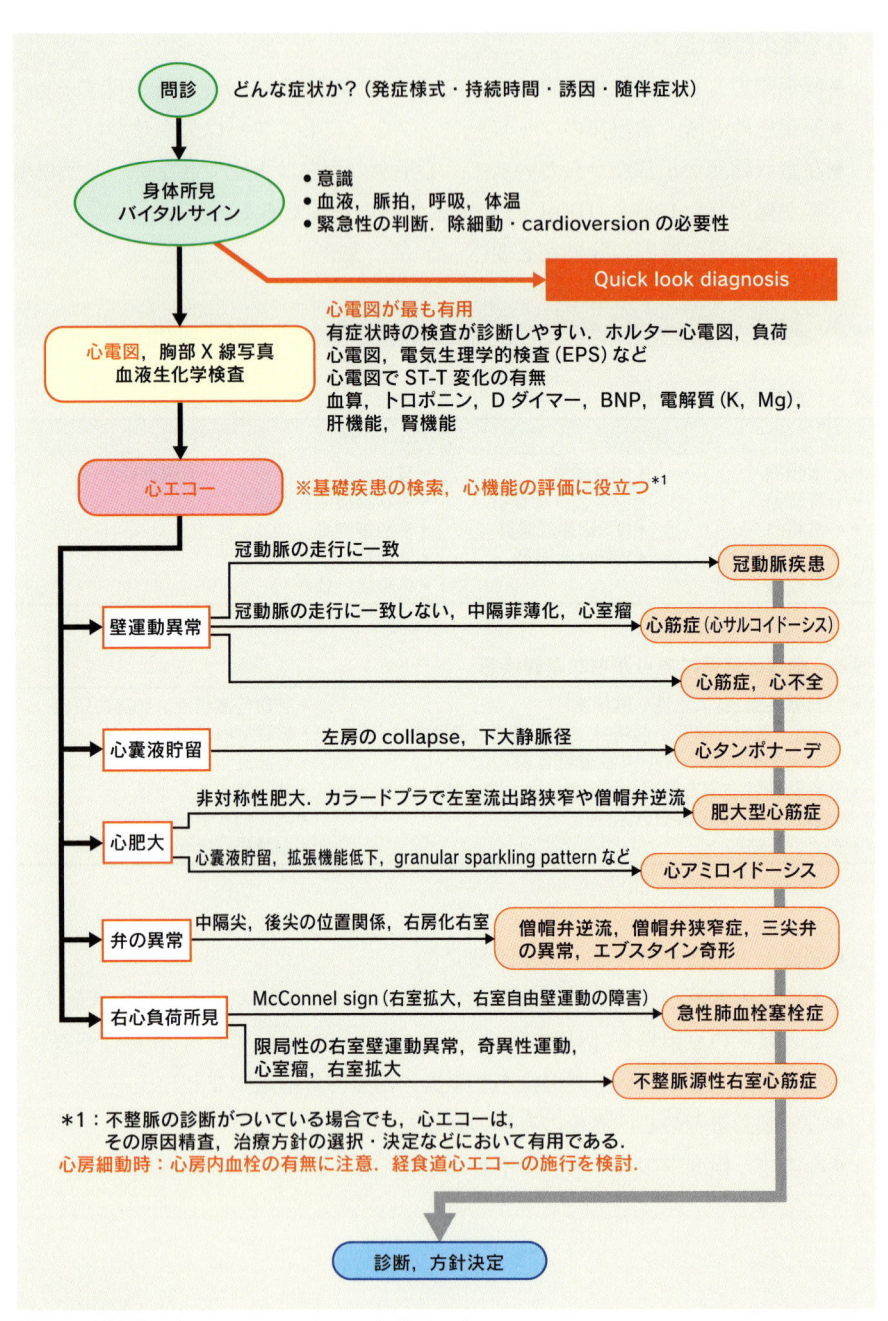

→ 診断，方針決定

図4 動悸時の心エコーでのチェックポイント

4. 失神(表5, 図5)

表5 失神を起こす原因疾患

心原性	非心原性
• 不整脈(頻脈性＆徐脈性, 心室細動, 心室頻拍, 房室ブロック, 洞不全症候群) • 弁膜症(大動脈弁狭窄, 僧帽弁狭窄) • 拡張型心筋症 • 肥大型心筋症(特に閉塞性肥大型心筋症) • 心タンポナーデ • 左房粘液種 • 先天性心疾患(AVSD, TOF, エブスタイン奇形)	• 肺高血圧症, 急性肺血栓塞栓症 • 急性心筋梗塞 • 心タンポナーデ • 大動脈炎症候群 • 大動脈解離 • 冠動脈起始異常 • 神経調節性失神(NMS)最多 • 血管迷走神経性失神 • 状況失神 • 頸動脈洞症候群	• 内分泌疾患 • CO中毒 • 一過性脳虚血 • 低血糖 • 過換気症候群 • てんかん(症候性)

- 脳血流が不十分なために起きる意識と姿勢維持の一過性消失.
- 心原性(心血管性)のものは重篤であり, 予後不良. 前駆症状なく突然生じる.
- 血管迷走神経性失神は一番多い.
- 基礎疾患の検索に心エコーは重要.

5. 浮腫(表6, 図6)

表6 浮腫を起こす原因疾患

	原因疾患
全身性浮腫	• 心性：心不全(右心不全), まれに収縮性心膜炎(右心不全, 低蛋白血症, 肝腫大あり, 肝疾患と誤認される) • 腎性：ネフローゼ症候群, 糸球体腎炎, 腎不全(尿蛋白, クレアチニン, 尿素窒素) • 肝性：肝硬変(尿蛋白が陰性) • 内分泌性：甲状腺機能低下症, 甲状腺機能亢進症, Cushing症候群 • 薬剤性：Ca拮抗薬, 利尿薬, NSAIDs等(臨床的によくみられるのは降圧薬によるもの) • 特発性：原因不明
局所性浮腫	■ 左右差はないか？ • 静脈性：深部静脈血栓症, 静脈瘤 • リンパ性：外科手術後, 先天性など • 炎症性：蜂窩織炎, アレルギー, 熱傷など

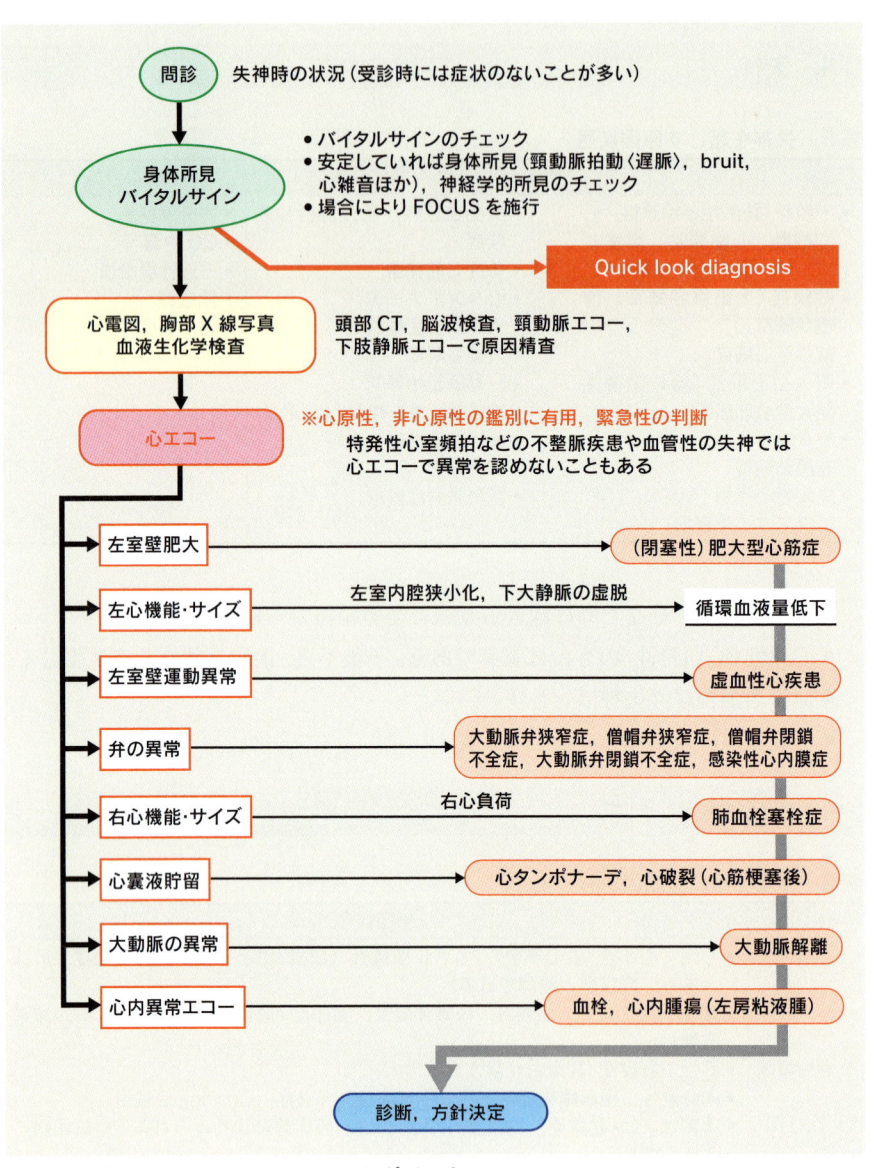

第Ⅱ部 応用編 ─ A. 症状・症候からみた心エコーの撮り方

```
問診 ── 失神時の状況（受診時には症状のないことが多い）
  │
  ▼
身体所見        ・バイタルサインのチェック
バイタルサイン   ・安定していれば身体所見（頸動脈拍動〈遅脈〉，bruit，
                  心雑音ほか），神経学的所見のチェック
                ・場合により FOCUS を施行
  │
  │────────────────────────→ Quick look diagnosis
  ▼
心電図，胸部 X 線写真    頭部 CT，脳波検査，頸動脈エコー，
血液生化学検査          下肢静脈エコーで原因精査
  │
  ▼
                ※心原性，非心原性の鑑別に有用，緊急性の判断
心エコー         特発性心室頻拍などの不整脈疾患や血管性の失神では
                心エコーで異常を認めないこともある
  │
  ├─ 左室壁肥大 ──────────────────────→ （閉塞性）肥大型心筋症
  │
  ├─ 左心機能・サイズ ── 左室内腔狭小化，下大静脈の虚脱 → 循環血液量低下
  │
  ├─ 左室壁運動異常 ────────────────────→ 虚血性心疾患
  │
  ├─ 弁の異常 ──────────── 大動脈弁狭窄症，僧帽弁狭窄症，僧帽弁閉鎖
  │                         不全症，大動脈弁閉鎖不全症，感染性心内膜症
  │
  ├─ 右心機能・サイズ ── 右心負荷 ────────→ 肺血栓塞栓症
  │
  ├─ 心囊液貯留 ────────── 心タンポナーデ，心破裂（心筋梗塞後）
  │
  ├─ 大動脈の異常 ──────────────────────→ 大動脈解離
  │
  └─ 心内異常エコー ────────→ 血栓，心内腫瘍（左房粘液腫）
                                              │
                                              ▼
                                        診断，方針決定
```

図 5　失神時の心エコーでのチェックポイント

5. 浮腫

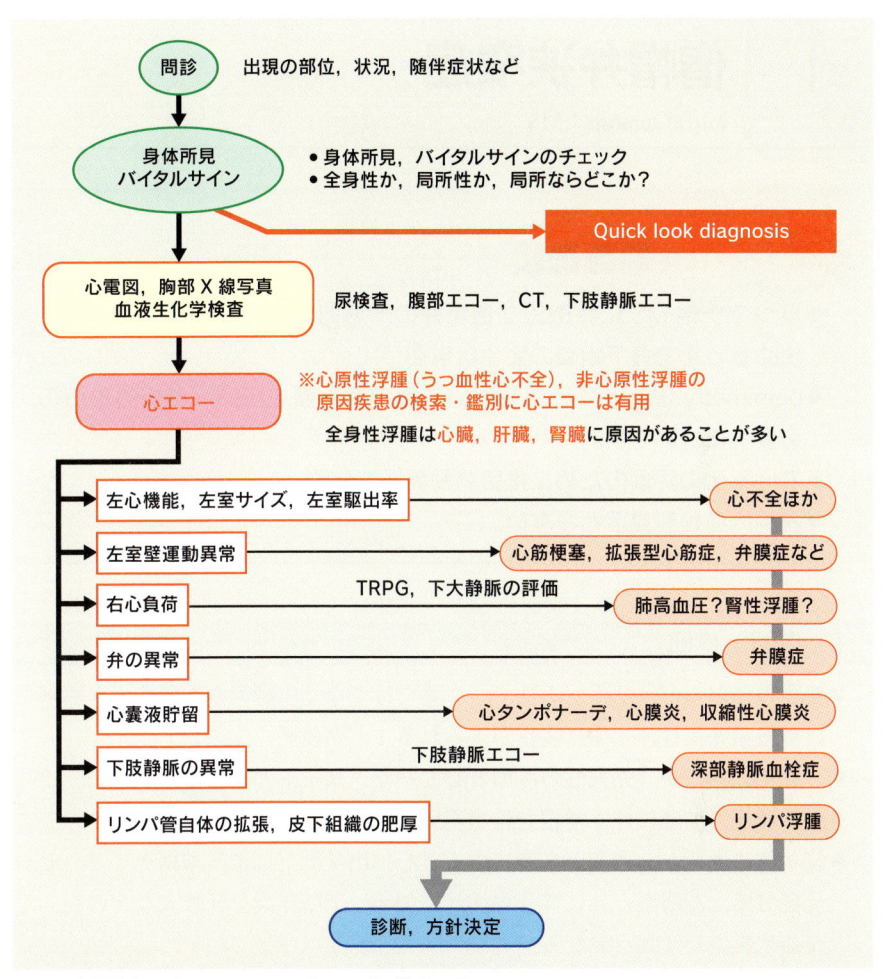

図6 浮腫時の心エコーでのチェックポイント

- 'むくみ'ともいい，細胞間質液が過剰に貯留する状態．
- 分布範囲により大きく全身性浮腫と局所性浮腫に分けられる．
- 全身性浮腫は心臓，肝臓，腎臓に原因があることが多い．
- 原因のはっきりしない特発性浮腫が存在．
- 心エコーで原因疾患のスクリーニングを行う．

（麻植浩樹，伊藤　浩）

第Ⅱ部　応用編 — B. 疾患別にみた心エコー診断の実際

弁膜症

1 僧帽弁狭窄症
mitral stenosis：MS

心エコー検査のポイント

- リウマチ性MSに特徴的な僧帽弁の形態的変化を評価．治療方針を決めるうえで弁下組織の変化は重要．
- planimetry法とドプラ法を用いて重症度診断を行い，侵襲的治療の必要性について検討．
- 右心不全の評価のために推定肺動脈圧を計測．
- 左房内血栓を見落とさない．

1. 病因と病態

- 原因のほとんどはリウマチ性で，弁葉だけでなく，腱索や乳頭筋，弁輪部を含む僧帽弁複合体全体に変化がみられることが多い．
- まれではあるが，先天性の原因としてパラシュート弁がある．
- 動脈硬化や加齢に伴う僧帽弁輪の石灰化が原因となることがある．
- 経年的に進行し，狭窄が高度になると心拍出量低下による末梢チアノーゼや易疲労感，左房圧上昇に伴う息切れに加え，下腿浮腫や肝腫大などの右心不全症状をきたすようになる．
- 高率に左房内血栓を合併し，血栓症のハイリスク群である．

2. 診断と治療における心エコーの役割

- MSの重症度診断と治療方針は，ほとんど経食道を含めた心エコーで決めることが可能．
- 心エコーによる重症度評価と臨床症状が一致しない場合などは，カテーテルによる左室圧と肺静脈楔入圧（左房圧の指標）の同時測定が有用．
- 経食道心エコーが施行できない場合は，造影CTが左房血栓評価に有用．

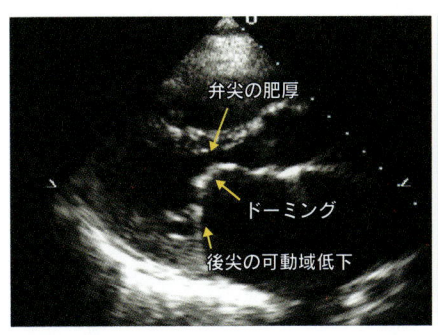

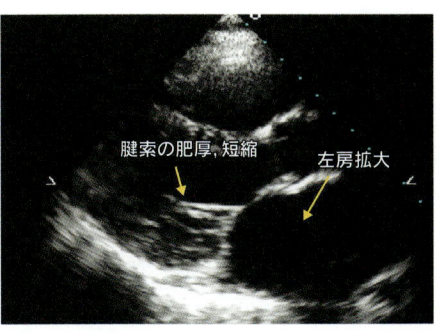

図1 僧帽弁狭窄症

(画像内ラベル: 弁尖の肥厚, ドーミング, 後尖の可動域低下, 腱索の肥厚・短縮, 左房拡大)

3. 断層法での評価

1 傍胸骨長軸像
- 僧帽弁の中心部分だけでなく,探触子を内側と外側に振って僧帽弁複合体全体をよく観察.

①交連部の癒合,前尖の拡張期ドーミング

交連部が癒合するために,前尖が拡張期にドーム状に湾曲する(ドーミング).この前尖の拡張期ドーミングはリウマチ性MSに特徴的な所見(図1,動画1).

②後尖の可動性低下

後尖の拡張期開放運動が制限される(図1).

③弁尖の肥厚と石灰化

弁の肥厚は弁尖から始まり,弁腹へと広がっていく(図1).硬化が進むと石灰化を伴うようになり,shadowを引くようになる(図2).

④腱索の短縮,硬化

弁尖から乳頭筋方向に硬化が進行し,腱索は短縮する(図1).

⑤左房拡大

2 傍胸骨短軸像
弁尖の肥厚,石灰化

全周性に弁が肥厚し,弁口の狭小化が観察される(図3,動画2).

4. 重症度診断

- 重症度診断はplanimetry法による弁口面積測定とドプラ法で行う.

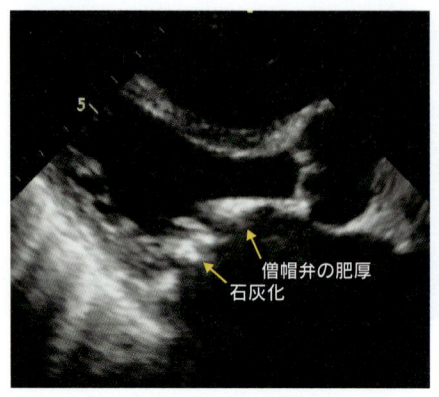

図2 石灰化の進行した僧帽弁狭窄症

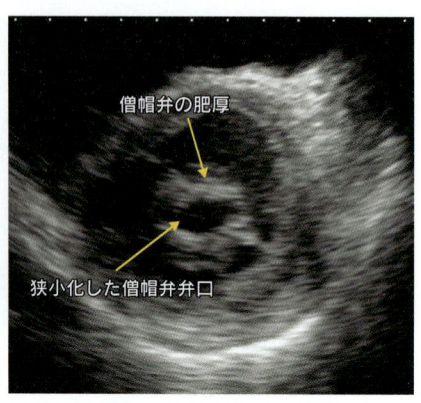

図3 短軸像での僧帽弁口の観察

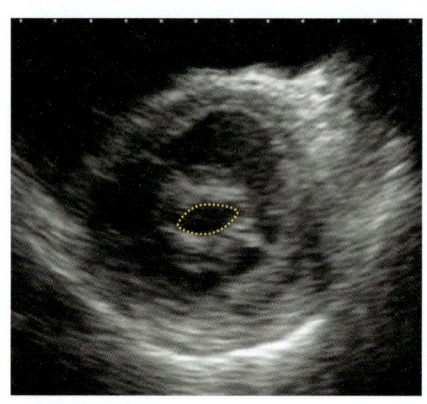

図4 planimetry法による弁口面積の測定

- ドプラ法で用いられる指標は，pressure half time (PHT) と平均圧較差.
- 心房細動例では3～5回計測し，計測値を平均する.

1 planimetry法による重症度評価
- まず傍胸骨長軸像で，僧帽弁口が探触子の真下に来るような断面を描出し，探触子の位置を固定したまま90度回転して正しい短軸断面を得る.
- 肥厚した弁尖の内側をトレースして弁口面積を計測 (図4).
- 正しい短軸断面が得られない例では，弁口を過大評価する (図5).

2 ドプラ法による重症度評価
- ドプラ法では，心尖方向から連続波ドプラで僧帽弁口通過血流速波形を記録 (図6).

1. 僧帽弁狭窄症

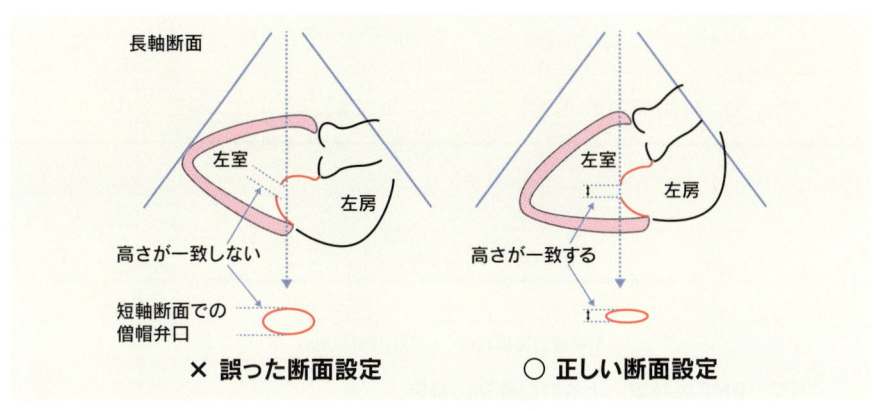

図5 弁口面積測定のための，正しい短軸断面の設定

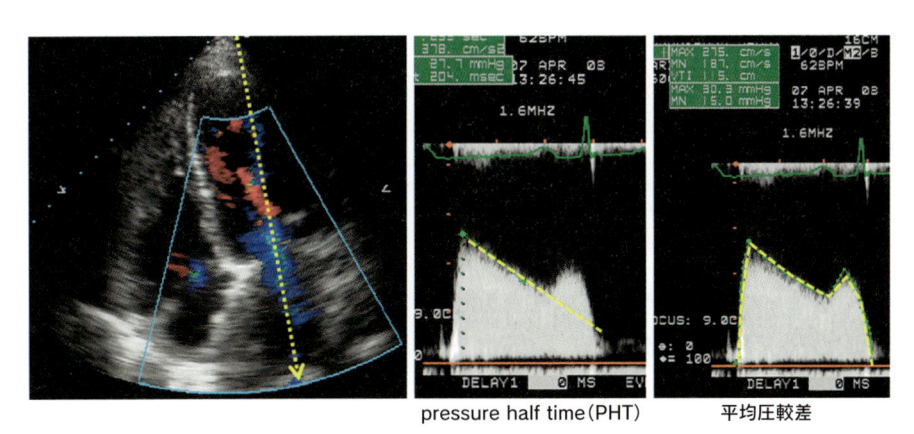

図6 心尖方向からの僧帽弁口通過血流速波形の記録

pressure half time（PHT）　　平均圧較差

PHT による弁口面積の推定

- PHT は，左房-左室の圧較差が1/2になるまでの時間で，弁口面積と相関．連続波ドプラ波形の E 波減衰部分で，最初の急峻な部分を除いた傾斜部分で測定（図7）．
- PHT による弁口面積の推定法は，リウマチ性 MS にのみ適応できる．人工弁や弁形成術後では，狭窄評価に PHT そのものを用いることはできるが，PHT から弁口を計算することはできない．
- 重症化するほど PHT は延長．

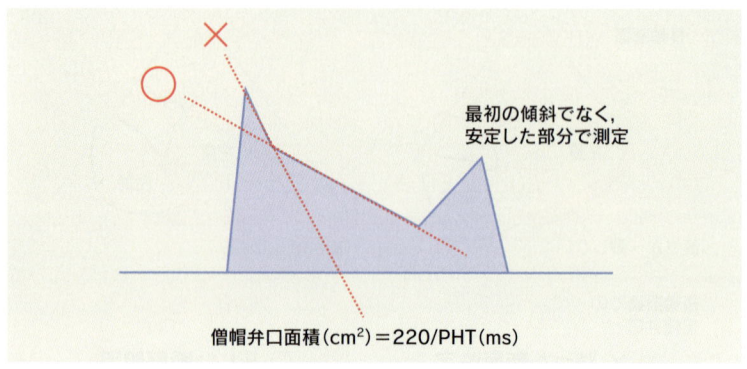

図7 PHT の計測による弁口面積の推定

表1 心エコーによる MS の重症度評価

	軽度	中等度	高度
平均圧較差	< 5 mmHg	5～10 mmHg	> 10 mmHg
収縮期肺動脈圧	< 30 mmHg	30～50 mmHg	> 50 mmHg
弁口面積	> 1.5 cm^2	1.0～1.5 cm^2	< 1.0 cm^2

(Bonow RO, et al. J Am Coll Cardiol 2006[1])

- 僧帽弁口面積 (cm^2) = 220/PHT (ms)

僧帽弁平均圧較差の推定
- 僧帽弁口の平均圧較差は，ドプラ波形をトレースすることで，容易に計測可能．

重症度判定
- 重症度は，弁口面積と平均圧較差に加え，推定肺動脈圧を加味して判定(表1)[1,2]．

5. 疾患に伴って見られる重要な心エコー所見

1 左房の拡大，左房内血栓
- 左房内血栓(図8, 動画3)は重要な合併症であるため，見落とさないようよく観察．経胸壁心エコーでの血栓検出率は30～50%と低い．

2 肺高血圧症
- 肺動脈圧の上昇は，MS の重症度評価としても重要．

1. 僧帽弁狭窄症

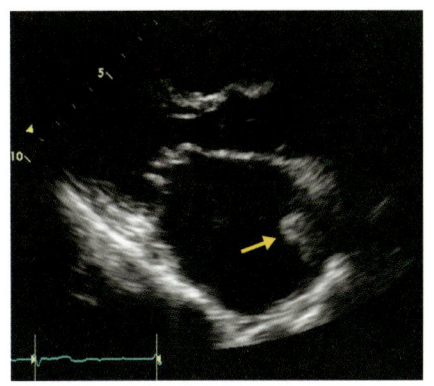

図8 MSに合併した左房内血栓（矢印）　　図9 僧帽弁輪石灰化（矢印）

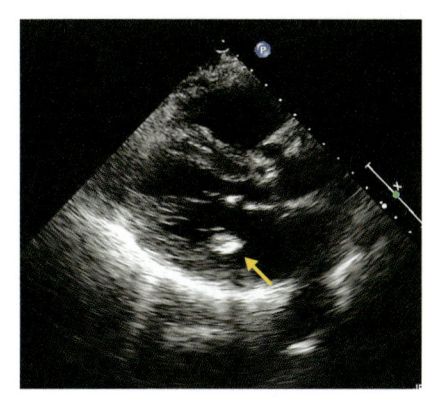

3 二次性三尖弁逆流
- 右室圧の上昇に伴い三尖弁輪が拡大し，二次性三尖弁逆流を合併することがある．右心不全の原因として重要．

4 連合性弁膜症
- リウマチ性弁膜症は，しばしば連合弁膜症をきたすため，他の弁膜症の合併がないか注意．

6. ピットフォール

1 各指標による重症度が一致しないことがある
- planimetry法とドプラ法の重症度が一致しないことがある．それぞれの計測法になんらかのエラーが含まれることが原因となることがあるが，狭窄部分より先に収束した血流が形成する機能的弁口が小さい場合もある．
- 必要に応じてカテーテルで圧較差を実際に計測．

2 僧帽弁輪石灰化によるMS
- 全身の動脈硬化や加齢とともに増加する僧帽弁輪の石灰化（mitral annular calcification：MAC）により，MSをきたすことがある（図9，動画4）．
- MACでは石灰化した弁輪部に狭窄が生じるため，planimetry法で弁口面積を測ることは困難なことが多く，主に平均圧較差を用いてMSの重症度を評価．

表 2　Wilkins スコア

点数	可動性	弁下部肥厚	弁肥厚	石灰化
1	弁先端のみ可動制限あり	弁下部にわずかな肥厚を認める	弁の厚さは正常	一部分の輝度上昇
2	弁中央部と弁基部の可動性あり	弁下部腱索の1/3が肥厚している	弁腹は正常だが弁先端部が肥厚	弁辺縁に限局したいくつかの石灰化
3	拡張期可動性は弁基部に認める	弁下部腱索の2/3が肥厚している	弁全体が肥厚している（5〜8 mm）	弁腹の中央に及ぶ輝度上昇
4	拡張期の可動性をほとんど認めない	乳頭筋に及ぶ腱索全体が肥厚し短縮している	弁全体が強く肥厚している（>8〜10 mm）	弁組織部のほとんどに及ぶ高度の輝度上昇

Wilkins スコア≦8点は PTMC のよい適応.

7. 心エコーの結果をこう活かす

1 薬物治療の選択
- 有意な MS で心房細動合併例には，ワルファリンによる抗凝固療法.
- 肺動脈圧が高く，うっ血傾向を認めれば利尿薬などを考慮.

2 侵襲的治療の適応
- MS が高度で症状があれば，侵襲的治療を考慮.
- 侵襲的治療には，外科的手術（交連切開術，弁置換術など）とカテーテルによる経皮経僧帽弁裂開術（percutaneous transluminal mitral commissurotomy：PTMC）がある.
- 左房内血栓や僧帽弁逆流を合併している例，僧帽弁の硬化が著しい例などでは外科的手術が選択される.

3 Wilkins スコア
- 心エコーで僧帽弁の肥厚や可動性，石灰化，弁下組織の変性を評価し，それぞれ4段階でスコア化したもの. 最高点が16点で，8点以下であれば PTMC 成功の可能性が高くなるとされている（表 2）.

4 経食道心エコーによる血栓の検索
- 経胸壁心エコーでの左房内血栓の検出率は高くない.
- 心房細動の合併など，左房内血栓が疑われる例では，積極的に経食道心エコーを施行して左房内血栓の評価を行う.

5 運動負荷心エコー

- 症状の重症度と心エコーのMS重症度が一致しない場合は，運動負荷心エコーを施行して，負荷中の僧帽弁圧較差や肺動脈圧の上昇を評価．

〔大門雅夫〕

文献

1) Bonow RO, et al. ACC/AHA 2006 guidelines for the management of patients with valvular heart disease : A report of the American College of Cardiology/American Heart Association Task Force on Practice Guidelines (writing Committee to Revise the 1998 guidelines for the management of patients with valvular heart disease) developed in collaboration with the Society of Cardiovascular Anesthesiologists endorsed by the Society for Cardiovascular Angiography and Interventions and the Society of Thoracic Surgeons. J Am Coll Cardiol 2006 ; 48 : e1-148.
2) 日本循環器学会, ほか. 循環器病の診断と治療に関するガイドライン. 弁膜疾患の非薬物治療に関するガイドライン (2012年改訂版).

第Ⅱ部 応用編—B. 疾患別にみた心エコー診断の実際

2 弁膜症
僧帽弁閉鎖不全症
mitral regurgitation：MR

心エコー検査のポイント

- 僧帽弁の形態を観察してMRの原因を同定.
- カラードプラ法による定性評価法でMRの重症度評価を行い，必要に応じてvolumetric法，PISA法などの定量評価法を行う.
- 左室拡大，左房拡大，肺高血圧などMRに伴う二次的変化も，手術の適応やタイミングを決定するうえで重要な所見.

1. 病因と病態

- MRには，弁自体の異常による一次性MRと左室拡大などが原因となる二次性MRがある.
- 一次性MRの原因には，①リウマチ性，②僧帽弁逸脱，③腱索断裂・乳頭筋断裂，④感染性心内膜炎などがある.
- 二次性MRは機能性MRとも呼ばれ，僧帽弁葉に器質的異常がなく，虚血性あるいは拡張型心筋症などにより弁周囲組織（弁輪，腱索，乳頭筋，左室）に異常が生じ，弁の牽引（テザリング〈tethering〉）による弁閉鎖障害により逆流を生じる（図1，動画1）.
- リウマチ熱の減少に伴って，僧帽弁狭窄症と同様にリウマチ性MRは激減しており，近年では僧帽弁逸脱や虚血性心疾患などに伴う機能性逆流がMRの原因であることが多い.

2. 診断と治療における心エコーの役割

- MRの重症度診断と治療方針は，ほとんど心エコーで決めることが可能.
- 心エコーによる重症度評価と臨床症状が一致しない場合などは，カテーテルを用いた左室造影や，肺動脈楔入圧波形のV波の大きさなどを考慮.
- 一次性と二次性では治療方針が異なるため，心エコーでMRの原因を同定

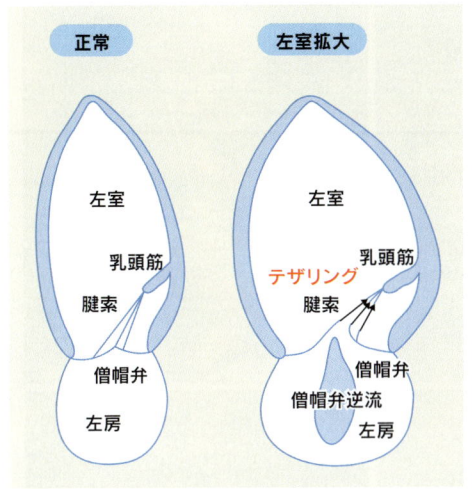

図1 テザリングによるMR

表1 MRの原因と主な心エコー所見

MRの原因	主な心エコー所見
リウマチ性	僧帽弁エコー輝度の増強と弁尖の肥厚，拡張期の前尖のドーミングと弁尖の可動性低下，弁下組織の癒合と短縮など
僧帽弁逸脱	弁尖が弁輪レベルを越えて左房側に落ち込む
腱索断裂・乳頭筋断裂	収縮期に左房内に翻転する断裂した腱索，もしくは乳頭筋が観察される
感染性心内膜炎	疣腫の付着，弁穿孔を含む弁の破壊像，弁瘤形成など
二次性MR	弁尖のテザリングによる弁の接合不全

することが，治療方針決定に重要．
- 一次性MRでは，弁形成術の適応を決めるうえで，逆流の原因や部位を同定することが必要．

3. 断層法での評価

- MRの原因は多彩なため，複数の断面を観察して原因を探る必要がある．主なMRの鑑別のポイントを表1に示す．

1 傍胸骨長軸像

- リウマチ性MRでは，表1に示すような特徴的な弁の形態が観察される．

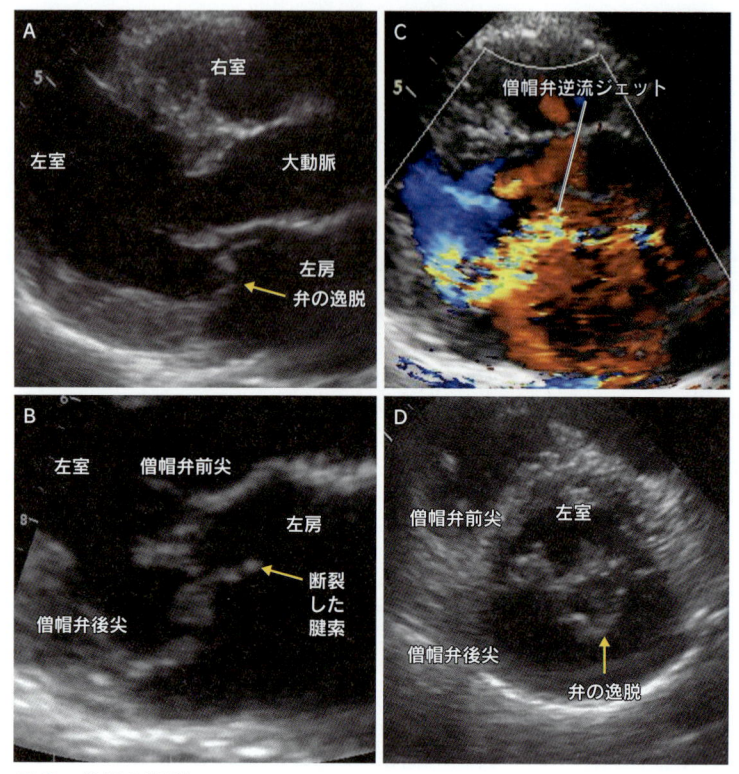

図2 僧帽弁逸脱

A：傍胸骨長軸像．収縮期に僧帽弁後尖が僧帽弁輪を越えて左房内へ落ち込んでいる（矢印）．
B：傍胸骨長軸像（僧帽弁拡大像）．左房内へ落ち込んだ後尖の先端には断裂した腱索（矢印）が付着している．
C：傍胸骨長軸像（カラードプラ法）．逸脱した弁尖の反対側へ吹きつける僧帽弁逆流ジェットを認める．
D：僧帽弁レベル左室短軸像．逸脱部位（矢印）を確認できる．

- 僧帽弁逸脱では左房側へ落ち込む弁尖が観察されるが，逸脱部位の違いによって至適断面が異なる（図2A，動画2）．見落としがないように探触子を左右に振ってよく観察する．
- 時に断裂した腱索や乳頭筋が観察される（図2B）．
- 二次性MRでは，テザリングにより弁尖が心尖部側に牽引され，収縮期のtenting高（弁輪レベルから弁尖までの距離）が5mm以上になる（図3A）．

2. 僧帽弁閉鎖不全症

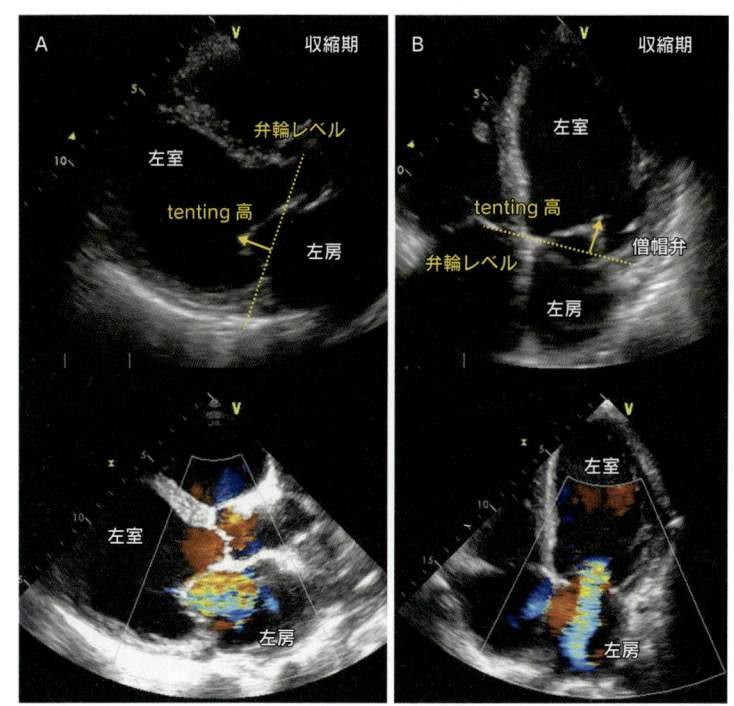

図3 左室拡大による機能性僧帽弁逆流
左室拡大に伴って乳頭筋が外側へ偏位し僧帽弁が牽引される状態をテザリング〈tethering〉という．テザリングにより拡張期には僧帽弁の開放制限，収縮期には僧帽弁の接合不全をきたす．収縮期に僧帽弁がテント様につり上げられ弁の接合部が左室側に偏位して僧帽弁逆流が生じている（矢印）．

2 傍胸骨短軸像
- 僧帽弁逸脱の位置を評価するのに有用（図2D，動画3）．

3 心尖像
- 同様に逸脱の部位診断に有用．
- 二次性 MR では，断面を調節することで偏位した乳頭筋に牽引される僧帽弁を描出できる（図3B，動画4, 5）．

4．MR の部位診断

- 形成術の適応を考えるうえで，MR の部位診断は重要．
- 前交連側から僧帽弁前尖は A1，A2，A3 の3つの部位に，僧帽弁後尖は

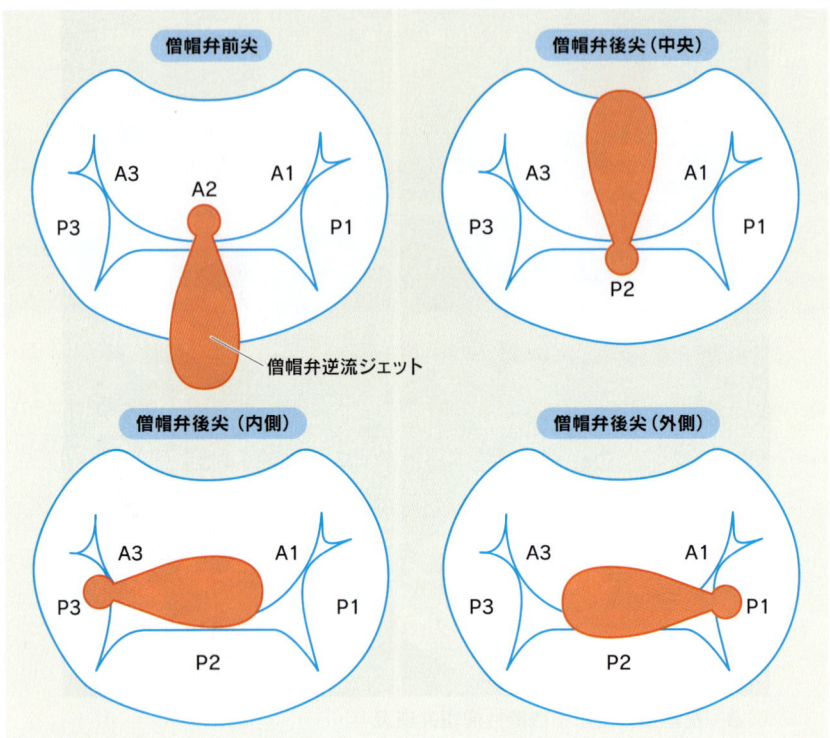

図4 僧帽弁レベル短軸像における僧帽弁逆流血流方向からの僧帽弁逸脱部位の診断
逸脱した弁尖部位と反対方向に逆流ジェットが吹くことによって逸脱部位の診断が可能．
A1：僧帽弁前尖外側，A2：僧帽弁前尖中央，A3：僧帽弁前尖内側，P1：僧帽弁後尖外側，P2：僧帽弁後尖中央，P3：僧帽弁後尖内側．

P1，P2，P3の3つの部位に分けることができる（Carpentierの分類）．
- 僧帽弁逸脱では，左房内に吹き込む逆流ジェットは，逸脱した弁尖の反対側へ向かう法則があり，カラードプラ法の併用は逸脱部位の同定に有用（**図2C，4，動画6**）．

5．重症度診断

- MRの重症度評価には，定性評価法と定量評価法がある[1]（**表2**）．手術適応を決めるための重症度診断は，より正確な定量的評価を行うことが求められる．

表2 僧帽弁逆流の重症度評価

	軽度	中等度	高度
定性評価法			
左室造影グレード分類	1+	2+	3〜4+
カラードプラジェット面積	<4 cm^2 または左房面積の20%未満		左房面積の40%以上
Vena contracta width	<0.3 cm	0.3〜0.69 cm	≧0.7 cm
定量評価法			
逆流量（/beat）	<30 mL	30〜59 mL	≧60 mL
逆流率	<30%	30〜49%	≧50%
有効逆流弁口面積	<0.2 cm^2	0.2〜0.39 cm^2	≧0.4 cm^2
その他の要素			
左房サイズ			拡大
左室サイズ			拡大

(循環器病の診断と治療に関するガイドライン. 弁膜疾患の非薬物治療に関するガイドライン〈2012年改訂版〉[1]. http://www.j-circ.or.jp/guideline/pdf/JCS2012_ookita_h.pdf〈2015年7月閲覧〉)

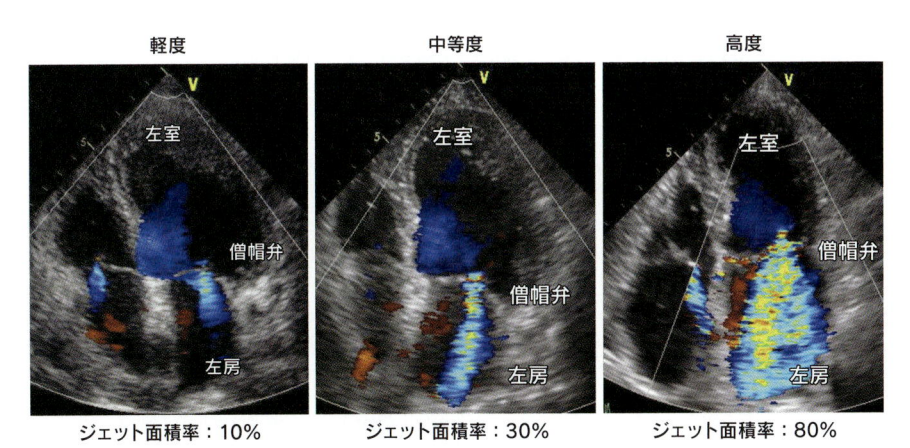

図5 逆流ジェット面積による定性評価法
カラードプラ法による逆流ジェット面積と左房面積の比によって重症度を判定する．簡便であるがエコー機器の設定による影響が大きいことや，偏心性逆流の場合に正確性を欠くなどの問題もある．

1 定性評価法

- カラードプラ法で検出される逆流ジェットの面積により重症度を評価できる（図5，動画7, 8）．しかしこの方法はカラーゲイン，流速レンジなどエコー

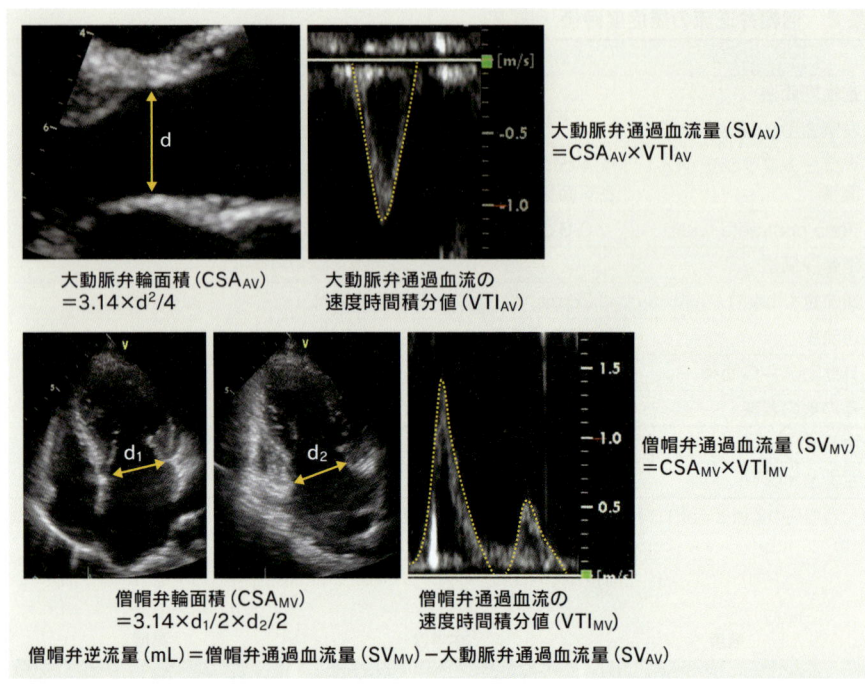

図6 volumetric 法
断層法，パルスドプラ法を用いて大動脈弁通過血流量と僧帽弁通過血流量をそれぞれ求め，その差から僧帽弁逆流量を求める．

機器の設定よる影響を強く受けることに注意が必要．

2 定量評価法
- 定量的に有効逆流弁口面積（EROA：effective regurgitant orifice area）や逆流量を求める方法で，血行動態に左右されにくい重症度指標である．volumetric 法（図6），PISA（proximal isovelocity surface area）法（図7）の2つがある．

6. 疾患に伴って見られる重要な心エコー所見

1 左室拡大，左房拡大
- MR では容量負荷がかかるため病初期には左室収縮は過収縮（hyperkinetic）を呈する．この状態が慢性に経過すると左室，左房は拡大する．左室や左房のサイズから MR の経過が急性か慢性かの推定が可能．急性の重症 MR の

2. 僧帽弁閉鎖不全症

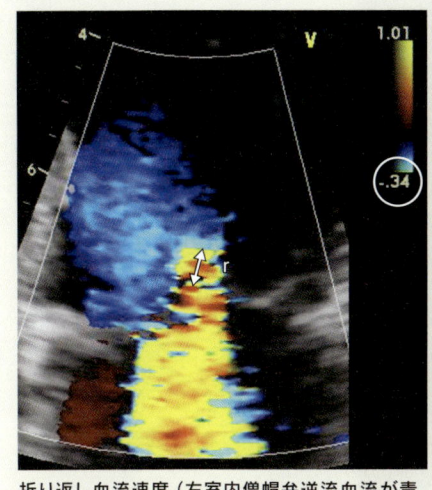

折り返し血流速度（左室内僧帽弁逆流血流が青から赤に変色する速度）=V（cm/s）

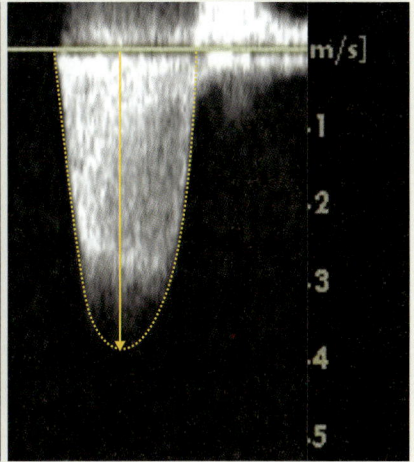

PISA÷peak velocity=EROA（cm^2）
EROA×VTI=逆流量（mL）

PISAの半径=r（cm）
PISA=2πr^2×V（cm^2/s）

図7　PISA法
カラードプラ法で僧帽弁逆流の吸い込み血流が最も大きく描出される断面を描出し，カラードプラのベースライン値を下げて，半球状に描出された折り返し血流の半径（r）を測定する．連続波ドプラ法ではなるべくROIが僧帽弁逆流の方向と垂直になるように描出して僧帽弁逆流の最大血流速（peak velocity），速度時間積分値（VTI）を求める．EROA：有効逆流弁口面積．

場合には早急に手術を必要とする場合があり注意を要する．

2 肺高血圧
- 二次的な肺高血圧症（収縮期圧≧50 mmHg）の合併は，重症MRの手術適応を考えるうえで重要な所見．

7. ピットフォール

1 偏位した僧帽弁逆流ジェット
- 僧帽弁逆流ジェットが偏心性で左房壁に沿って吹く場合には，逆流ジェット面積は小さくても高度の逆流を疑う必要がある（図8，動画9）．

2 左室収縮能評価
- 重度なMRの症例では，収縮期の逆流が低圧な左房側に生じる．このため，左室収縮能が低下していても，みかけ上は左室収縮能が正常のことがあり注

| 105 |

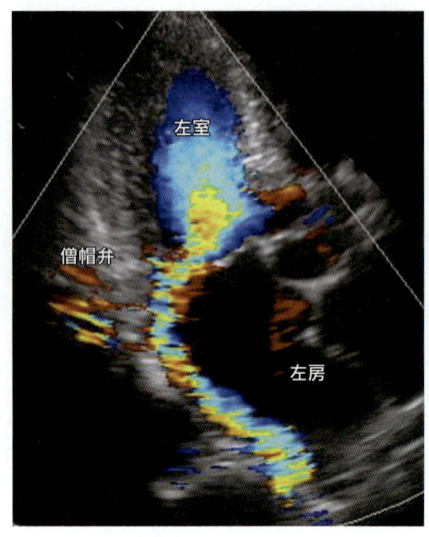

図8 偏心性逆流ジェット

意を要する.

3 二次性 MR における重症度変化

- 二次性 MR では,重症度が左室の形態に左右されることが多い.このため,心不全の代償期には逆流の程度が軽度であっても,非代償期には左室の容量拡大に伴って MR が重症になる場合がある.このような MR の診断には運動負荷心エコーが有用.

4 MR を有する場合の拡張能評価

- 僧帽弁逆流が存在すると,拡張早期に左室に流入する血流量は肺循環を通過した血流と逆流した血流の総和になるため,僧帽弁通過血流波形の E 波は通常よりも増大する.そのため僧帽弁通過血流波形による E/A や E/e′ 値の解釈には注意を要する.

8. 心エコーの結果をこう活かす

1 心エコーで手術適応を決める

- MRでは,無症状のうちに心機能低下が進行して予後不良となることがある.このため,無症状であっても,MR の重症度や原因,弁形成の可能性,左心機能,肺高血圧などによっては手術を考慮する必要がある.
- 一次性 MR において,左室駆出率 ≦ 60%,左室収縮末期径 ≧ 40 mm,肺高

血圧の出現は手術適応を考慮する基準である[1]．

2 僧帽弁形成術の適応
- 僧帽弁形成術は，弁置換術に比べて予後が良いことが知られている．術前に弁形成術の成否を予測するうえで心エコーの結果は重要．
- 手術を考慮する例では，さらに経食道心エコーを行って詳細に弁形態の評価を行う．特に，近年普及している経食道三次元心エコーは，手術中の外科医の術野と同様な，左房側から立体画像（surgeon's view）を描出することが可能で，術式を検討するうえで重要な情報を提供できる．

3 二次性 MR の治療方針
- 二次性 MR では内科治療が有効な例があり，内科治療を優先する[1]．
- 同時に冠動脈バイパス術を行うときや，内科治療に抵抗性の場合に手術を検討する．

〔塩野泰紹，平田久美子〕

文献

1) 日本循環器学会，ほか．循環器病の診断と治療に関するガイドライン．弁膜疾患の非薬物治療に関するガイドライン（2012年改訂版）．

3 弁膜症 大動脈二尖弁
bicuspid aortic valve

心エコー検査のポイント

- 長軸像において大動脈弁の収縮期ドーミングまたは拡張期逸脱があれば大動脈二尖弁を疑う．
- 収縮期の短軸像において二尖であることを確認．
- 大動脈弁狭窄症および逆流，上行大動脈拡大を評価．
- 感染性心内膜炎の発症にも注意．

1. 病因と病態

- 大動脈二尖弁は先天性心異常のうち最も頻度が高く，全人口のおよそ1％に認められる．男女比はおよそ2〜3：1．
- 孤立性が多いが，先天性疾患のうち大動脈弁縮窄症やTurner症候群では大動脈二尖弁を高率に合併．
- 遺残交連の痕跡である縫線(raphe)を伴うことが多いが，伴わないこともある．
- 大動脈弁狭窄は三尖に比べて進行が速いので，経過観察に注意が必要．
- 大動脈の病変を見逃さないことが大切で，基部拡大傾向の有無をフォローする．

2. 診断と治療における心エコーの役割

- 経胸壁心エコーで二尖弁か正常三尖弁かどうかの判断に悩む場合には，経食道心エコーによる診断を必要とすることがある．
- 大動脈弁が二尖か三尖かで上行大動脈拡大に対する手術適応が異なる場合があり，その鑑別が非常に重要．

3. 大動脈二尖弁

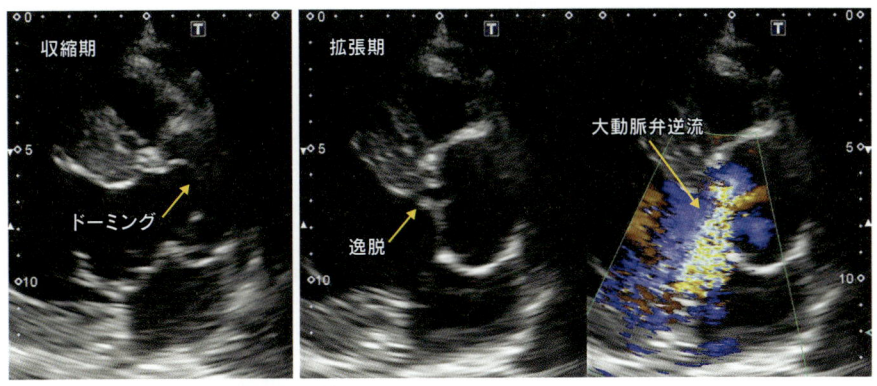

図1 大動脈二尖弁の傍胸骨長軸像

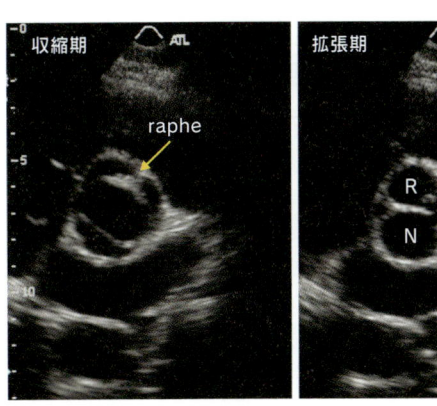

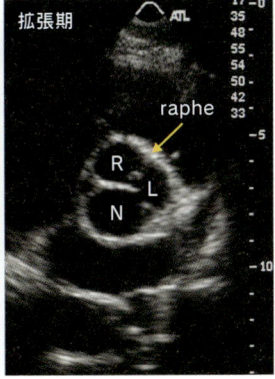

図2 大動脈二尖弁の傍胸骨短軸像
R：右冠尖，L：左冠尖，N：無冠尖．

3. 断層法での評価

1 傍胸骨長軸像
- 交連部が融合して開放制限を生じるが弁膜は柔らかいため，長軸像において収縮期に大動脈弁尖のドーミングが生じる．一方，拡張期には，逸脱を生じやすい（図1，動画1）．
- 大動脈二尖弁例では，大動脈基部と上行大動脈の径を必ず計測．

2 傍胸骨短軸像
- 短軸像において，正常では3枚ある弁尖が2枚しか認められない（図2，動画2）．特に収縮期像は診断的価値が高い．
- 収縮期および拡張期の双方で，どの冠尖とどの冠尖の融合型か，二尖の大き

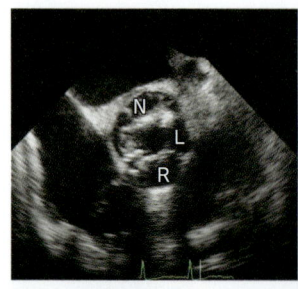

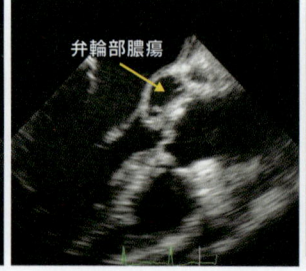

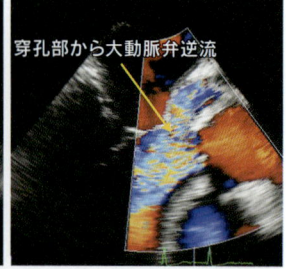

第Ⅱ部　応用編 ─ B. 疾患別にみた心エコー診断の実際

図3 弁輪部膿瘍および弁穿孔，大動脈弁逆流を合併した大動脈二尖弁の感染性心内膜炎例

さは均等か，raphe がどこにあるか，を観察（図2，動画2）．

4. 疾患に伴って見られる重要な心エコー所見

- 二尖弁では正常三尖より弁尖にかかるストレスが強く，弁の硬化や石灰化をきたして大動脈弁狭窄症に進展しやすい．進行して手術適応となる時期が比較的早く，加齢性大動脈弁狭窄症の70歳代に対し，60歳代に大動脈弁置換術が施行されることが多い．
- 弁の逸脱だけでなく大動脈基部拡大によっても高度の大動脈弁逆流を合併しうる．
- 正常三尖より感染性心内膜炎をきたしやすい．穿孔して高度大動脈弁逆流を生じるなど，正常三尖に生じた感染性心内膜炎より外科治療が必要になることが多い（図3，動画3，4）．
- 二尖弁例では，遺伝や複数の後天的因子によって特異的に大動脈壁中膜が脆弱であり，上行大動脈が次第に拡大して大動脈瘤や大動脈解離をきたしやすい．

5. 心エコーの結果をこう活かす

- 大動脈弁狭窄症や大動脈弁逆流の重症度を心エコーで診断し，それぞれの治療ガイドラインに従って大動脈弁置換術の施行を考慮[1]．
- 大動脈二尖弁例において，大動脈弁置換術の施行時に上行大動脈径が45 mm 以上であれば，人工血管置換術も同時に施行する必要がある[1]．
- 大動脈二尖弁例では，大動脈弁狭窄症や大動脈弁逆流が高度でなくても，上

行大動脈径が40 mm以上あれば毎年のチェックが必要.危険因子（大動脈解離の家族歴,2 mm/年を超える大動脈径拡大）を有する例で径が50 mm以上となれば外科手術の適応となる[1].
- 大動脈二尖弁例において,大動脈弁狭窄症や大動脈弁逆流が高度でなく危険因子を伴なわなくても,径が55 mm以上となれば外科手術の適応となる[1].

（阿部幸雄）

文献

1) Nishimura RA, et al. 2014 AHA/ACC Guideline for the management of patients with valvular heart disease : a report of the American College of Cardiology / American Heart Association task force on practice guidelines. Circulation 2014 ; 129 : e521-e643.

弁膜症
4 大動脈弁狭窄症
aortic stenosis：AS

心エコー検査のポイント

- 断層法で開放制限と石灰化の程度を評価．
- ドプラ法を用いて，弁口が狭いことの指標と通過血流が速いことの指標を計測し，その組み合わせで重症度を評価．
- 左室サイズ・肥大，心機能，右室圧などの指標と合わせた総合的評価が重要．
- いくつかの断面で最大血流速を探すべき．

1. 病因と病態

- 加齢性および二尖弁，リウマチ性があるが，現代では，加齢性で石灰化が進行する型が最も多く，高齢化社会の進行に伴って患者数が増加し続けている．
- 加齢性では弁尖硬化・石灰化，二尖弁では先天的な交連部分離不全，リウマチ性では後天的な交連部癒合，それぞれが大動脈弁開放制限の機序である．
- 左室圧負荷が生じ，冠血流や脳血流をはじめとする臓器血流が低下．
- 死亡リスクは，症状のない間は非常に低いにもかかわらず，ひとたび狭心痛や失神，めまい，心不全を発症すると急速に高くなり，突然死をきたすことが以前から報告されている．
- 近年では，高度AS例では無症状でも突然死をきたす場合が報告されている．

2. 診断と治療における心エコーの役割

- ASの重症度と治療方針の決定には，症状や身体所見と経胸壁心エコーがきわめて重要．
- しかし，経胸壁心エコーのみで診断が困難な場合には，経食道心エコーや心臓カテーテル検査による重症度評価を必要とすることがある．

表1 大動脈弁狭窄症（AS）の視覚的スコア

大動脈弁狭窄症の視覚的スコア	用途	点数のつけ方	解釈
visual AS score	迅速かつ簡便な重症度評価	3尖のそれぞれで弁尖全体が交連部を結んだ直線より開く場合を 　開放制限なし=0点 同直線より開かない部分がある場合を 　開放制限あり=1点 弁尖の動きがないかわずかな場合を 　開放制限高度=2点 3尖の合計点数（0～6点の7段階スコア）=visual AS score	2点以下でASは軽度以下である可能性が高い 3点以上でASが中等度以上である可能性が高い 4点以上で高度ASである可能性が高い
石灰化スコア	進行速度や心イベント予測	石灰化なし=1点 軽度石灰化（点状）=2点 中等度石灰化（大きな石灰化が多発）=3点 高度石灰化（弁尖の高度肥厚・全弁尖の石灰化）=4点	3点以上で進行速度が速く心イベントを起こしやすい

(Abe Y, et al. J Am Soc Echocardiogr 2013；26：589-96[1]より改変)

3. 断層法での評価

1 傍胸骨長軸像（動画1, 2）

- 二尖弁やリウマチ性では病初期には弁腹が柔らかくドーミングを呈しやすいのに対し，加齢性では弁尖全体の開放が制限される．しかし，いずれの機序においても進行すると弁尖から交連部まで石灰化が強くなり，形態的鑑別が困難になる．

2 傍胸骨短軸像（動画3）

- メカニズムを観察する．特に二尖弁の鑑別が重要．収縮期の形態に注目するとよい．
- 開放制限の程度を観察（**表1，図1**）[1]．
- 石灰化の程度を観察（**表1，図1**）[1]．

4. 重症度診断

- ASの重症度指標には，弁口面積を用いた指標と，狭窄部血流を用いた指標

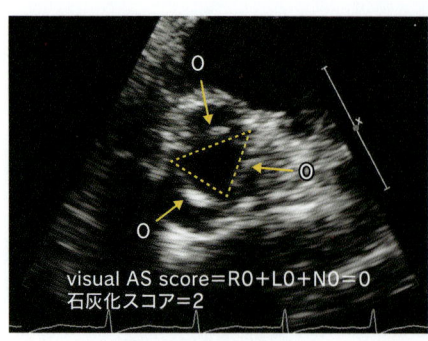

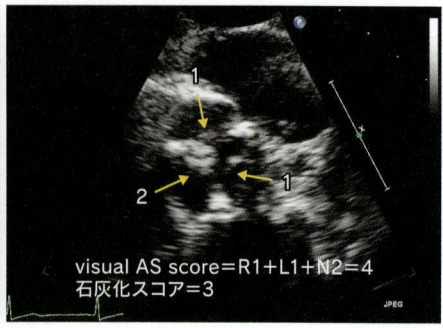

第Ⅱ部 応用編 — B. 疾患別にみた心エコー診断の実際

図1 大動脈弁狭窄症の視覚的スコアの実例

表2 大動脈弁狭窄症の重症度評価

	硬化 (sclerosis)	軽度 AS	中等度 AS	高度 AS
Vp (m/s)	≦2.5	2.6〜2.9	3.0〜4.0	>4.0
平均圧較差 (mmHg)		<25*	25〜40*	>40*
AVA (cm²)		>1.5	1.0〜1.5	<1.0
AVAI (cm²/m²)		>0.85	0.6〜0.85	<0.6
LVOT/大動脈弁血流速比		>0.5	0.25〜0.5	<0.25

Vp：最大大動脈弁血流速，AVA：大動脈弁口面積，AVAI：大動脈弁口面積係数，LVOT：左室流出路．
＊：ガイドラインによって基準値に多少の違いあり．
(Baumgartner H, et al. J Am Soc Echocardiogr 2009；22：1-23；quiz 101-2[2]) より改変)

の2種類がある (表2)[2])．
- 弁口面積を用いた指標には，大動脈弁口面積 (aortic valve area：AVA) と，AVA を体表面積で除した大動脈弁口面積係数 (aortic valve area index：AVAI) がある．
- 狭窄部血流を用いた指標には，最大血流速 (peak velocity：Vp) と平均圧較差がある．
- AVA は主にドプラ法 (連続の式) を用いて計測 (図2)．
- AVA を planimetry 法 (断層画像でのトレースによる面積測定法) で計測してもよいが，画質依存性が高い．

5. 疾患に伴って見られる重要な心エコー所見

- 重症度や罹患期間により，左室肥大や左室収縮能低下を続発．

4. 大動脈弁狭窄症

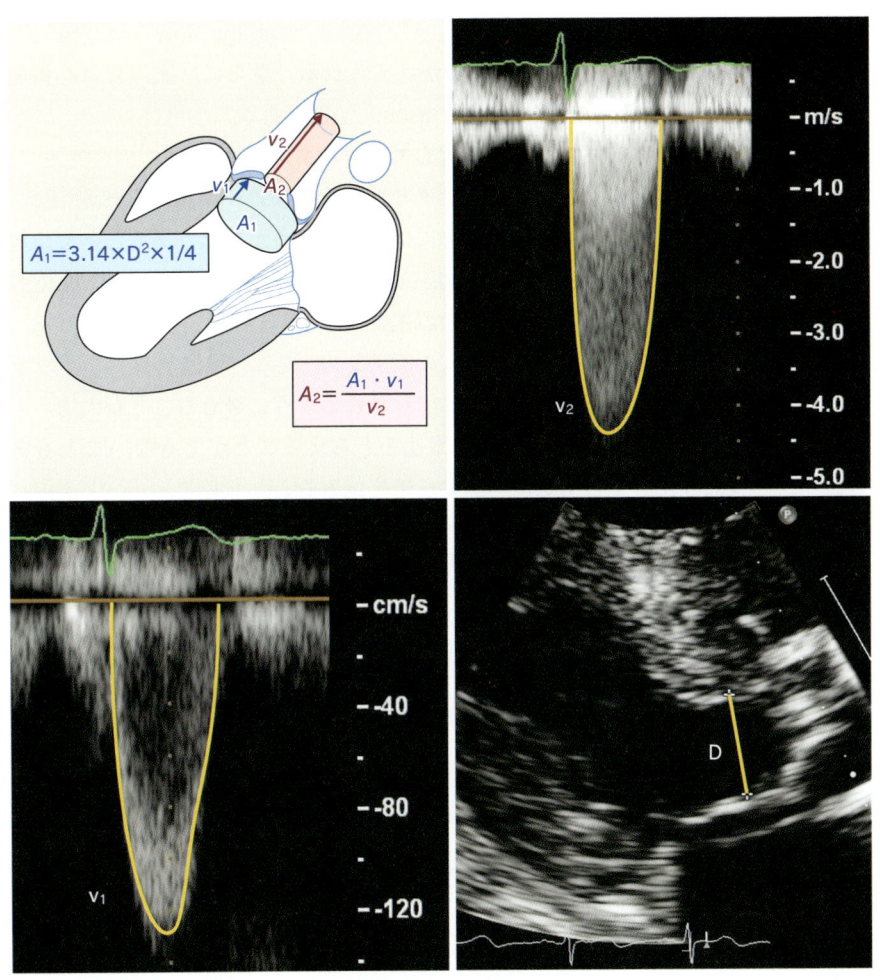

図2 ドプラ法（連続の式）による大動脈弁口面積の計測

6. ピットフォール

- 弁口面積と，最大血流速度，平均圧較差で，重症度が一致しない場合がある．
- 特に，弁口は狭い（高度）が大動脈弁血流速度は速くない（中等度以下）という際には，左室駆出率（EF）が低いために低圧較差である高度 AS（classical low flow low gradient severe AS），または，EF が維持されているにもかか

115

わらず低圧較差である奇異性の高度 AS（paradoxical low flow low gradient severe AS despite preserved EF）が考えられる．さらに，実際には心機能低下で見かけ上の開放制限をきたす pseudo AS がある．
- 症状と重症度の不一致では運動負荷心エコーが用いられる．
- pseudo AS の鑑別には，低用量ドブタミン負荷心エコーが用いられる．
- 指標間で重症度の不一致がある場合には，計測誤差が原因であることも想起すべき．
- 連続の式では左室流出路径が最大の誤差要因．
- 血流速度測定では角度依存性が最大の誤差要因．さまざまな方向からドプラビームを投入し，血流速度が最大に記録されるように努めることが大切．
- 主に用いる心尖部長軸像で最大血流速をとらえることができないこともあり，心尖部五腔像や右側臥位アプローチを試みることも必要．

7. 心エコーの結果をこう活かす

- 根治には大動脈弁置換術が必要である．主流である外科的方法と新しいカテーテル的方法（transcatheter aortic valve replacement：TAVR）とがある．
- AS が高度であることを前提とし，有症状であれば大動脈弁置換術の絶対適応．また，無症状でも EF 低下（＜50％）があれば絶対適応，非常に高度（very severe，Vp＞5 m/s）である際は相対適応[3]．
- 進行が速い（Vp の増加＞0.3 m/s/年）あるいは進行が速いことが予測される（石灰化スコア≧3）例では，大動脈弁置換術を考慮してもよい[3]．

（阿部幸雄）

文献

1) Abe Y, et al. A novel and simple method using pocket-sized echocardiography to screen for aortic stenosis. J Am Soc Echocardiogr 2013；26：589-96.
2) Baumgartner H, et al. Echocardiographic assessment of valve stenosis：EAE/ASE recommendations for clinical practice. J Am Soc Echocardiogr 2009；22：1-23；quiz 101-2.
3) Nishimura RA, et al. 2014 AHA/ACC Guideline for the management of patients with valvular heart disease：a report of the American College of Cardiology/American Heart Association task force on practice guidelines. Circulation 2014；129：e521-e643.

5 弁膜症 大動脈弁閉鎖不全症

aortic regurgitation：AR

心エコー検査のポイント

- 断層像では，大動脈基部拡大が原因か大動脈弁自体の異常が原因かを鑑別．
- 重症度は，カラードプラ法でスクリーニングし，定量法で最終診断．
- 手術適応の決定には，症状の有無および左室拡大の程度，左室収縮能低下の有無，これら3つが重要．

1. 病因と病態

- 大動脈弁閉鎖不全症（大動脈弁逆流〈aortic regurgitation：AR〉）とは，拡張期に大動脈弁が閉鎖せず大動脈から左室へ逆流する状態．
- 急性の高度ARでは，逆流のために（真の）左室1回駆出量が低下し，左室拡張末期圧が上昇．
- 慢性の高度ARでは，左室拡張末期容積の拡大によって左室1回駆出量の低下を代償．
- 代償機転が破綻すると，左室収縮末期容積も増加して左室1回駆出量や左室駆出率が低下し，左室拡張末期圧が上昇．

2. 診断と治療における心エコーの役割

- ARの重症度と治療方針の決定には，症状および経胸壁心エコーが重要な役割を果たす．
- 機序の診断や術式の選択のためには経食道心エコーが必要となることも多い．

第Ⅱ部　応用編─B．疾患別にみた心エコー診断の実際

表1　大動脈弁閉鎖不全症の分類と成因

	異常の主座	異常の種類	主な成因
type 1	大動脈	大動脈基部拡大	加齢変性，二尖弁，マルファン症候群
type 2	弁自体	弁の逸脱または穿孔	粘液腫様変性（線維組織の脆弱化），二尖弁，感染性心内膜炎，大動脈解離
type 3	弁自体	弁の硬化・可動性制限	加齢性やリウマチ性の石灰化・退行変性，二尖弁

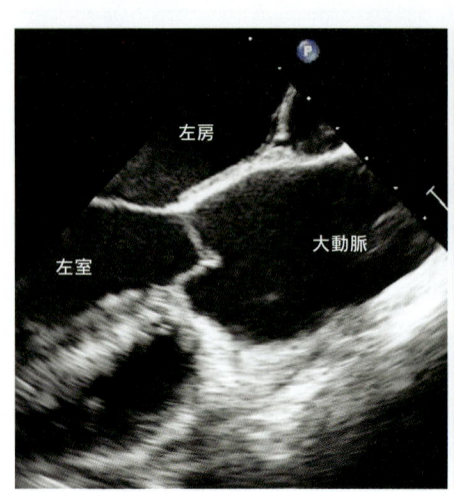

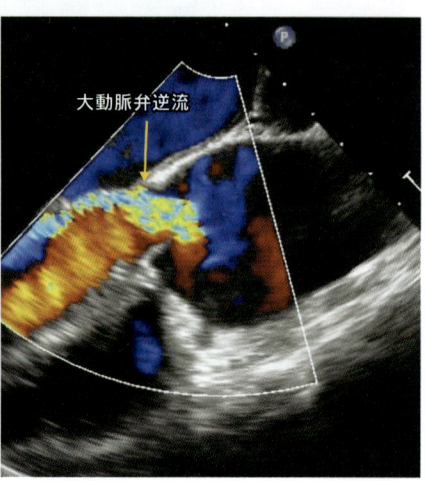

図1　大動脈基部拡大による大動脈弁閉鎖不全症（type 1）
経食道心エコー．

3．断層法での評価

1 傍胸骨長軸像，傍胸骨短軸像，心尖部長軸像

- 大動脈基部拡大が原因か大動脈弁自体の異常が原因かを鑑別（**表1，図1，2，動画1～5**）．

4．重症度診断

- カラードプラ法を用いた逆流ジェットの到達度による定性法が最も簡便だが，欠点が多く誤差も大きい．あくまでもスクリーニング法に用いる方法であり最終診断に用いるべきではない．
- 逆流ジェットを用いた定性法では，ジェット幅も考慮して判断したほうがよい．

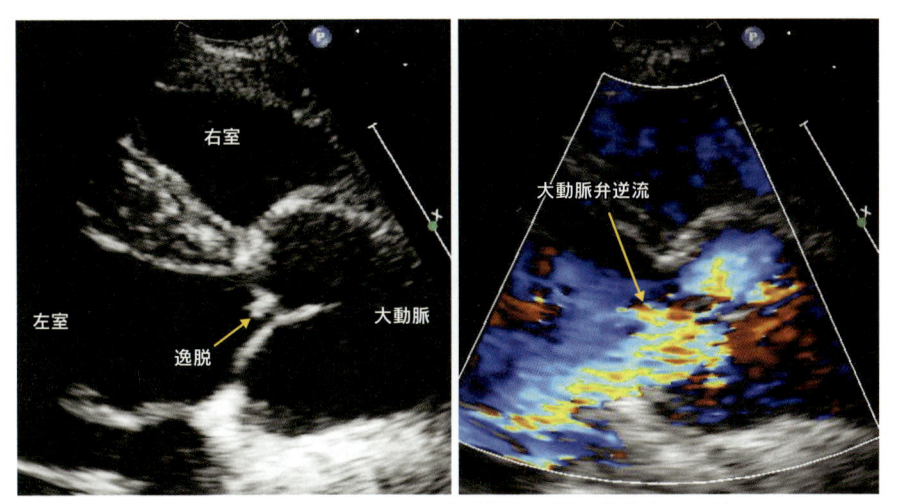

図2 大動脈弁（右冠尖先端）の逸脱による大動脈弁閉鎖不全症（type 2）
経胸壁心エコー.

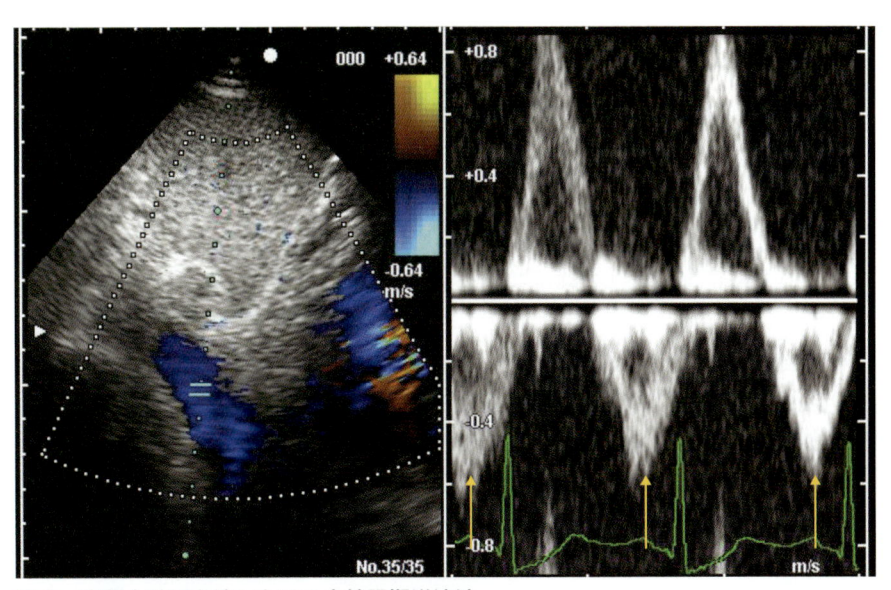

図3 腹部大動脈血流における全拡張期逆流波

119

第Ⅱ部　応用編 ─ B. 疾患別にみた心エコー診断の実際

表2　AHA/ACC ガイドラインにおける大動脈弁閉鎖不全症の重症度評価

	軽度	中等度	高度
左室拡大			あり
腹部大動脈での全拡張期逆流波			あり
ジェット幅/LVOT 径	<25%	25〜64%	≧65%
vena contracta	<0.3 cm	0.3〜0.6 cm	>0.6 cm
逆流量	<30 mL	30〜59 mL	≧60 mL
逆流率	<30%	30〜49%	≧50%
有効逆流弁口面積	<0.1 cm^2	0.1〜0.29 cm^2	≧0.3 cm^2

LVOT：左室流出路.
(Nishimura RA, et al. Circulation 2014；129：e521-e643[1]より改変)

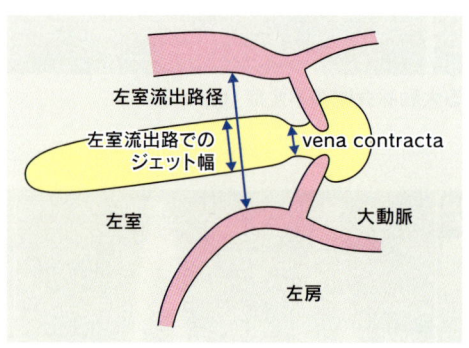

図4　カラードプラ法を用いた逆流ジェットの幅や vena contracta による大動脈弁閉鎖不全症の半定量法
表2も参照.

- 腹部大動脈血流速度記録における全拡張期逆流波は高度 AR を示唆（図3，表2）．
- 簡便な半定量的評価には，カラードプラ法を用いたジェット幅の計測や vena contracta の計測がある（表2，図4）．
- 標準的な定量法には，ドプラ法を用いた volumetric 法や proximal isovelocity surface area（PISA）法があり，逆流量や逆流率，有効逆流弁口面積（effective regurgitant orifice area：EROA）を計測（表2）．

5. 疾患に伴って見られる重要な心エコー所見

- 重症度や罹患期間に従って，左室拡大や左室収縮能低下を続発．
- 手術適応にかかわるため，左室拡大や左室収縮能低下の測定が重要．

6. 心エコーの結果をこう活かす

- 2014年に改訂されたAHA/ACCガイドライン[1]では，高度AR例で有症状であれば手術の絶対適応．また，無症状でも左室駆出率低下（＜50％）があれば絶対適応，無症状で左室駆出率低下がなくても，<u>左室収縮末期径＞50 mm</u>で相対適応，<u>左室拡張末期径＞65 mm</u>で手術を考慮しうる．
- 無症状でも，左室駆出率＜55％，左室収縮末期径係数＞25 mm/m^{2}では予後不良だとしてさらに早期の手術を勧める報告もある[2]．
- 大動脈弁置換術が主流だが大動脈弁形成術も適応しうる．また，大動脈基部の拡大があれば大動脈基部置換術（Bentall型手術）や自己弁温存基部置換術も適応しうる．

（阿部幸雄）

文献

1) Nishimura RA, et al. 2014 AHA/ACC Guideline for the management of patients with valvular heart disease: a report of the American College of Cardiology/American Heart Association task force on practice guidelines. Circulation 2014; 129: e521-e643.
2) Dujardin KS, et al. Mortality and morbidity of aortic regurgitation in clinical practice. A long-term follow-up study. Circulation 1999; 99: 1851-7.

第Ⅱ部　応用編 — B. 疾患別にみた心エコー診断の実際

6 弁膜症
三尖弁閉鎖不全症
tricuspid regurgitation：TR

心エコー検査の ポイント

- 軽度のTRは健常例の多くにみられる．
- 病的逆流には器質性と機能性があり，多くは機能性．
- 弁の器質的変化の有無，逆流重症度，右室拡大の程度を評価．
- 機能性逆流では弁輪拡大と弁尖テザリングの程度を評価．

1. 病因と病態

- 病的逆流は弁自体の器質的異常による器質性（一次性）逆流と，機能性（二次性）逆流に大別され，多くは機能性逆流である．
- 器質性逆流にはリウマチ性，エブスタイン奇形，感染性心内膜炎，カルチノイド症候群，外傷性，ペースメーカーリードに伴うものなどが挙げられる．
- 機能性逆流は，弁輪拡大と弁尖テザリング（心尖部方向への偏位）による三尖弁尖の接合不全により生じる（図1，動画1, 2）．右室・右房の拡大・変形や肺高血圧を基礎とする．

2. 診断と治療における心エコーの役割

- 心エコーは逆流の病因把握や重症度診断に不可欠．
- 三尖弁は胸壁に近いため，経胸壁アプローチで十分な情報を得られることが多い．

3. 心エコーでの評価

- 三尖弁自体に変化がないか断層法により観察．疣腫の付着，弁尖の肥厚，断裂などの有無を確認．
- 重症度評価は定性評価または半定量評価を中心に行う．カラードプラ法を用い，多断面から逆流ジェットの到達度，方向を評価．

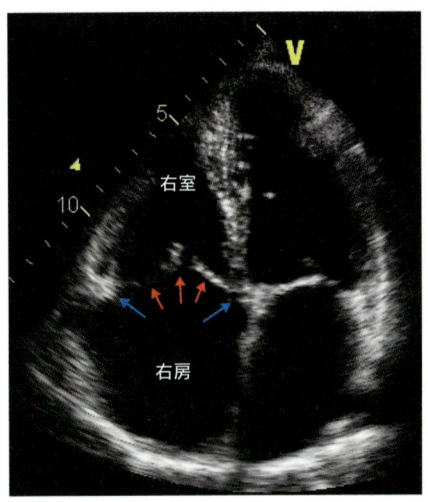

図1 機能性逆流
弁輪は著明に拡大し（青矢印），弁尖はテザリングしている（赤矢印）．

表1 断層法，ドプラ法によるTRの重症度評価

指標	軽度	中等度	重度
三尖弁形態	正常	正常もしくは異常	異常，接合不良
右室/右房/下大静脈サイズ	正常*1	正常もしくは拡大	多くは拡大（急性TRを除く）
逆流ジェットの面積*2	<5 cm²	5〜10 cm²	>10 cm²
vena contracta 幅*3			≧7 mm
連続波ドプラによる逆流ジェットの形態	左右対称	さまざま	早期にピークがある三角形
肝静脈血流波形	収縮期，拡張期の二峰性	収縮期波形が減少	逆行性収縮期波形

*1：右室拡張末期径≦43 mm，右室拡張末期面積≦35.5 cm².
*2：ナイキスト限界50〜60 cm/sで測定．偏心性のジェットでは当てはまらない．
*3：逆流ジェットの噴出部直下の最も幅の狭い部分．
(Zoghbi WA, et al. J Am Soc Echocardiogr 2003；16：777-802[1])

- 表1に示す指標を用いて総合的に重症度を評価[1]．
- 肺動脈収縮期圧の推定に活用できる．しかし，肺高血圧の程度（右室圧負荷）はTRの程度（右室容量負荷）を必ずしも反映しない．

4. 心エコーの結果をこう活かす

- TR 単独であっても内科的治療に抵抗性の高度逆流では外科的介入を考慮.
- 併存疾患（主に僧帽弁疾患）による外科的治療が予定される例で，逆流が中等度以上であれば積極的に外科的介入（弁輪形成術）が適応される.
- 弁尖テザリングが高度の症例では，弁輪形成術による弁輪縫縮術後に逆流が残存する危険性がある[2].

（福山梓子，福田祥大，尾辻　豊）

文献

1) Zoghbi WA, et al. Recommendations for evaluation of the severity of native valvular regurgitation with two-dimensional and Doppler echocardiography. J Am Soc Echocardiogr 2003；16：777-802.
2) Fukuda S, et al. Tricuspid valve tethering predicts residual tricuspid regurgitation after tricuspid annuloplasty. Circulation 2005；111：975-9.

7 弁膜症
肺動脈弁狭窄症・肺動脈弁閉鎖不全症
pulmonary stenosis：PS, pulmonary regurgitation：PR

> **心エコー検査の ポイント**
> - PS では，狭窄部位，最大通過血流速度を評価．
> - 弁の器質的変化の有無，逆流の程度，右室負荷，肺高血圧の有無を中心に評価．
> - 感染性心内膜炎による PR に注意．
> - ファロー四徴症の術後など先天性心疾患では，PS や PR の合併に注意．

A 肺動脈弁狭窄症

1. 病因と病態

- PS の多くは先天性．後天性の PS はまれであるが，カルチノイド症候群，リウマチ性，感染性心内膜炎，心腫瘍を原因として発症することがある．
- 先天性心疾患の術後慢性期症例に PS を認める機会が増えている．
- 中等症以上では，圧負荷により右室肥大が起こる．重症では，労作時呼吸困難や易疲労感，胸痛などが出現．

2. 断層法での評価

- 狭窄している部位により，弁性狭窄と弁下部狭窄，弁上部狭窄に分類される（図1）．弁性狭窄が最も多い．
- 弁性狭窄では，肺動脈弁のドーム形成（ドーミング）・肥厚の有無を確認．
- 弁下部狭窄では，弁下部心筋の肥厚や内腔狭小化の有無を評価．心室中隔欠損症，肥大型心筋症に合併することがある．
- 弁上部狭窄では，肺動脈主幹部の狭窄や低形成の有無を評価．まれに，心外腫瘍などによる圧排によって生じる場合がある点に留意．

第Ⅱ部　応用編 ─ B．疾患別にみた心エコー診断の実際

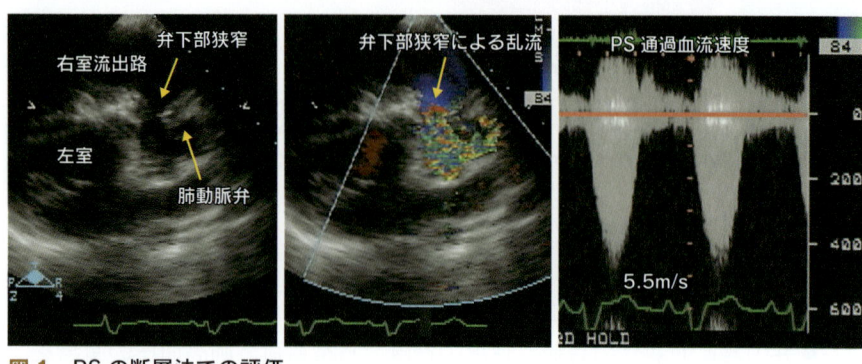

図 1　PS の断層法での評価
(東京大学医学部附属病院検査部/循環器内科　大門雅夫先生より提供)

3. 重症度診断

- 傍胸骨短軸像で評価するが，小児や一部の成人では肋骨弓下アプローチが有用である場合もある．
- 連続波ドプラ法から最大通過血流速度を測定（図 1）．
- 最大通過血流速度 3 m/s 以上を中等度，4 m/s 以上を重度とする[1]．

4. 心エコーの結果をこう活かす

- 生後 6 か月以降では，中等度狭窄＋右室肥大，または，重度狭窄が治療適応となる[2]．

B 肺動脈弁閉鎖不全症

1. 病因と病態

- 軽度の PR は健常人でもしばしば認められる．
- 病因は，機能性と器質性に大別される．
- 機能性 PR とは，弁に器質的変化がなく，肺高血圧症や肺血管血流の増加する疾患，たとえば心室中隔欠損症や心房中隔欠損症などに伴う逆流である．
- 器質性 PR は，先天性肺動脈弁疾患手術後や感染性心内膜炎などによって生じる．

表1　断層法，ドプラ法による PR の重症度評価

指標	軽度	中等度	重度
肺動脈弁形態	正常	正常もしくは異常	異常
右室サイズ	正常*	正常もしくは拡大	拡大
PR ジェットのサイズ	幅は細く，通常 10 mm 未満		
連続波ドプラによる PR ジェットの減衰度	緩徐	中間	急峻
パルスドプラによる左室流出路血流と比較した肺動脈血流量	やや増加	中間	著明に増加

＊：右室拡張末期径≦43 mm，右室拡張末期面積≦35.5 cm^2.
(Zoghbi WA, et al. J Am Soc Echocardiogr 2003；16：777-802[3])

2. 断層法での評価

- 弁の形態的評価と，合併する血行動態異常（肺高血圧）を評価．
- 弁葉の数や弁肥厚の程度，癒合・逸脱の有無を確認．
- 右室の拡大・肥大，肺動脈の拡大の程度を評価．
- 肺高血圧の重症度を評価．

3. 重症度診断

- PR の重症度は逆流ジェットの到達度だけでは評価することが困難なことが多く，表1に示す指標を用いて包括的に評価[3]．

4. 心エコーの結果をこう活かす

- 逆流により右室容量負荷が生じるが，単独で心不全に至るほど重症化する例はまれ．そのため，PR 単独では手術適応となることは少ない．
- ファロー四徴症術後の高度 PR 残存は，突然死や心不全のリスクとなるため，手術適応を検討．

5. ピットフォール

- PR が高度になると，逆流ジェットはかえって目立たなくなることが多い（図2）．

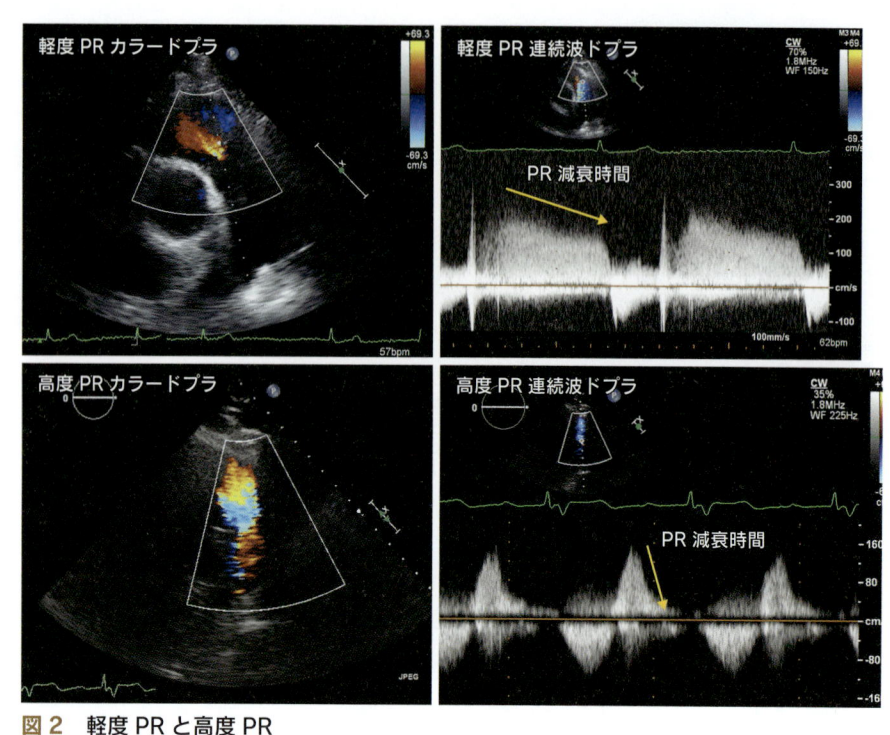

図2 軽度 PR と高度 PR
(東京大学医学部附属病院検査部/循環器内科　大門雅夫先生より提供)

- 高度 PR では連続波ドプラで PR ジェットの急速な減衰を認めるため，右室容量負荷所見の原因が明らかでない場合は，必ずこれを確認 (図2).

(尾上武志，福田祥大，尾辻　豊)

文献

1) Baumgartner H, et al. Echocardiographic assessment of valve stenosis : EAEIASE recommendations for clinical practice. J Am Soc Echocardiogr 2009 ; 22 : 1-23.
2) 日本循環器学会，ほか．循環器病の診断と治療に関するガイドライン．先天性心疾患の診断，病態把握，治療選択のための検査法の選択ガイドライン．Circ J 2009 ; 73 (Suppl III) : 1115-86.
3) Zoghbi WA, et al. Recommendations for evaluation of the severity of native valvular regurgitation with two-dimensional and Doppler echocardiography. J Am Soc Echocardiogr 2003 ; 16 : 777-802.

8 弁膜症
感染性心内膜炎
infectious endocarditis：IE

心エコー検査の ポイント

- 感染性心内膜炎の診断において，疣腫エコーの検出が最も基本．
- 弁輪部膿瘍や弁穿孔，瘻孔形成，人工弁離開など心内合併症の早期発見は，予後を大きく左右する．
- カラードプラを用いて弁逆流の程度やその進行，パルスおよび連続波ドプラにより心不全の診断を行う．
- 経胸壁心エコーのピットフォールを知り，必要に応じて経食道心エコーを併用することにより早期診断が可能となる．
- さらに心エコーでフォローアップすることにより，治療の効果や病状の進行を判断し，外科治療の適応や時期を決定．

1. 病因と病態

- 感染性心内膜炎は「弁膜や心内膜，大血管内膜に細菌集簇を含む疣腫を形成し，菌血症，血管塞栓，心障害など多彩な臨床症状を呈する全身性敗血症性疾患である」と定義される．
- 感染性心内膜炎の多くは，先行する心内膜（多くは弁）の損傷部分の存在と，一過性の菌血症が同時に存在したときに発症すると考えられている．
- 損傷した心内膜に付着した菌は，血小板やフィブリンに保護されるような形でコロニーを形成．これが疣腫形成の機序．
- 感染性心内膜炎による病態は，持続性の菌血症および感染による弁や弁周囲組織の破壊，膿瘍形成，疣腫による塞栓症などにより引き起こされる．

2. 診断と治療における心エコーの役割

- Dukeの診断基準[1]における「臨床的基準」では，心エコー所見と血液培養陽性が大きな2つの柱．

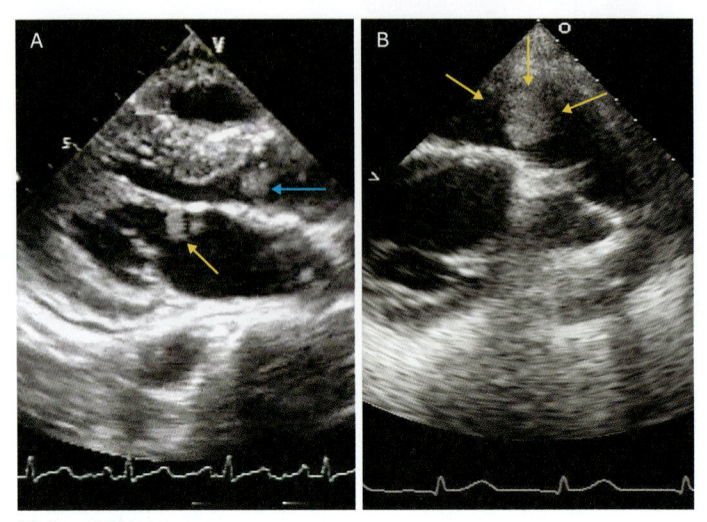

図1　疣腫エコー
A：僧帽弁（黄矢印）と大動脈弁（青矢印）に付着する疣腫．
B：心室中隔欠損例にみられた右室流出路に付着した疣腫（矢印）．

- 疣腫（図1, 動画1）や弁穿孔（図2, 動画2），弁輪部膿瘍（図3, 動画3～5）の観察，逆流ジェットの量や方向，弁輪部膿瘍内への血流の有無，さらにそれらの経時的変化を詳細に観察できる検査は，心エコーしかないといってよい．
- 一方，全身の膿瘍，脳動脈瘤や脳血管障害の評価など，心外病変の評価には，CTやMRIが中心となる．
- 経胸壁心エコー，血液培養とも陰性の場合でも，臨床的に感染性心内膜炎の疑いが強い場合は経食道心エコーを施行（図4）[2]．
- さらに，経食道心エコーで陰性であっても，臨床的に感染性心内膜炎の可能性が残る場合は，少し時間をあけて経食道心エコーを再検するべき（図4）[2]．
- 経食道心エコーは，音響陰影で死角となる人工弁例での疣腫や人工弁周囲逆流の検出，弁輪部膿瘍の検出には不可欠（図3）．

3. 心エコーでの評価

1 疣腫エコー（図1）

- 感染性心内膜炎の代表的な所見である疣腫エコーは，心内膜に付着する塊状またはひも状のエコーで，血流が当たる部位に生じることが多い．

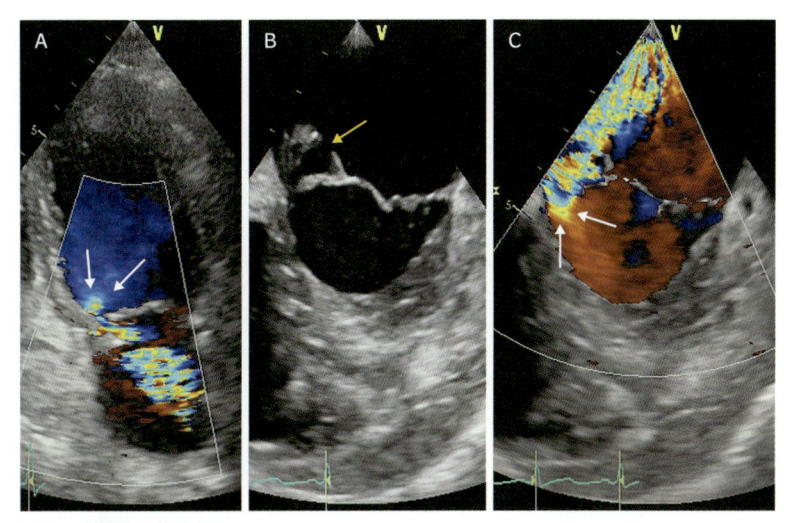

図2 僧帽弁穿孔例
A：経胸壁カラードプラ像，B：経食道断層像，C：経食道カラードプラ像．
弁尖に欠損孔（B：矢印）と吸い込み血流（A，C：矢印）を伴う僧帽弁逆流シグナルがみられる．

- 疣腫エコーの，付着部位，形，大きさ，可動性，輝度を観察．
- 可動性があり，エコー輝度が低く辺縁が柔らかい（不明瞭な）ものは新しい疣腫，エコー輝度が高く辺縁の明瞭なものは古い疣腫であることが多い．
- 疣腫と鑑別すべきエコー所見は，弁肥厚，弁の石灰化，人工弁弁座付近の縫合糸，人工弁上のパンヌス増生，血栓，人工弁下の残存腱索，左室仮性腱索，心内膜に付着した血栓，ランブル疣贅，心内腫瘍，悪性疾患に伴う無菌性心内膜炎など．
- 10 mm以上の大きさ，多発性，可動性の大きい疣腫などは塞栓を起こす可能性が高いとされている．

2 穿孔・弁輪部膿瘍など心内合併症のエコー

- 弁穿孔では，断層像で弁尖の連続性の途絶，カラードプラでその部分に吸い込み血流を伴った逆流シグナルがみられる（図2，動画2）．
- 弁輪部膿瘍は，断層像で弁輪部の肥厚がみられる．弁輪部膿瘍の一部から瘻孔を形成すると，断層像で低エコー輝度となり，同部位から弁周囲逆流が生じるため，カラードプラで通常とは異なる部分からの逆流シグナルがみられる（図3）．

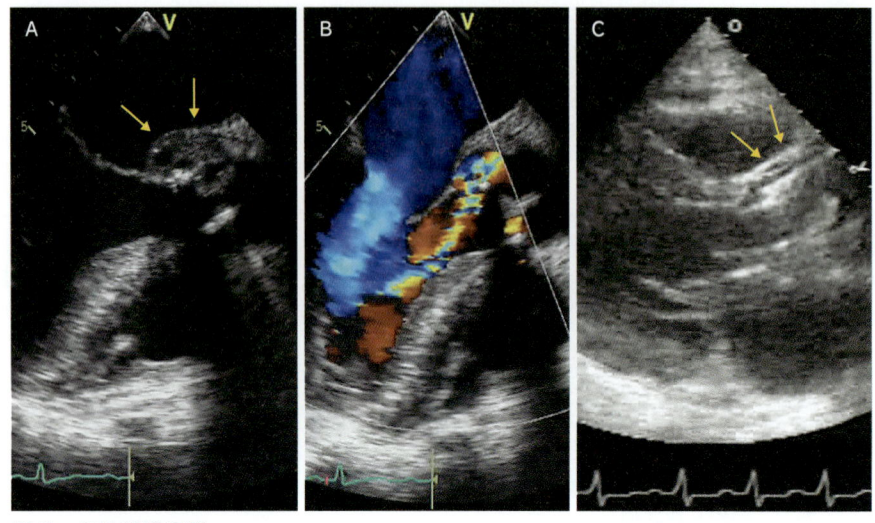

第Ⅱ部　応用編─B．疾患別にみた心エコー診断の実際

図3　弁輪部膿瘍例
A, B：大動脈弁置換術後の弁輪部膿瘍例の経食道心エコー図．大動脈弁周囲に肥厚した組織（矢印）がみられ，同部位に弁周囲逆流を認める．
C：大動脈弁置換術後弁輪部膿瘍から人工弁の離開を起こした症例の経胸壁心エコー図．大動脈弁前方に，エコー輝度の低い空間（矢印）を認め，心周期にその厚さが変化し，人工弁の離開が疑われる．

4. 疾患に伴って見られる重要な心エコー所見

1 急性弁逆流・心不全

- 感染による弁破壊，さらに弁穿孔や弁輪部膿瘍からの瘻孔形成で急性逆流（動画6）が生じると，心不全を引き起こす．
- 逆流量が少なくても，急性逆流の場合，容易に心不全を引き起こす．さらに感染性心内膜炎では弁の破壊が進行性のため，急激に逆流量が増えることもある．
- 心不全による心内圧上昇をドプラ法により診断．左室流入血流速波形の偽正常化パターン（図5），三尖弁逆流最高流速や肺動脈弁逆流流速などから肺動脈圧の推定を行う．
- さらに急性大動脈弁逆流では，左室拡張末期圧上昇を反映して，大動脈弁逆流シグナルの圧半減時間の短縮（図5）や拡張末期流速の低下がみられる．

2 人工弁の離開

- 人工弁例で弁輪部膿瘍を生じると，人工弁の離開（図3C）や弁周囲逆流（図3A, B）を生じる．弁座の動揺は，緊急手術を要する所見．

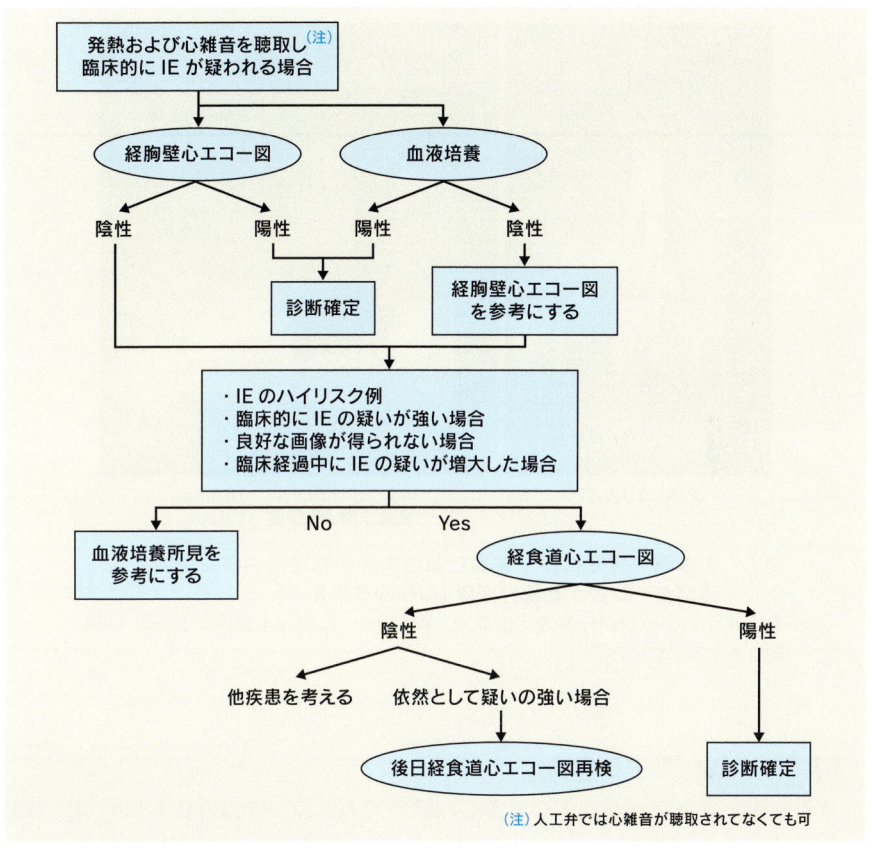

図4 感染性心内膜炎診断の流れ
(循環器病の診断と治療に関するガイドライン. 感染性心内膜炎の予防と治療に関するガイドライン〈2008年改訂版〉[2]). http://www.j-circ.or.jp/guideline/pdf/JCS2008_miyatake_h.pdf〈2015年7月閲覧〉)

5. ピットフォール

1 経胸壁心エコーの画質の判断

- 経胸壁心エコーの画像の質により，その診断意義は全く異なる．画質が悪い場合は，臨床的に疑わしければ積極的に経食道心エコーを行うべき．

2 小さな疣腫，音響陰影などで見られない部分に付着する疣腫

- 小さな疣腫は，検出率が低く，また人工弁はもとより，僧帽弁輪石灰化の左房側など音響陰影により診断が困難な部位がある．画像のピットフォールを知ることが大切．

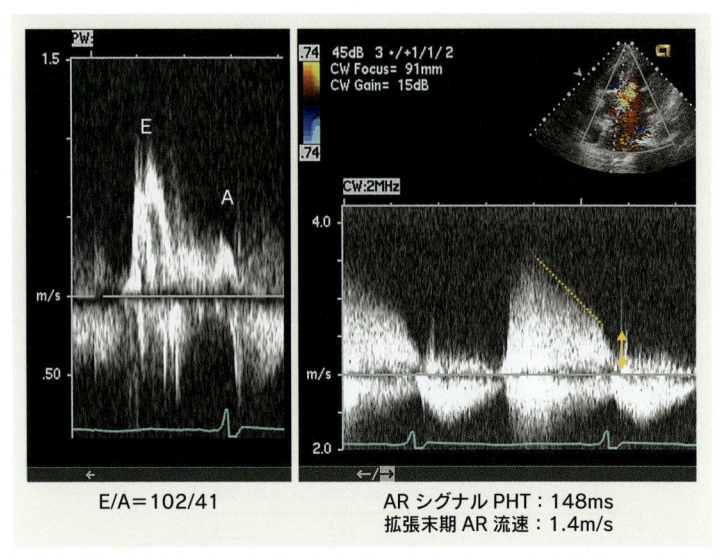

第Ⅱ部　応用編 — B. 疾患別にみた心エコー診断の実際

E/A = 102/41

AR シグナル PHT：148ms
拡張末期 AR 流速：1.4m/s

図5　大動脈弁穿孔により生じた急性大動脈弁逆流例の左室流入血流速パターンと大動脈弁逆流 (AR) シグナル
偽正常化パターンの左室流入血流速，ARシグナルの圧半減時間 (PHT) の短縮がみられる．

3 弁以外に付着する疣腫

- 逆流ジェットなどが吹きつける心内膜面であれば，弁以外にも疣腫が付着することがある．
- 僧帽弁逆流の当たる左房壁（図6），大動脈弁逆流の当たる左室流出路，心室中隔欠損症におけるシャント血流の当たる右室壁（図1B），動脈管開存症における肺動脈壁などにも疣腫が付着することがあることを念頭において検査を行う．

4 フォローアップ心エコー時の注意点

- 疣腫の変化，心内合併症の出現，弁逆流などの経時的評価は，感染性心内膜炎の治療法の選択において非常に重要であるが，変化がわずかな場合は，見逃す可能性がある．
- 必ず以前の検査所見をビデオで確認してから検査を施行するべき．

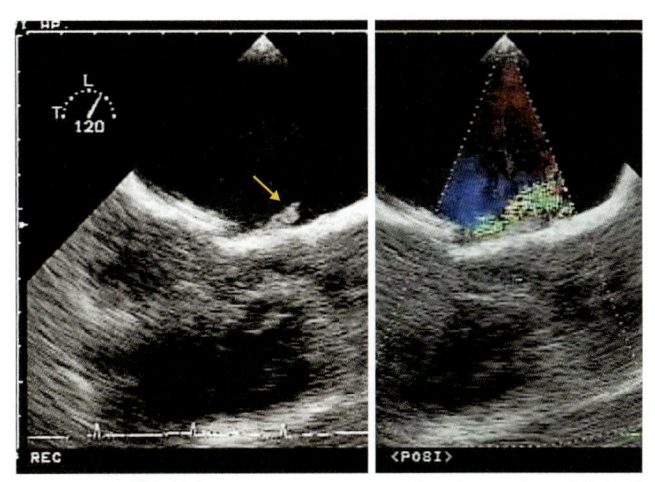

図6 僧帽弁置換術後残存する弁周囲逆流によって左房壁に付着する疣腫(矢印)

6. 心エコーの結果をこう活かす

- 感染性心内膜炎と診断されれば全例に直ちに抗菌薬治療が開始され，その効果を評価しながら治療を進めていく．
- 外科治療の要否，また，必要な場合には待期的に行うのか緊急で行うのか，についての判断に，心エコーが重要な役割を果たす．
- フォローアップ心エコーで疣腫の大きさが増大した場合は抗菌薬の効果が不十分であることを意味し，抗菌薬の変更や早期外科手術の適応を考慮しなければならない．
- 弁機能不全に伴う内科的なコントロールが不能な心不全，弁輪部膿瘍・穿孔・瘻孔形成などの心内合併症の出現，人工弁例，塞栓症の可能性が高いとされる可動性に富む 10 mm 以上の疣腫例などは，緊急，準緊急的に外科治療が必要．

(泉　知里)

文献

1) Durack DT, et al. New criteria for diagnosis of infective endocarditis：Utilization of specific echocardiographic findings. Duke Endocarditis Service. Am J Med 1994；96：200-9.
2) 日本循環器学会，ほか．循環器病の診断と治療に関するガイドライン．感染性心内膜炎の予防と治療に関するガイドライン(2008年改訂版)．

第Ⅱ部　応用編―B．疾患別にみた心エコー診断の実際

9 弁膜症
人工弁機能不全
prosthetic valve dysfunction

心エコー検査の ポイント

- 弁置換術後は金属によるアーチファクトが強く鮮明な画像の描出が難しい．そのため多断面からの描出の試みや，断層法のみならずドプラ法による血行動態的指標を上手に組み合わせて評価．
- 詳細な観察には経食道心エコーを要することが多い．
- 単回の心エコーでは人工弁機能不全の判定は困難な場合が多く，複数回の比較検討が参考になる．

1. 病因と病態

- 人工弁機能不全は，人工弁置換術後に生じる人工弁逆流，人工弁狭窄，弁座の離開，人工弁周囲の異常構造物形成などの合併症をいう．
- 血栓形成，肉芽組織過剰増殖（パンヌス形成），縫合不全，生体弁の経年変化（弁の石灰化変性，亀裂，穿孔など），人工弁感染性心内膜炎やそれに伴う弁輪部膿瘍が原因で生じる．

2. 診断と治療における心エコーの役割

- 弁尖の動き，血流情報，血行動態の情報を得られる心エコー検査は人工弁機能不全診断の中心的役割を果たす．
- 必要に応じて経食道心エコー（図1）を併用することで，人工弁機能不全の有無，重症度，原因が診断できる．

3. 心エコーでの評価

1 弁の動きの評価

- 機械弁ではディスクの開閉状態，生体弁では3尖の開閉状態，生体弁のエコー輝度上昇（弁の硬化）の有無について，さまざまな断面で観察．

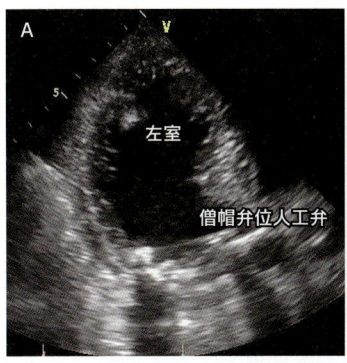

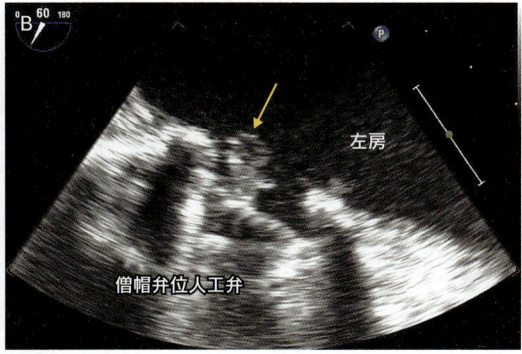

図1 僧帽弁位人工弁の感染性心内膜炎
A：僧帽弁位人工弁置換術後（機械弁）．経胸壁心エコーではアーチファクトによって人工弁の詳細な観察は困難である．
B：経食道心エコー．僧帽弁位人工弁の左房側に疣腫の付着を認める（矢印）．

2 人工弁の内部や周囲の異常構造物の有無（図1，動画1，2）

- 血栓，パンヌス，疣腫，弁輪部膿瘍の有無を確認．

3 弁座の動揺（図2，動画3〜5）

- 弁の縫合不全や感染性心内膜炎に伴う弁輪部膿瘍により弁座の一部が離開して弁座が動揺することがある．カラードプラ法では離開部分に異常血流を認める．緊急手術を要する病態である．

4 人工弁狭窄の評価

- 原因：機械弁では血栓，パンヌス，感染性心内膜炎による疣腫によるディスクの開放制限．生体弁では経年劣化による弁の硬化や石灰化．
- 連続波ドプラ法による人工弁通過血流速度，圧較差を用いて評価（図3）．一般に，僧帽弁位人工弁の最大血流速度は2.0 m/s 以下，三尖弁位人工弁の最大血流速度は1.5 m/s 以下，大動脈弁位人工弁の最大血流速度は2.5 m/s 以下が正常．

5 人工弁逆流の評価

- 人工弁逆流には以下の2種類がある．
  ①経弁逆流（transvalvular leakage）：人工弁のリングあるいはステント内に生じる逆流．
  ②弁周囲逆流（paravalvular leakage）：人工弁のリングあるいはステントの外側に生じる逆流で，すべて異常な逆流．

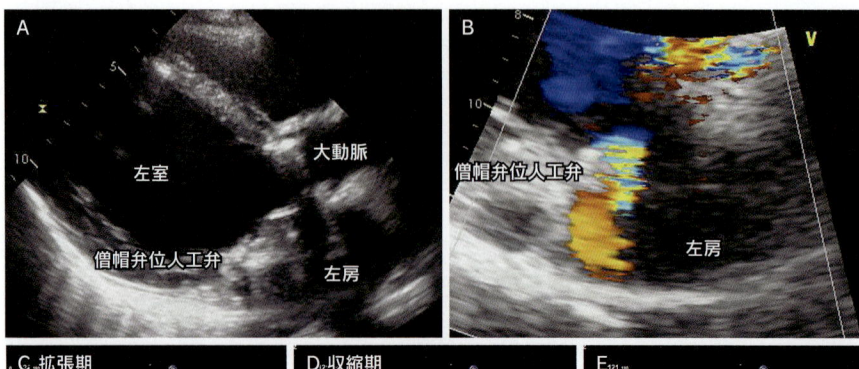

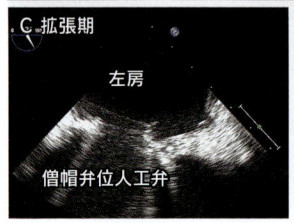

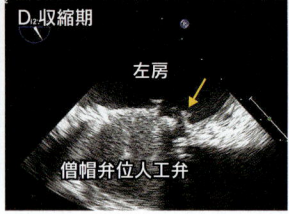

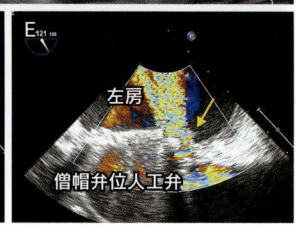

第Ⅱ部　応用編 — B．疾患別にみた心エコー診断の実際

図2　弁周囲逆流
A, B：経胸壁心エコーで僧帽弁位人工弁の外側から左房側への逆流ジェットを認める．
C, D, E：経食道心エコーで僧帽弁位人工弁の弁座と周囲心筋組織との間に間隙（矢印）を認め，さらには弁座の動揺が認められた．その間隙を介して高度逆流ジェットが認められる（矢印）．

- 機械弁には生理的逆流がある．その特徴は経弁逆流で，対称性があり，量は少ないこと，ヒンジ部に多いことである．また，一部の生体弁では，正常でも弁の中心からわずかな経弁逆流がある．
- 病的な経弁逆流は，機械弁では血栓弁やパンヌス形成，感染性心内膜炎による疣腫によりディスクの閉鎖が妨げられることで生じ，生体弁では経年変化による弁の石灰化変性，亀裂，穿孔などで生じる．
- 弁周囲逆流は，機械弁，生体弁とも縫合不全，もしくは人工弁感染性心内膜炎，弁周囲膿瘍などで生じる（図2）．

4. ピットフォール

1 人工弁の血行動態的指標

- 同じ人工弁でも，弁のサイズ，植込み部位の違い，心機能などにより人工弁通過血流速度や圧較差など血行動態的指標は各症例で異なる．
- 同一症例で人工弁の状態に変化がなくても心エコー実施のタイミングによっ

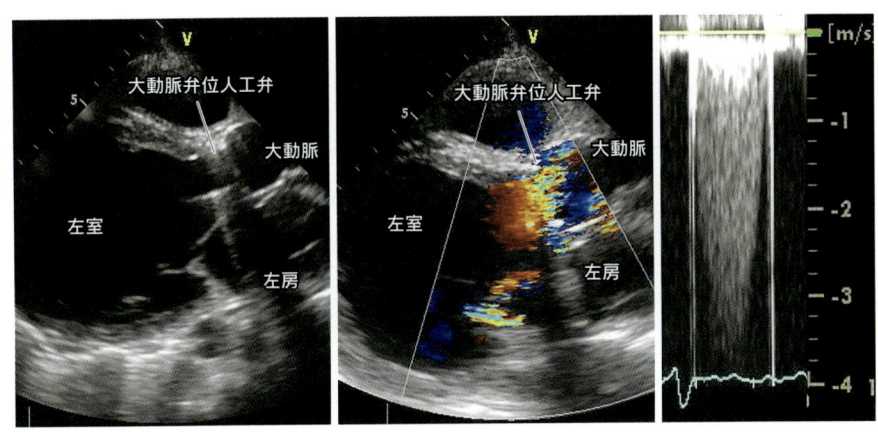

図3 人工弁狭窄
断層法では大動脈弁位人工弁の弁葉の動きは確認されたが，カラードプラで加速血流を認め，連続波ドプラ法で人工弁通過血流速度 3.6 m/s，平均圧較差 34 mmHg と上昇を認めた．

て計測値が変化することがあり，人工弁の血行動態的評価は単回の心エコー評価では判断が難しいことも多い．
- 術後安定した時期にコントロールとなる計測値を得ておき，その後も定期的に心エコーを実施し経時的な情報を得ておくとよい．

2 溶血性貧血
- 弁周囲逆流は溶血性貧血の原因となる．逆流の程度が軽度であっても溶血性貧血をきたす症例もあるため，弁周囲逆流の有無は重要な評価項目．

3 patient-prosthesis mismatch（PPM）
- 人工弁自体に異常がなくても，患者の体格に比して植込まれた人工弁のサイズが小さすぎると人工弁狭窄の状態となることがある．人工弁に異常がないように思われても，臨床的に人工弁狭窄が疑われる場合にはPPMを考える必要がある．

5．心エコーの結果をこう活かす

- 人工弁機能不全は，心エコーによる人工弁機能評価（開放，閉鎖，人工弁通過血流速度，弁周囲の異常シグナルの有無）に左室機能，三尖弁逆流速度から推定した右室圧なども参考にしながら行うことで診断できる．
- 経胸壁心エコーで充分な評価が行えない場合には，積極的に経食道心エコー

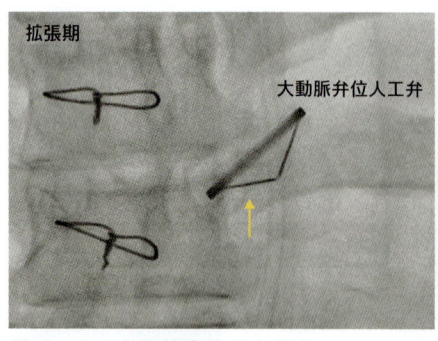

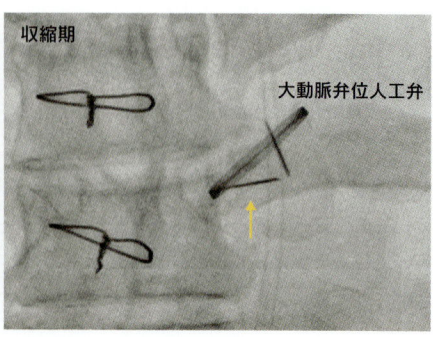

第Ⅱ部　応用編─B．疾患別にみた心エコー診断の実際

図4　人工弁置換術後の血栓弁
図3の症例の弁透視．2葉弁のうち一方の弁で可動性消失が確認された（矢印）．

や弁透視（図4，動画6）による評価を追加．
● 人工弁機能不全の程度により侵襲的治療の適応を考慮．特に弁座の動揺例では速やかな再手術が必要となる．

（塩野泰紹，平田久美子）

10 冠動脈疾患

冠動脈の支配領域と壁運動異常

> **心エコー検査のポイント**
> - 虚血性心疾患の局所壁運動異常は冠動脈の血流支配に従って出現．
> - 心エコーでの左室各領域の冠動脈血流支配を理解することが重要．
> - ASE 16（17）分画モデルは冠動脈血流支配に基づく．
> - 基本設定断面における冠動脈走行を理解する．
> - 下壁～後壁の血流支配は個人差が多く注意が必要．

1. 冠動脈の解剖学的構造

- 心筋虚血は冠動脈の支配領域に応じた範囲に生じる．虚血性心疾患における局所壁運動の変化も冠動脈支配領域に一致して出現する．
- 心エコーで冠動脈疾患の局所壁運動を評価するには，どの部分がどの冠動脈の支配領域にあるかを心エコーでの基本断面において理解する必要がある．
- 冠動脈は左冠動脈の前下行枝，左回旋枝および右冠動脈の3枝がある．図1にCTで見た各冠動脈枝の走行を示す．
- 図2および表1に米国心臓協会（AHA）による冠動脈の区域分類を示す．また図3に冠動脈造影で見た各区域を示す．

2. 冠動脈走行と心エコーでの基本断面

- 心エコー基本断面における左室各領域は冠動脈支配に応じて設定されている．図4に米国心エコー図学会（ASE）のガイドラインに基づいて冠動脈の走行と基本断面の関係を示す[1]．
- 冠動脈支配に基づいて左室各領域の分類を定めたASEガイドラインにおける左室16分画モデル，ならびに真の心尖部（apical cap）を加えた17分画モデルを図5に示す[1]．
- 17分画モデルは心筋コントラストエコーでの心筋灌流評価のためのもので

141

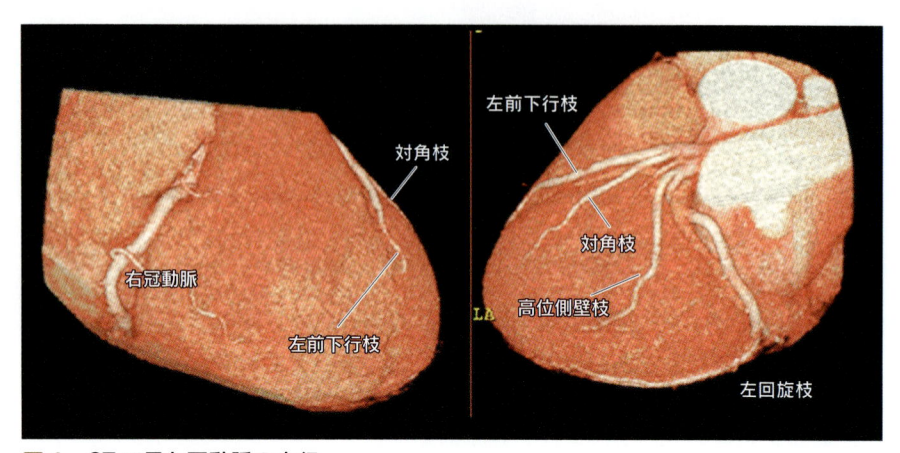

第Ⅱ部 応用編 ― B. 疾患別にみた心エコー診断の実際

図1 CTで見た冠動脈の走行
左に第1斜位（右前斜位），右に第2斜位（左前斜位）から見た冠動脈の走行を示す．

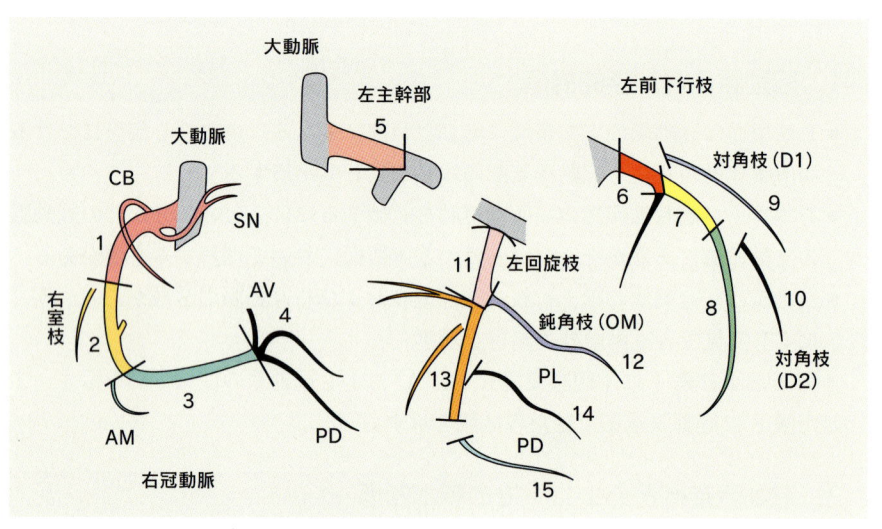

図2 AHA分類に基づく冠動脈各部位の命名
表1を参照．

ある．真の心尖部の収縮性は評価できないため，局所壁運動評価では16分画モデルでよい．
- 冠動脈走行には個人差があり，特に後壁は右冠動脈支配と左回旋枝支配の場合があるが，心エコーでは判別は困難なこともある．

142

10. 冠動脈の支配領域と壁運動異常

表1　AHA 分類に基づく冠動脈各部位の命名

右冠動脈		
Segment	1	右冠動脈起始部～右室枝起始部まで
	2	右室枝から鋭縁枝 (AM) まで
	3	鋭縁枝 (AM) から 4PD までの房室間溝を走る部分
	4PD	後下行枝；後室間溝を走行する枝
	4LV	後側壁枝
左冠動脈		
左主幹部	5	左主幹部から前下行枝と回旋枝の分岐部まで
左前下行枝	6	左前下行枝起始部から第1中隔枝まで
	7	第1中隔枝から第2対角枝まで
	8	第2対角枝から前下行枝末端まで
	9	第1対角枝
	10	第2対角枝
左回旋枝	11	回旋枝起始部から鈍角枝 (OM) まで
	12	鈍角枝 (OM)
	13	鈍角枝から後側壁枝 (PL) まで
	14	後側壁枝 (PL)
	15	後下行枝

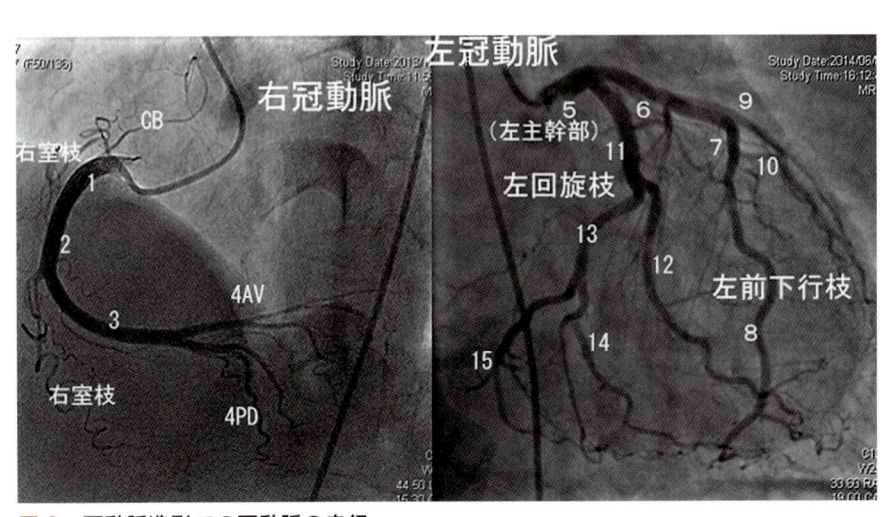

図3　冠動脈造影での冠動脈の走行
第1斜位での像を示す．CB：conus branch．

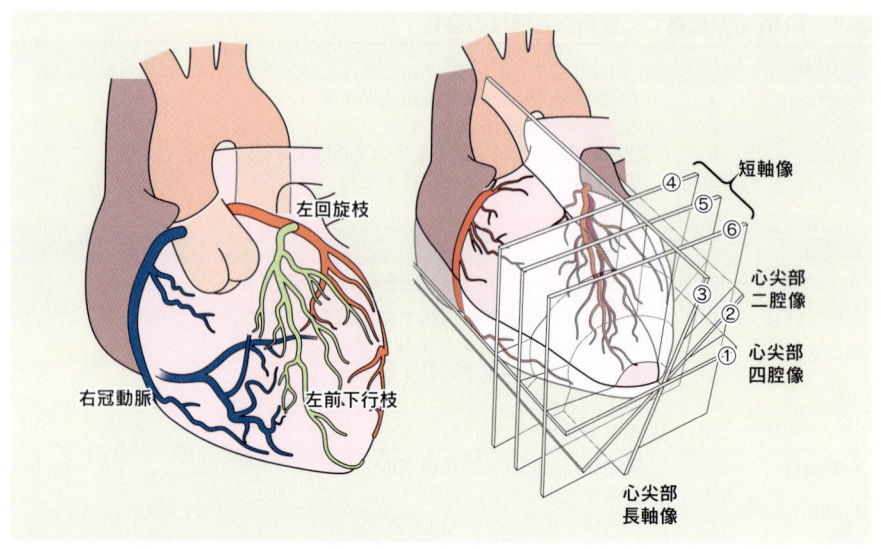

第Ⅱ部 応用編 ─ B. 疾患別にみた心エコー診断の実際

図4 心エコー基本設定断面と冠動脈の関係
(Lang RM, et al. J Am Soc Echocardiogr 2005；18：1440-63[1])

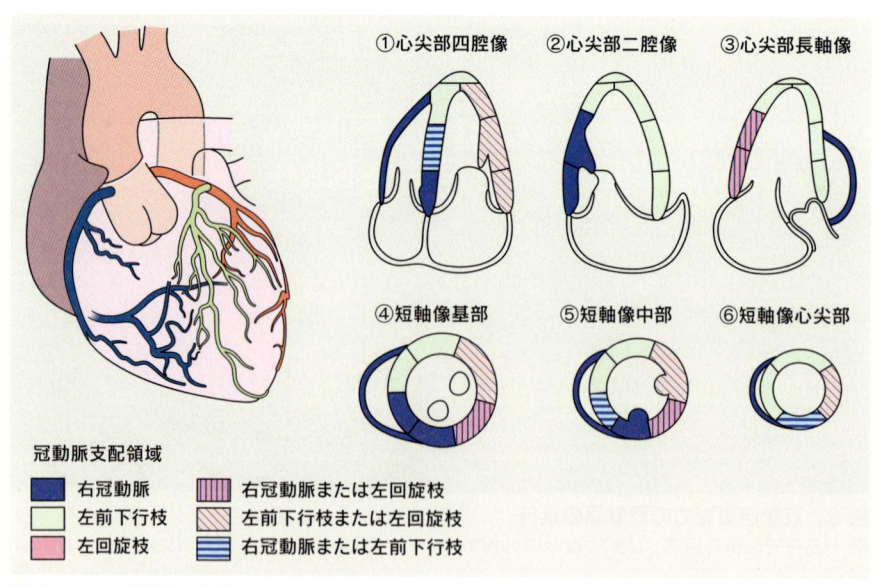

図5 AHA推奨の左室17分画モデル
左室16分画モデルに真の心尖部（apical cap）を付け加えたものが17分画モデルである．支配冠動脈が2つ示されている領域は個人差があり，症例ごとに異なる．
(Lang RM, et al. J Am Soc Echocardiogr 2005；18：1440-63[1])

10．冠動脈の支配領域と壁運動異常

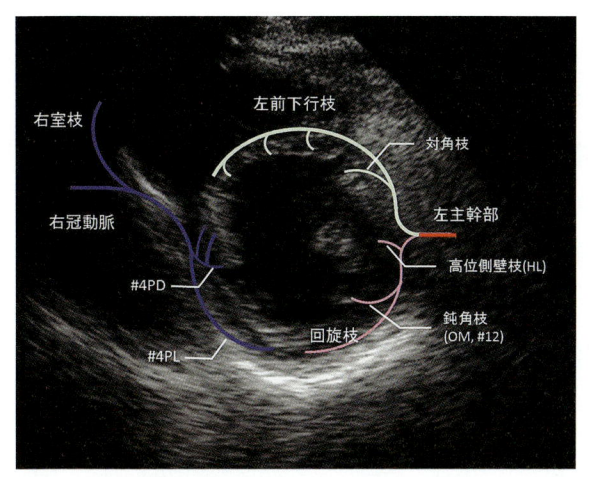

図6　傍胸骨左縁短軸像における冠動脈の走行
大まかな位置関係を示すものであり，解剖学的な正確さを期すものではない．

3．心エコー基本断面における冠動脈走行

- ASEの左室分画モデルは冠動脈の走行を基本断面に当てはめると理解しやすい．

1 傍胸骨左縁短軸像（図6）
- 左冠動脈は右手方向から入り，前壁を走る前下行枝と後側壁へ向かう回旋枝に分かれる．
- 前下行枝領域（前壁）は，自由壁は主に対角枝で，中隔領域は本幹（中隔枝）で灌流される．
- 右冠動脈は左手方向から入り，下壁領域のうち，中隔側は #4PD が，後壁側は #4PL が灌流する．
- 後壁は右冠動脈 #4PL で灌流される場合と左回旋枝で灌流される場合とがある．

2 心尖部四腔像（図7左）
- 左室造影の第2斜位像に相当し，主に左前下行枝・中隔枝および左回旋枝領域の支配領域を含む．
- 中隔基部は右冠動脈 #4PD によって灌流される．

145

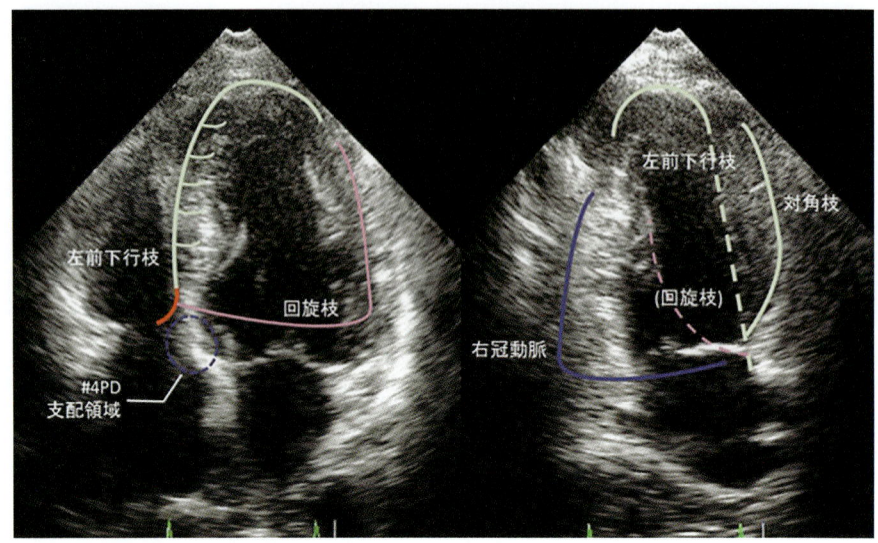

図7 心尖像における冠動脈の走行
心尖部四腔像(左)および心尖部二腔像(右)に対応した冠動脈の走行を示す.

3 心尖部二腔像(図7右)

- 左室造影の第1斜位像に相当し,下壁および自由壁領域として右冠動脈ならびに左前下行枝に支配される.
- 心尖部は前下行枝本幹(#8),自由壁中部〜基部は左冠動脈対角枝で灌流される.

4. 局所壁運動の評価法

- 局所壁運動は心内膜境界の移動として認識されることが多いが,虚血領域が健常領域に牽引されるテザリング(tethering)現象などで過大評価される危険がある.心筋の厚みの周期的な変化(thickening)も指標として判断.
- 正常収縮(normokinesis),収縮低下(hypokinesis),無収縮(akinesis)の3段階に評価.収縮低下を hypokinesis と severe hypokinesis に分類することも多い.
- 正常心筋は収縮期に40％以上の壁厚増加を認め,壁厚増加が30％以下を壁運動低下,10％以下が無収縮とされる.ただし目視的には正確な評価は困難.

5. ピットフォール

- 基本断面が解剖学的に正しく描出されていない場合，左室各領域が支配領域と一致しないことがある．
- 目視法による局所壁運動の評価は主観的で，検者により差がある可能性がある．
- 心内膜境界が明瞭に描出されないと壁運動は正しく評価されない．
- 心拍数が高い場合，壁運動の評価は難しい．
- 局所壁運動低下の程度は必ずしも虚血の程度と一致しない．

6. 心エコーの結果をこう活かす

- 冠動脈支配を理解することにより急性心筋梗塞などの虚血性心疾患の責任冠動脈を推定できる．
- 局所壁運動異常が冠動脈の解剖と一致しているかどうかは，虚血性心疾患と心筋疾患の鑑別点の一つ．
- 局所壁運動評価は多枝病変における治療方針の選択にも役立つ．

（岩倉克臣）

文献

1) Lang RM, et al. Recommendations for chamber quantification：a report from the American Society of Echocardiography's Guidelines and Standards Committee and the Chamber Quantification Writing Group, developed in conjunction with the European Association of Echocardiography, a branch of the European Society of Cardiology. J Am Soc Echocardiogr 2005；18：1440-63.

11 冠動脈疾患 狭心症
angina pectoris

心エコー検査のポイント

- 安静時の心エコーの局所壁運動評価から狭心症を診断することは困難.
- 高度狭窄例では壁運動低下を認めることもあるが,壊死心筋との鑑別が重要.
- 心エコーでの狭心症診断には負荷心エコーが有用.
- 運動負荷心エコーでは負荷後ただちに壁運動評価を行うことが重要.
- ドブタミン負荷心エコーは非生理的だが,心筋viabilityも評価できる.

1. 診断と治療における心エコーの役割

1 局所壁運動の評価

- 冠動脈に有意狭窄があっても心筋が虚血に陥らなければ局所壁運動は低下しない.局所壁運動の低下が出現するのは冠血流量が50％以下に低下した場合のみ.
- 安静時においては,冠動脈の狭窄率が約90％程度までは冠血流量は低下しない.
- 虚血性心疾患症例では,冠動脈に90％以上の狭窄を認める領域でも壁運動異常が認められるのは6割程度とされる.
- 局所壁運動が正常であることは有意狭窄がないことを意味するものではない.安静時の心エコーでの局所壁運動評価は,狭心症の検出法としてはきわめて感度が低い.
- 高度狭窄症例における安静時での壁運動異常は特異度が高い所見.
- 顕著な冠血流低下が持続した場合,心筋収縮が消失する(冬眠心筋).冬眠心筋は冠再疎通により収縮能改善が期待される.壊死心筋と冬眠心筋の鑑別には心筋viabilityの評価が必要.

2 負荷心エコー
- 心エコーで狭心症を診断するためには，心筋虚血を誘発し，壁運動異常の出現を評価する負荷心エコーが必要．
- 負荷心エコーは心筋シンチグラフィとほぼ同等の感度と，より高い特異度で心筋虚血を検出できる．
- 負荷心エコーには運動負荷心エコーと薬物負荷心エコーがある．生理的に虚血を誘発できること，運動耐容能が予後と関連することなどから，可能な例では運動負荷のほうが望ましい．
- 薬物負荷心エコーにはドブタミンなど陽性変力作用をもつ薬物，またはジピリダモールなど微小血管を拡張させる薬物を用いる．ドブタミン負荷心エコーでは虚血のみならず心筋 viability も評価できる．

2. 断層法での評価

1 安静時心エコー
- 高度狭窄による局所壁運動異常の存在は，感度は低いが特異度の高い所見．
- 局所壁運動異常は，狭窄病変を有する冠動脈の支配領域に出現．
- しかし狭窄病変より末梢側のすべての領域で局所壁運動が低下するわけではなく，支配領域のより末梢側の領域のみに認めることが多い．よって壁運動異常の広がりが責任病変の位置を示すものではない．
- 局所壁運動異常が認められないことは，狭心症を除外する所見では全くない．

2 運動負荷心エコー
- トレッドミル，エルゴメータなどを用いて運動負荷を行う．運動負荷のプロトコルは Bruce プロトコルなどの運動負荷の標準的な方法に従う．
- トレッドミルによる運動負荷がより生理的な負荷として広く用いられるが，負荷前と負荷終了時の 2 点でしか評価できない．臥位エルゴメータはやや非生理的であるが，負荷中も心エコーを評価できる利点がある．
- 負荷終了後，できるだけ素早く心エコーを評価することが大切．負荷を終了すると虚血は急速に回復するため，心エコーでの観察が遅れると虚血の検出感度が低下．
- 壁運動評価は負荷心エコー用アプリケーションを用いて，負荷前，負荷後のエコー画像を並べて評価．
- 負荷前に比し壁運動の低下が認められた領域を虚血と診断する．連続した 2

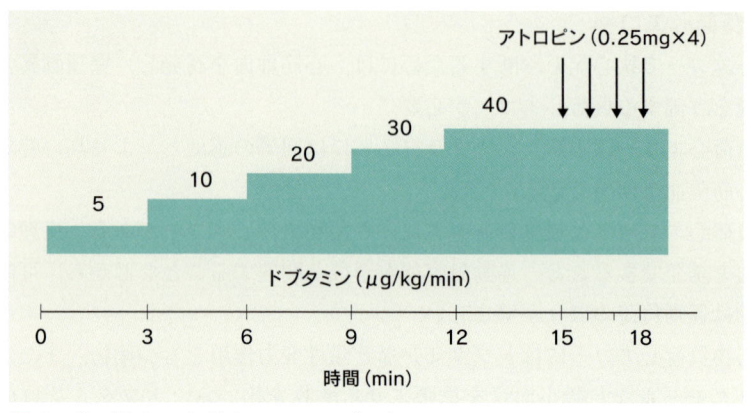

図1　ドブタミン負荷心エコーのプロトコル
標準的なプロトコルを示す．施設によっては異なったプロトコルを用いることもある．

つ以上の領域での壁運動の低下をもって陽性とすることが多い．
- 負荷後の設定断面をできるだけ負荷前と一致させるようにする．そのためには探触子の位置をマーキングすることなども有用．
- 負荷後の記録時間によりすべての設定断面で記録できないことが多い．あらかじめ虚血が出現する領域が予測されている場合は，その領域が一番観察しやすい断面に限定してもよい．

3 ドブタミン負荷心エコー
- 標準的なプロトコルでは，ドブタミンを $5\ \mu g/kg/min$，$10\ \mu g/kg/min$，$20\ \mu g/kg/min$，$30\ \mu g/kg/min$，$40\ \mu g/kg/min$ を各段階3分間ずつ負荷し，目標心拍数に達していなければ硫酸アトロピン1 mg（0.25 mg×4回）を投与（図1）．
- 心エコーは，投与前，$10\ \mu g/kg/min$（低用量），$40\ \mu g/kg/min$＋硫酸アトロピン（高用量），および負荷終了後に記録．傍胸骨長軸像，同短軸像，心尖部四腔像，心尖部二腔像を記録することが多い（図2）．
- ドブタミン負荷心エコーでは，低用量（$10\ \mu g/kg/min$）で心筋 viability，高用量（$40\ \mu g/kg/min$ または最大用量）で虚血の有無を判定．
- ドブタミン負荷心エコーでは，低用量，高用量での反応から図3に示すように判定．低用量で局所壁運動改善，高用量で壁運動低下の2段階の反応を示す症例を虚血ありと診断．

11. 狭心症

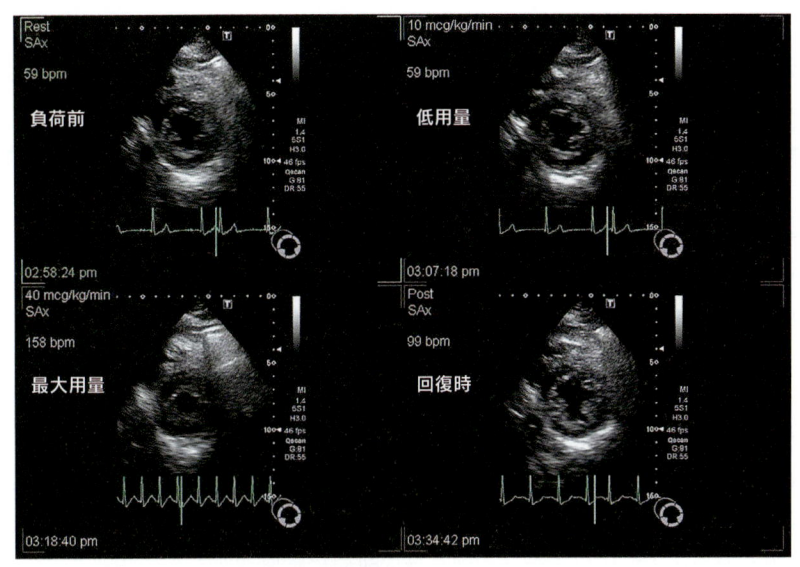

図2 ドブタミン負荷心エコーの実際
専用アプリケーションにより各段階の画像を同時に比較することで，より正確に壁運動の変化を評価できる．

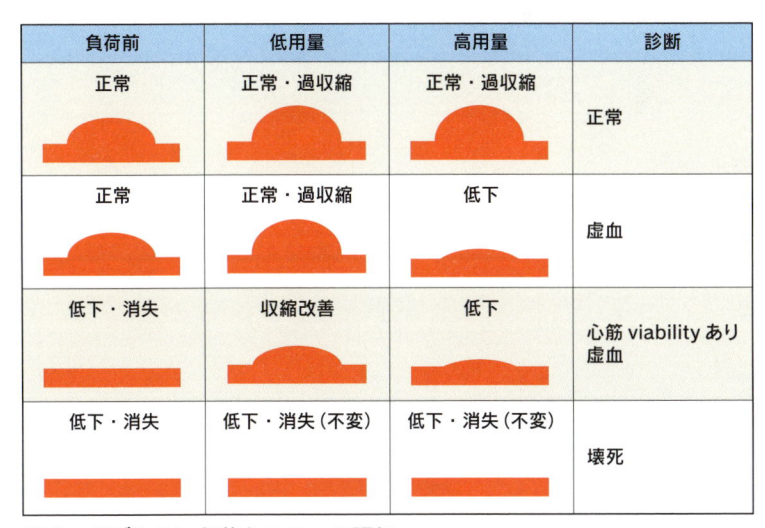

負荷前	低用量	高用量	診断
正常	正常・過収縮	正常・過収縮	正常
正常	正常・過収縮	低下	虚血
低下・消失	収縮改善	低下	心筋 viability あり 虚血
低下・消失	低下・消失（不変）	低下・消失（不変）	壊死

図3 ドブタミン負荷心エコーの評価
低用量と最大用量（高用量）における壁運動の変化から虚血の有無を評価．心筋 viability のない領域では虚血ということは意味をなさない．

3. ピットフォール

- 負荷前と負荷後の設定画面が異なると正確な診断ができない．
- 運動負荷心エコーは負荷終了後ただちに判定しないと，壁運動異常が改善してしまう．
- 下肢筋力低下などで十分な運動ができない場合，診断感度が低くなる．
- 薬物負荷心エコーには重篤な不整脈などの合併症の危険がある．
- 負荷心エコーは症例として心筋虚血の有無は判定できるが，病変冠動脈や狭窄部位を必ずしも判定できるとは限らない．

4. 心エコーの結果をこう活かす

- 負荷心エコーによる心筋虚血の診断は，冠動脈再疎通療法の適応決定に重要．
- ドブタミン負荷による心筋 viability の評価は，左室収縮能低下を示す虚血性心疾患への冠動脈再疎通療法の適応決定に重要．

〔岩倉克臣〕

12 冠動脈疾患 急性心筋梗塞
acute myocardial infarction：AMI

> **心エコー検査の ポイント**
> - 主な役割は，心電図のみで確定できない心筋梗塞の診断と合併症の原因診断．
> - 局所壁運動異常は冠動脈の解剖学的走行に一致して出現．
> - 梗塞領域と健常領域の境界部位の支配領域が冠動脈責任病変．
> - 左主幹部梗塞は左前下行枝領域と回旋枝領域に連続的に壁運動異常が出現．

1. 診断と治療における心エコーの役割

- 急性心筋梗塞の予後は，経皮的冠動脈インターベンション（PCI）による再疎通までの時間に大きく規定される．不必要な心エコー検査で再灌流を遅らせてはいけない．米国ガイドラインに基づく心エコーの適切な使用目的を**表 1** に示す[1]．

表 1 米国 10 学会合同ガイドラインに基づく心エコーの適切な使用目的

急性期における心血管系評価のための経胸壁心エコー
心筋虚血/心筋梗塞における経胸壁心エコー
心筋梗塞を疑われるも心電図から診断できない急性胸痛症例における，胸痛が持続している間に実施する安静時心エコー
胸痛はないが他の所見で心筋虚血が示唆されるか，血液マーカーで心筋梗塞が進行していると考えられる症例の評価
心筋虚血/心筋梗塞の合併症が疑われる場合：以下を含むが，これだけに限定されない ・急性僧帽弁逆流，心室中隔穿孔，自由壁破裂/タンポナーデ，ショック，右室梗塞，心不全，心内血栓
急性冠症候群後の左室機能評価としての経胸壁心エコー
急性冠症候群後の左室機能の初期評価
治療方針のための，急性冠症候群後の回復期における左室機能の再評価

- 心電図や酵素学的検査で確定診断のつかない胸痛症例に対する心エコーによる診断は，大動脈解離との鑑別，血行動態的に不安定な胸痛症例ともにクラスⅠに位置づけられる[2]．
- 心電図でST上昇型心筋梗塞（STEMI）の診断が確立している場合の心エコー検査はクラスⅢとされる[2]．
- 心電図，酵素学的検査のみで診断できない心筋梗塞には，①梗塞超急性期，②後壁梗塞などでの非ST上昇型心筋梗塞（NSTEMI）が含まれる．梗塞超急性期やNSTEMIでも心エコーで壁運動異常を認め，確定診断を下すことが可能．NSTEMIの85％で冠動脈の責任病変に一致した壁運動異常が認められる[3]．
- STEMIが疑われても確定できない場合，再疎通までの時間を遅らすことがないのであれば心エコーが有用な場合もある．
- ショック，心不全が合併した場合は，心エコーによる迅速な原因診断が重要．
- ショックの主たる原因は広範囲梗塞と機械的合併症．ショックの8割は広範囲梗塞で，①左主幹部梗塞，②広範囲前壁梗塞，③多枝病変あるいは再梗塞症例などによる．右室梗塞も下壁梗塞ではショックの大きな原因．（機械的合併症については「13．心筋梗塞の機械的合併症」の項目を参照）

2. 断層法での評価

- 心筋梗塞の評価の基本は局所壁運動異常の有無．局所壁運動は心内膜境界の移動のみならず，心筋壁厚の周期的変化により評価．
- 心筋梗塞の壁運動異常は基本的に責任冠動脈の解剖学的支配に従って出現し，責任病変部位より末梢の支配領域に認められる．
- 左室各領域への冠動脈支配を考えると，局所壁運動異常を認める範囲から冠動脈責任病変を推定することも可能．
- 虚血による壁運動異常は閉塞部位より末梢側の灌流領域にのみ現れ，近位側の壁運動は正常に保たれる．正常な壁運動の領域と壁運動が低下する領域の境界が責任病変に対応し，境界領域の冠動脈支配を考えれば責任病変が推定できる．

1 前壁梗塞（責任冠動脈：左前下行枝）（図1，2，動画1）
- 傍胸骨左縁長軸像では心室中隔の壁運動異常を認める．
- 傍胸骨左縁短軸像では前壁中隔の壁運動異常が認められる．対角枝より近位

12. 急性心筋梗塞

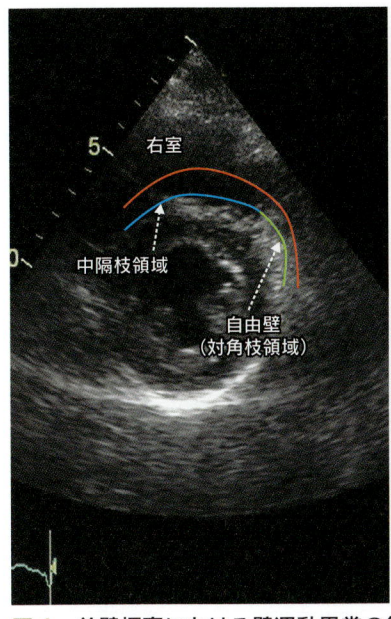

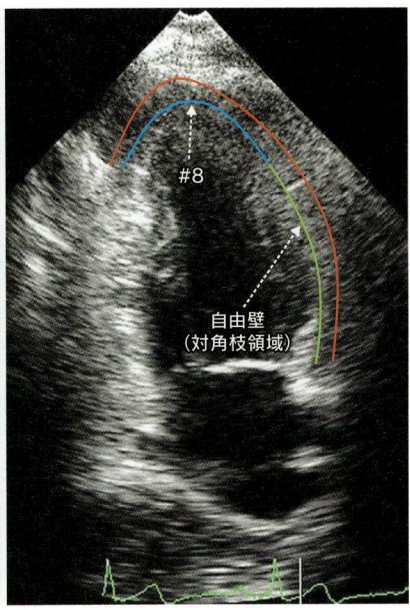

図1 前壁梗塞における壁運動異常の範囲
赤色：前壁梗塞における一般的な壁運動異常の出現する範囲，青色：本幹で灌流される領域，黄緑色：対角枝で灌流される領域．黄緑色部分に壁運動異常があるかないかで，責任病変が対角枝より近位か遠位かが判断できる．

部で閉塞した場合は自由壁領域（側壁）にも壁運動異常が認められる（図1）．
- 心尖部四腔像では心室中隔〜心尖部に壁運動異常が認められる．責任病変の部位，側副血流などにより心尖部のみに壁運動異常を認める場合も多い．
- 心尖部二腔像では心尖部に壁運動異常を認めるとともに，対角枝領域が含まれている場合は自由壁領域にも壁運動異常を認める（図1）．
- 左前下行枝の第1中隔枝よりも近位部（#6）が閉塞した場合，心室中隔は基部から壁運動の低下が認められる．第1中隔枝よりも遠位（#7）で閉塞すると，血流の保たれる中隔基部の壁運動は保たれる（図2）．
- 中隔基部の壁運動は傍胸骨左縁長軸像および心尖部長軸像で評価することができる．中隔基部に壁運動異常があれば責任病変は#6，保たれていれば#7と推測できる（図2）．

2 後壁梗塞（責任冠動脈：左回旋枝）（図3，動画2）
- 右冠動脈と左回旋枝とで下壁〜後側壁領域が灌流されるが，両者の占める割

155

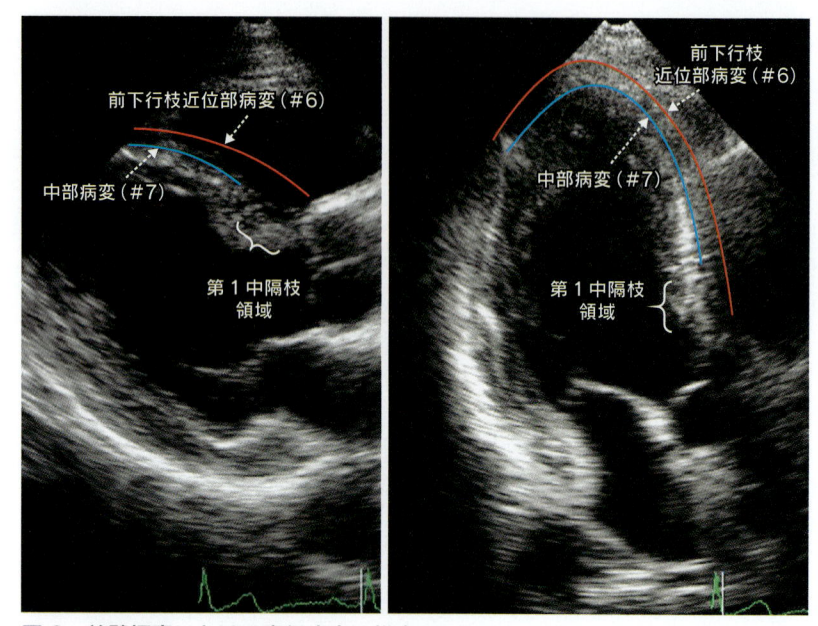

第Ⅱ部　応用編──B．疾患別にみた心エコー診断の実際

図2　前壁梗塞における責任病変の推定
前壁梗塞において第1中隔枝領域にも壁運動異常があれば，責任病変は左前下行枝近位部（#6），同部位の壁運動が保たれていれば中部（#7）と推定される．

合には個人差が大きい．以下に一般的なパターンを示すが，右冠動脈病変と左回旋枝病変の鑑別が困難な症例も少なくない．
- 傍胸骨左縁短軸像では側壁～後壁に壁運動異常が認められる．
- 心尖部四腔像で後壁領域に壁運動異常が観察される．
- 傍胸骨左縁長軸像，心尖部長軸像で下～後壁の壁運動異常を認めるが，右冠動脈病変でも同部位に壁運動異常を生じることが多く，この断面での両者の鑑別は困難である．
- 傍胸骨左縁短軸像において責任病変が左回旋枝近位部（#11）の場合，壁運動異常は後側壁から後壁まで広がる．鈍角枝より末梢側（#13）の場合は後側壁部の壁運動は保たれ，後壁のみに壁運動異常が認められる．鈍角枝（OM，#12）の場合は後側壁のみに認める．

3 下壁梗塞（責任冠動脈：右冠動脈）（図4，動画3）
- 傍胸骨左縁短軸像で下壁～後壁に壁運動異常が認められる．

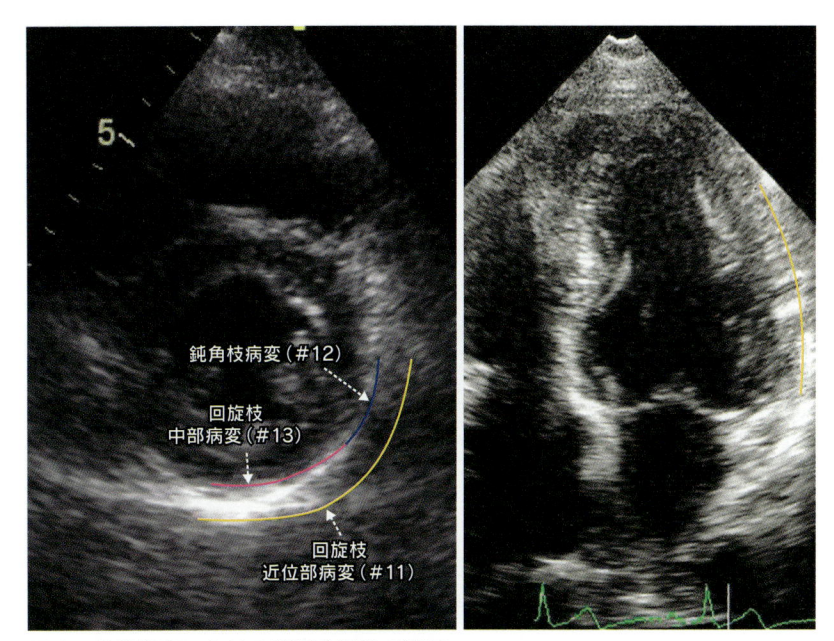

図3 後壁梗塞における壁運動異常の範囲
傍胸骨左縁短軸像(左)において後側壁領域〜後壁まで壁運動異常があれば責任病変は左回旋枝近位部(#11),側壁を含まなければ中部(#13)と考えられる.鈍角枝(#12)が責任病変の場合は後側壁のみに壁運動異常が生じる.

- 心尖部二腔像で下壁領域に壁運動異常が観察される.
- 心尖部四腔像で中隔基部に壁運動異常が観察されることがある.
- 傍胸骨左縁長軸像,心尖部長軸像の下〜後壁の壁運動異常を認めるが,左回旋枝病変との鑑別は困難.
- 傍胸骨左縁短軸像で右室後壁にも壁運動異常があれば,近位部(#1)が責任病変.それより末梢側の閉塞では右室の壁運動は保たれる.
- 心尖部四腔像の観察では近位部病変でも右室の壁運動異常が認められない場合もある.
- 下壁梗塞で血圧低下がある場合,右室梗塞の可能性も考える.

4 左主幹部梗塞(動画4)
- ショックを伴うことが多く,早急な治療が必要とされるが,心電図のみからは診断に苦慮することもある.

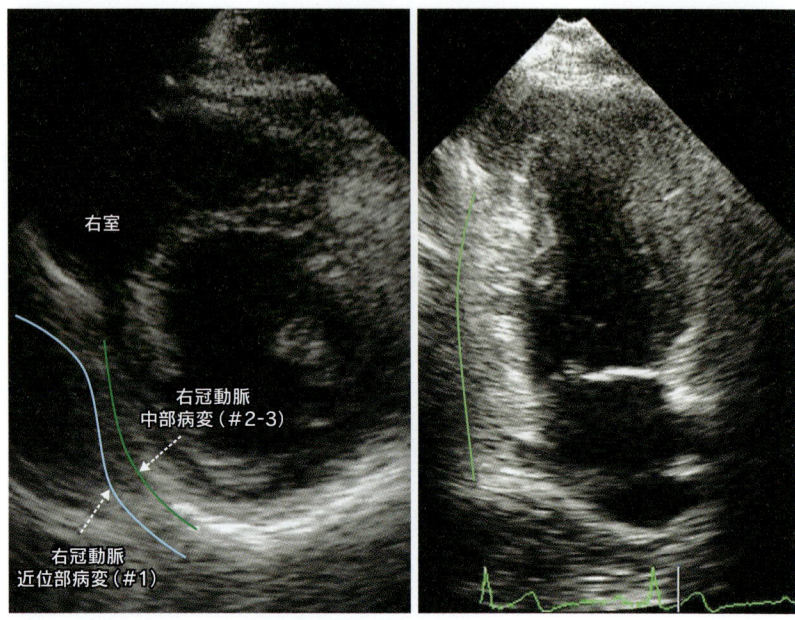

第Ⅱ部 応用編 ― B. 疾患別にみた心エコー診断の実際

図4 下壁梗塞における壁運動異常の範囲
傍胸骨左縁短軸像（左）において下壁とともに右室後壁にも壁運動異常があれば責任病変は右冠動脈近位部（#1），なければそれより末梢（#2～）と考えられる．

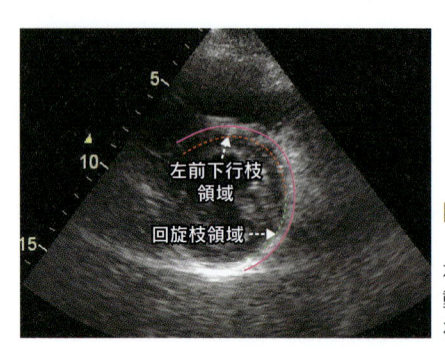

図5 左主幹部梗塞における壁運動異常の範囲
左前下行枝領域と回旋枝領域に連続した壁運動異常が認められた場合，左主幹部梗塞が疑われる．

- 左主幹部梗塞は，左前下行枝の支配領域全体と左回旋枝の支配領域全体の両方に連続した壁運動異常を認めることで診断される（図5）．

3. ピットフォール

- 局所壁運動評価は心内膜境界が明瞭に描出されない症例では難しい．心筋梗

塞では肺うっ血，頻脈などにより，描出が困難な場合も多い．
- 側副血行路の存在は局所壁運動からの責任病変領域の推定を複雑にする．
- 多枝病変の場合，複数の冠動脈支配領域に壁運動異常が生じるため，解釈が複雑になる．
- 心エコー検査時に責任病変が自然再疎通している場合，壁運動異常が軽減するため，正確な診断が困難になる場合がある．
- 後壁梗塞では右冠動脈と左回旋枝のどちらが責任冠動脈であるかの判定が困難な場合がある．

4. 心エコーの結果をこう活かす

- 心筋梗塞超急性期や NSTEMI の診断には心エコーが大きな役割を果たす．
- 多枝病変の場合，最初に冠動脈再疎通療法を実施するべき病変の決定にも役立つ．
- 心エコーで左主幹部病変が疑われた場合，たとえ血圧が保たれていても直ちに緊急カテーテルなどを実施する．

（岩倉克臣）

文献

1) Douglas PS, et al. ACCF / ASE / AHA / ASNC / HFSA / HRS / SCAI / SCCM / SCCT / SCMR 2011 Appropriate Use Criteria for Echocardiography. A Report of the American College of Cardiology Foundation Appropriate Use Criteria Task Force, American Society of Echocardiography, American Heart Association, American Society of Nuclear Cardiology, Heart Failure Society of America, Heart Rhythm Society, Society for Cardiovascular Angiography and Interventions, Society of Critical Care Medicine, Society of Cardiovascular Computed Tomography, and Society for Cardiovascular Magnetic Resonance Endorsed by the American College of Chest Physicians. J Am Coll Cardiol 2011；57：1126-66.
2) Cheitlin MD, et al. ACC / AHA / ASE 2003 guideline update for the clinical application of echocardiography：summary article：a report of the American College of Cardiology / American Heart Association Task Force on Practice Guidelines (ACC / AHA / ASE Committee to Update the 1997 Guidelines for the Clinical Application of Echocardiography). Circulation 2003；108：1146-62.
3) Dixon WC 4th, et al. Anatomic distribution of the culprit lesion in patients with non-ST-segment elevation myocardial infarction undergoing percutaneous coronary intervention：findings from the National Cardiovascular Data Registry. J Am Coll Cardiol 2008；52：1347-8.

第Ⅱ部　応用編 ― B．疾患別にみた心エコー診断の実際

13　冠動脈疾患
心筋梗塞の機械的合併症
mechanical complication after myocardial infarction

心エコー検査のポイント

- 心筋梗塞の機械的合併症として左室自由壁破裂，心室中隔穿孔，乳頭筋断裂が挙げられる．
- 血行動態の悪化や新たな心雑音を認めた場合には，機械的合併症を疑って直ちに心エコーを行う．
- 心エコーを使用することで，機械的合併症の形態的異常のみならず異常血流や血行動態を速やかに評価できる．
- 急激に血行動態が破綻する機械的合併症例はきわめて予後が悪く，診断と外科的治療の迅速さが求められる．

A　左室自由壁破裂

1．病因と病態

- 左室自由壁破裂は，心筋梗塞により脆弱となった梗塞心筋の断裂により生じる．時に，左室仮性瘤から破裂をきたす．
- 左室自由壁破裂は急性心筋梗塞の 2〜3 ％に合併[1]．冠動脈治療後の約 0.5 ％に合併し，院内死亡率は 57 ％と報告されている[2]．
- 臨床経過によって急性（穿孔性破裂型）と亜急性（出血性解離型）に分類される．
- 急性型では急速な心タンポナーデと電気収縮解離によって急激に血行動態が悪化．

2．診断と治療における心エコーの役割

- 血行動態が不安定な場合，ベッドサイドでの心エコーで速やかな診断が可能となる．

13. 心筋梗塞の機械的合併症

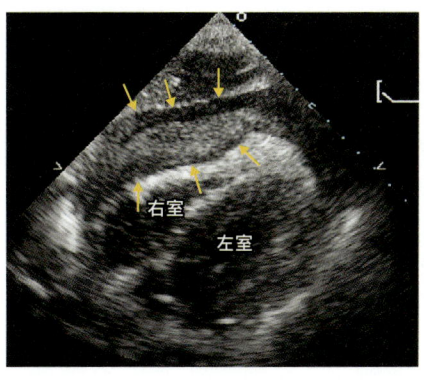

図1 左室自由壁破裂
経胸壁心エコー心窩部四腔像での観察. 心膜腔に血腫を伴ったエコーフリースペース（矢印）と右室の虚脱所見を認める.
（東京ベイ・浦安市川医療センター循環器内科　渡辺弘之先生より提供）

- 経時的変化で診断を確定したり，治療のタイミングを決定したりすることができる.

3. 心エコーでの評価

1 心囊液貯留（図1，動画1）
- 心囊液貯留は梗塞部位を中心に生じる.
- 経時的な心囊液の増加や心膜腔の血腫（図1，動画1）は，より特異度の高い所見.

2 心タンポナーデ所見
- 心囊液貯留を認めた場合，以下の所見がないかを評価して心タンポナーデの有無を診断.
  ①右房・右室の虚脱（図1，動画1）
  ②左室および右室流入血流波形の呼吸性変動：吸気時にE波増高
  ③下大静脈の拡大および呼吸性変動の消失

4. 心エコーの結果をこう活かす

- 心エコーにより左室自由壁破裂の診断がついた際，迅速な外科的処置が必要となる場合が多い.

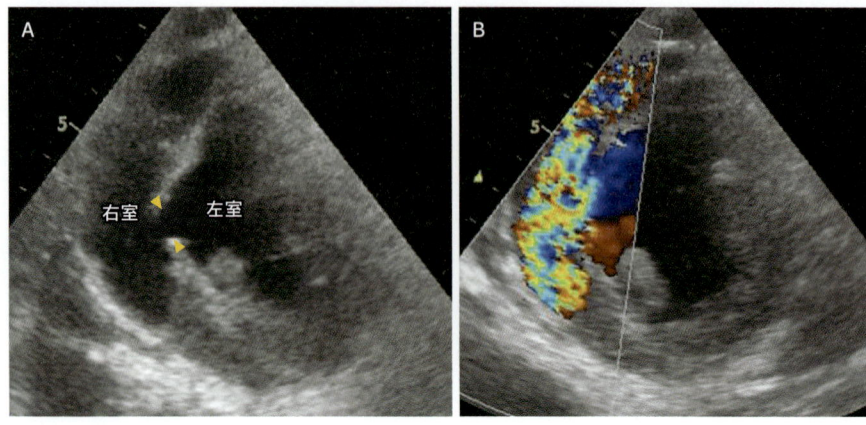

第Ⅱ部　応用編——B．疾患別にみた心エコー診断の実際

図2　心室中隔穿孔
75歳男性，高血圧・脂質異常症・喫煙歴あり．1週間前に胸部絞扼感があり，翌日まで持続．4日後に呼吸苦が増悪し，6日後に収縮期雑音と心電図異常を認めた．
A：経胸壁心エコー傍胸骨短軸像にて心室中隔穿孔（矢頭）を認める．
B：同部位カラードプラ像．
（千葉大学医学部附属病院循環器内科　西智子先生より提供）

B 心室中隔穿孔

1. 病因と病態

- 貫壁性梗塞をきたした心室中隔の心筋梗塞層への出血の結果として心室中隔穿孔が生じる．
- 心室中隔穿孔は急性心筋梗塞の1〜2％に合併[1]．冠動脈治療後の約0.2％に合併し，院内死亡率は40％と報告されている[2]．
- 収縮期の左右短絡により左室への容量負荷が生じる．拡張末期に左室圧が上昇して左右短絡が生じる場合がある．
- 聴診では左第4肋間から心尖部にかけて全収縮期雑音を聴取．

2. 診断と治療における心エコーの役割

- カラードプラ法を併せた心エコーにより高い感度・特異度で心室中隔穿孔の診断が可能．
- 経胸壁心エコーで診断が困難な場合，経食道心エコーを用いて良好な画像の

描出を試みる．

3. 心エコーでの評価

1 心室中隔の欠損像（図 2A，動画 2）
- 経胸壁心エコーの傍胸骨短軸像および心尖部四腔像から欠損像を検出できる場合がある．
- 心室中隔穿孔の好発部位は，心室中隔の心尖部寄り．

2 左右短絡血流（図 2B，動画 3）
- カラードプラ法による左右短絡血流の描出で穿孔部位や穿孔個数を同定することができる．断層像で明らかな欠損像を描出できなくても，同疾患を疑う場合にはカラードプラ法を用いて丹念に評価．

3 右室の容量負荷所見

4. 心エコーの結果をこう活かす

- 心原性ショックをきたした心室中隔穿孔症例は予後不良であり，迅速に外科的な心室中隔穿孔閉鎖術を検討[3]．
- 近年，カテーテルによる心室中隔穿孔閉鎖術も報告されている[4]．

C 乳頭筋断裂

1. 病因と病態

- 僧帽弁を支持する乳頭筋の断裂により僧帽弁逸脱を生じ，急性僧帽弁逆流症をきたす．急激な左心不全症状を生じる場合がある．
- 乳頭筋断裂の頻度は急性心筋梗塞の約 1％[1]．冠動脈治療後の約 0.3％に合併し，院内死亡率は 27％と報告されている[2]．
- 聴診所見は広く拡散する全収縮期雑音であるが，重症例では左房圧の上昇および左室圧の低下から圧較差が減弱し収縮期雑音が聴取しづらくなる．

2. 診断と治療における心エコーの役割

- 重症例では心雑音を聴取できないことがあり，カラードプラ法を併せた心エコーが診断に有用．

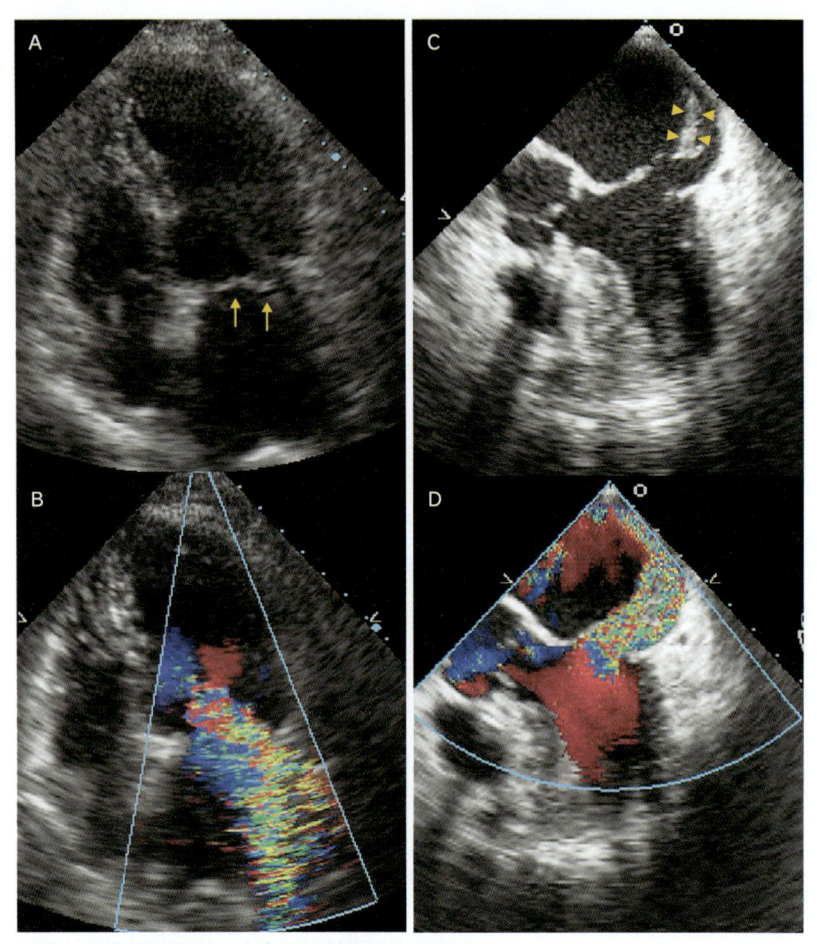

第Ⅱ部　応用編 ─ B．疾患別にみた心エコー診断の実際

図3　後乳頭筋断裂による急性僧帽弁逆流症
57歳男性，高血圧・脂質異常症・喫煙あり．1週間前に胸痛出現し，急性冠症候群の診断で緊急入院．冠動脈造影で左回旋枝に閉塞を認め，冠動脈形成術を施行．2日後に自覚症状はないものの全収縮期雑音が出現し，心エコーにて僧帽弁逸脱を伴う僧帽弁逆流を認めた．
A, B：経胸壁心エコー心尖部四腔像で僧帽弁前尖の逸脱（矢印）を認める．
C, D：経食道心エコーで全断裂した乳頭筋（矢頭）を認める．

- 心エコーにより心室中隔穿孔との鑑別が容易となる．
- 経胸壁心エコーで断裂した乳頭筋の描出が困難な場合，可能であれば経食道心エコーで描出を試みる．

3. 心エコーでの評価

1 僧帽弁弁尖の左房側への翻転（図3A）
- 乳頭筋断裂に伴い，支持されていた僧帽弁弁尖が左房側へ偏位．

2 断裂した乳頭筋の塊状エコー（図3C）
- 後乳頭筋は右冠動脈あるいは左回旋枝の単独支配であるため，前乳頭筋より断裂しやすい．
- 乳頭筋の断裂した位置により完全断裂と部分断裂に分けられる[1,5]．特に部分断裂の場合は，断裂した乳頭筋が左室内にとどまり評価が困難な場合がある．

3 偏位した僧帽弁逆流ジェット（図3B, D）
- 逸脱した弁尖の対側に向かう逆流ジェットを描出．

4. 心エコーの結果をこう活かす

- 高度僧帽弁逆流を伴う乳頭筋断裂は予後不良であり，可及的速やかな外科的治療が必要．
- 乳頭筋の部分断裂で僧帽弁逆流が中等度以下である場合，いったん保存的治療で状態を安定させることも可能[5]．

（柴山謙太郎）

文献

1) 吉川純一, ほか. 冠動脈疾患. 吉川純一編. 臨床心エコー図学. 第3版. 東京：文光堂；2008. pp497-503.
2) French JK, et al. Mechanical complications after percutaneous coronary intervention in ST-elevation myocardial infarction (from APEX-AMI). Am J Cardiol 2010；105：59-63.
3) Slater J, et al. Cardiogenic shock due to cardiac free-wall rupture or tamponade after acute myocardial infarction：a report from the SHOCK Trial Registry. Should we emergently revascularize occluded coronaries for cardiogenic shock? J Am Coll Cardiol 2000；36(3 Suppl A)：1117-22.
4) Attia R, Blauth C. Which patients might be suitable for a septal occluder device closure of postinfarction ventricular septal rupture rather than immediate surgery? Interact Cardiovasc Thorac Surg 2010；11：626-9.
5) Otto CM, et al. 14 Echocardiography in the Coronary Care Unit. The Practice of Clinical Echocardiography. 4th edition. Philadelphia；Elsevier Saunders：2012. pp262-6.

第Ⅱ部　応用編 ─ B. 疾患別にみた心エコー診断の実際

14　特発性心筋症

拡張型心筋症
dilated cardiomyopathy：DCM

> **心エコー検査の ポイント**
> - 左室拡大と収縮能低下の評価.
> - 拡張型心筋症様の心エコー所見を呈する二次性心筋症との鑑別.
> - ほとんどの症例で合併する機能性僧帽弁逆流の評価.
> - 左室内血栓を見落とさない.

1. 病因と病態

- 拡張型心筋症は左室あるいは両心室の拡大と収縮不全に特徴づけられる心筋症[1].
- 病因としては遺伝的要因や後天的要因（ウイルス，自己免疫，アルコール，薬剤など）が考えられているが，半数以上の症例は原因のわからない"特発性"拡張型心筋症.
- 収縮能低下に伴う心拍出量の低下のため労作時呼吸困難感や浮腫などの心不全症状が出現しうるが，心不全症状より先に心室拡大と収縮能低下をきたすことも珍しくない.
- 左室拡大に伴い，ほとんどの症例でさまざまな程度の僧帽弁逆流を合併.

2. 診断と治療における心エコーの役割

- 心エコーは拡張型心筋症の診断において最も重要な検査．しかし心エコーのみで拡張型心筋症と確定診断することはできず，診断過程における役割は，①心機能評価，②他の拡張型心筋症様心エコー所見を呈する疾患との鑑別.
- 特発性拡張型心筋症と診断するためには，虚血をはじめとした二次性心筋症の除外が必須．心エコーのみでこれら二次性心筋症の除外を行うことは不可能であり，心臓カテーテル検査や心筋生検などにより総合的になされるべき．むしろ重要なことは，心エコーを行う際に二次性心筋症の可能性を念頭にお

14. 拡張型心筋症

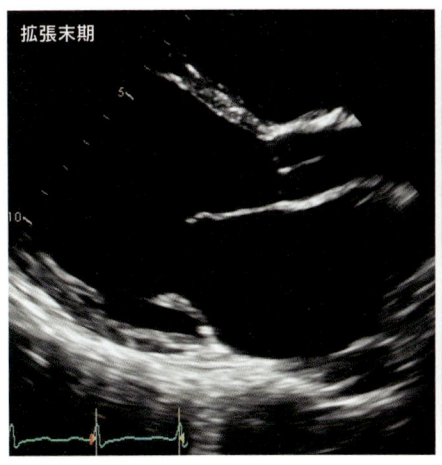

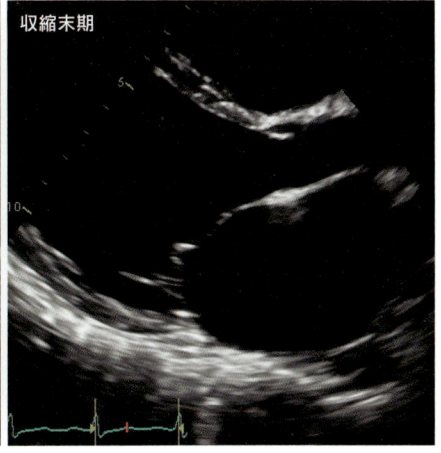

図1　傍胸骨長軸像
左室内径の拡大（左室拡張末期径/収縮末期径＝73/68 mm）と収縮能低下（左室駆出率27 %）を認める．

けるかどうか（後述の「6. ピットフォール」参照）．
- 治療においては，拡張型心筋症は基本的には進行性の疾患であるが，β 遮断薬などの薬物治療により改善（リバースリモデリング）する症例もあり，心エコーによる経過観察は必須．

3. 断層法での評価

1 傍胸骨長軸像（図1，動画1）
- 左室拡大，収縮能低下，左房拡大が観察される．
- 左室拡大を表す簡単かつ再現性の高い指標として傍胸骨長軸像での左室内径がよく用いられる．

2 傍胸骨短軸像（動画2）
- 拡張型心筋症の典型例では左室壁の菲薄化と壁運動低下をびまん性に認める．
- 冠動脈の走行に一致した局所壁運動異常（アシナジー）や壁の菲薄化は虚血性心筋症の可能性を示唆．

3 心尖部像（図2，動画3）
- 心尖部二腔および四腔断面像からmodified Simpson法を用いて左室容量，左室駆出率を測定．

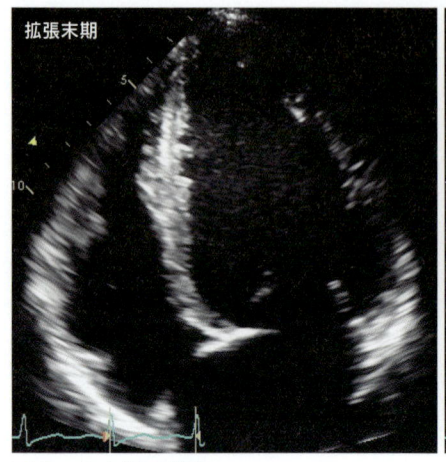

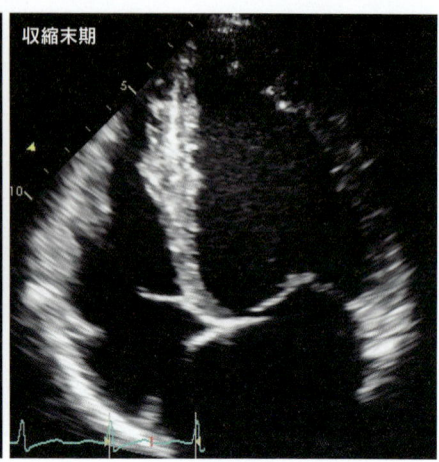

図2　心尖部四腔像
四腔の拡大を認める.

4. 重症度診断

1 断層法での重症度評価

- 左室拡大の程度，左室収縮能低下の程度を評価．
- 重症例では右室拡大，右室収縮能低下を合併することから，これらの評価を定性的，定量的（右室内径，右室内腔面積）に行う．
- 下大静脈径の拡大および呼吸性変動の評価は右房圧の推定に有用であり，水分貯留有無の判断に有用．

2 ドプラ法による重症度評価

- ドプラ法により，①心拍出量の計算，②左室拡張能の評価，③肺動脈圧の推定，④僧帽弁逆流，三尖弁逆流の評価を行う．
- パルスドプラ法により，心機能の重要な因子である心拍出量を定量的・非侵襲的かつ簡便に求めることが可能．
- パルスドプラ法による左室流入血流速波形の評価は，左房圧および拡張機能の推定や治療効果の評価に有用な指標（図3）．
- 連続波ドプラ法により三尖弁逆流速度を測定し，肺高血圧の非侵襲的な評価が可能．重症例では肺高血圧を合併し，また心不全増悪時には肺高血圧は増悪．
- 重症例では重度の僧帽弁逆流，三尖弁逆流を合併することが多く，カラード

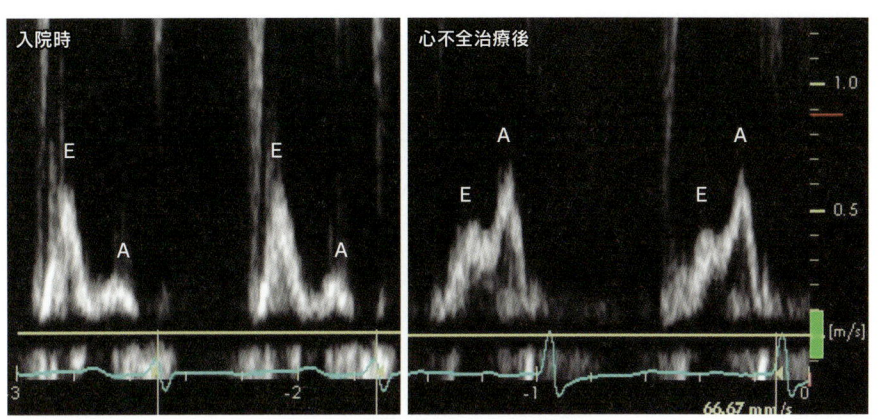

図3 心不全増悪による入院時と治療後の左室流入血流速波形
入院時は拘束型だったが（左），心不全治療後に弛緩障害型へと変化した（右）．

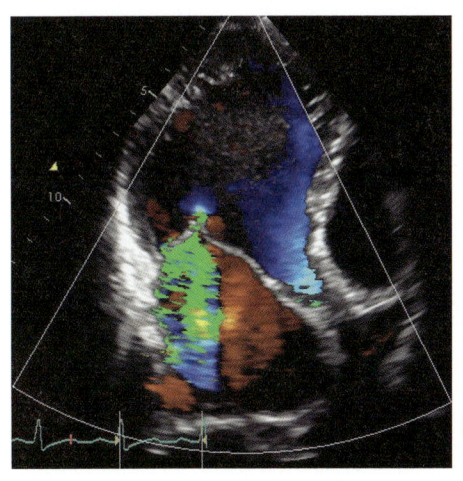

図4 拡張型心筋症に合併した重度僧帽弁逆流（機能性僧帽弁逆流）

プラ法により逆流重症度を評価．

5. 疾患に伴って見られる重要な心エコー所見

1 僧帽弁逆流（図4，動画4）

- 左室拡大に伴い，乳頭筋が外側に変位し，弁尖を牽引する（テザリング〈tethering〉）ことにより，さまざまな程度の僧帽弁逆流を合併し，機能性僧帽弁逆流と呼ばれる．

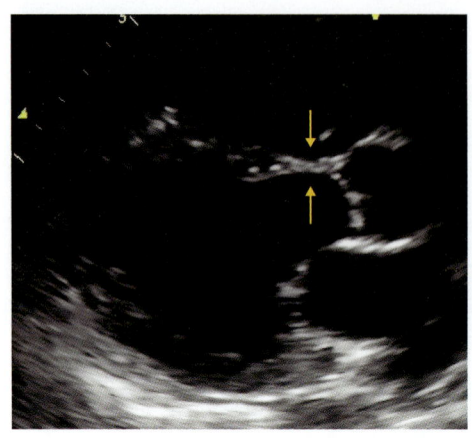

図5 左室拡大，収縮低下に加え，心室中隔基部の菲薄化（矢印）を認めた症例
心筋生検にて心サルコイドーシスと診断された．

2 三尖弁逆流
- 右室拡大合併例や肺高血圧合併例に認める．
- 前述のごとく三尖弁逆流速度の測定により肺高血圧合併の非侵襲的な評価が可能．

3 左室内血栓
- 左室内血栓は多くの場合心尖部に認められ，血流のうっ滞が原因と考えられる．
- 心エコーは左室内血栓の存在診断だけではなく，大きさ，形態，可動性，付着部位などの詳細な観察が可能．

6. ピットフォール

- 二次性心筋症の可能性を疑う．
- 心エコー上，左室の拡大や左室壁運動低下を認めても拡張型心筋症とは限らない．心筋症の種類は多く，他の検査を組み合わせたとしてもすべてを鑑別することは容易ではないが，治療方針の決定，病態解明のためにはきわめて重要．
- 日常診療において拡張型心筋症類似の病態を呈する比較的頻度の高い疾患の鑑別は常に心がける必要がある．例として図5の症例は拡張型心筋症様の心エコー所見を呈したが，注意して観察すると心室中隔基部の菲薄化を認める（動画5）．心室中隔基部の菲薄化は心サルコイドーシスに特異的な所見

とされ，本症例は心筋生検により心サルコイドーシスと確定診断され，ステロイド治療が行われた．

7. 心エコーの結果をこう活かす

- 拡張型心筋症は進行性の疾患であり，経時的に左室拡大，収縮能低下の進行の有無を正確に記録していくことはきわめて重要．
- 予後予測に関して，中等度以上の僧帽弁逆流，拡張機能障害，右室機能不全，右室拡大の合併は予後不良とされている．
- 過労や感染などを引き金とし心不全増悪をきたしたときには，下大静脈径の拡大と呼吸性変動の減弱，僧帽弁逆流，三尖弁逆流の増悪がみられ，肺高血圧も増悪．
- 症例の全体像を考えながら心エコーを行い，診断，病状の経過観察，予後予測，状況把握を行うことが重要．

（木岡秀隆，坂田泰史）

文献

1) 日本循環器学会，ほか．循環器病の診断と治療に関するガイドライン 2011．拡張型心筋症ならびに関連する二次性心筋症の診療に関するガイドライン．

第Ⅱ部 応用編 —B. 疾患別にみた心エコー診断の実際

15 特発性心筋症 肥大型心筋症
hypertrophic cardiomyopathy：HCM

心エコー検査の ポイント

- HCM の特徴である心筋の肥大程度と分布を把握．
- ドプラ法で左室流出路あるいは左室内の加速血流を観察し，圧較差を測定．
- 高頻度に合併する僧帽弁逆流を評価．
- 心尖部瘤を見落とさない．

1. 病因と病態

- HCM とは，高血圧や弁膜症など明らかな心肥大の原因がないにもかかわらず左室ないしは右室心筋の異常な肥大を起こす疾患．
- 高血圧や弁膜症によるものと違い，不均一な心肥大を呈するのが特徴．
- HCM の最も重要な組織学的特徴として，心筋細胞肥大，心筋の錯綜配列，線維化が挙げられる．
- HCM の病態は多岐にわたり，無症状で経過するものが多いものの，心不全や塞栓症をきたす例もあり，突然死の原因にもなりうる．

2. 診断と治療における心エコーの役割

- HCM の診断には，不均一な心肥大を検出することが必要であるため，比較的簡便な心エコーは，HCM 診断の中心的役割を果たす．
- 心エコーにて画像不良例や心筋局所の壁厚評価が不十分な場合には，心臓 MRI が有用．
- 無症候であっても 1～2 年ごとの経過観察が必要．

3. 心エコーでの評価

- 断層法により，左室のサイズと左室肥大のパターンを評価することが重要．

15. 肥大型心筋症

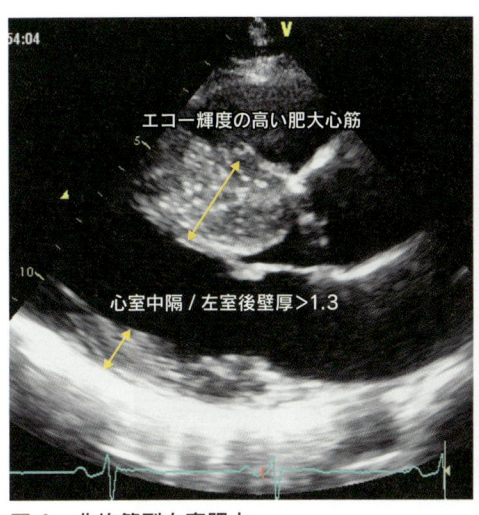

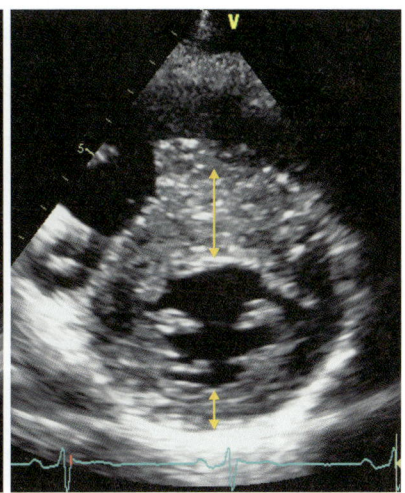

図1 非均等型左室肥大
左：胸骨左縁アプローチ長軸像，右：短軸像．

- 肥大した心筋のエコー輝度は，壁肥厚のない部位と比較して軽度上昇していることが多い．

1 HCMの分類 ── 左室肥大のパターンによる形態学的分類
- 左室肥大のパターンはさまざまで，非均等型左室肥大であることが特徴．
- 特に心室中隔厚と左室後壁厚の比が1.3以上の場合，asymmetric septal hypertrophy（ASH）と呼ばれ，HCM全体の80％を占めている（図1）．

①非閉塞性肥大型心筋症（hypertrophic nonobstructive cardiomyopathy：HNCM）
　左室流出路に狭窄のないHCMで，単にHCMといえばこのタイプのことを指す．
②閉塞性肥大型心筋症（hypertrophic obstructive cardiomyopathy：HOCM*）
　左室中隔基部の肥厚により左室流出路狭窄をきたしたタイプ（図2，動画1，2）．
③心室中部閉塞性肥大型心筋症（midventricular obstruction：MVO）
　心室中部の壁肥厚により左室内部狭窄をきたしたもの．

＊：HOCMの用語は，最近はあまり使用されていない．

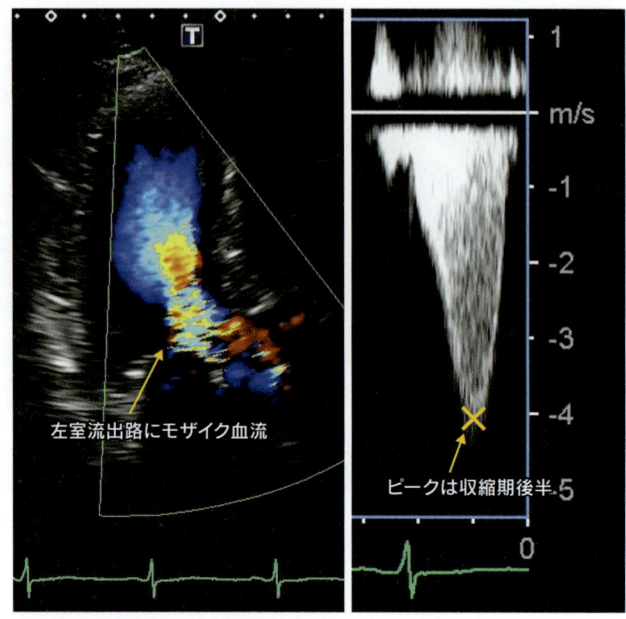

図2 閉塞性肥大型心筋症の症例
左：心尖部長軸カラードプラ像，右：同部位の連続波ドプラ波形．

④**心尖部肥大型心筋症（apical hypertrophy）**
　心尖部の肥厚が特に著しいタイプの HCM（**動画 3**）．

2 左室収縮能，拡張能の評価

- 左室収縮能は比較的保たれるものの，パルスドプラ法による左室流入血流速波形の拡張早期波（E 波）の減高，心房収縮期波（A 波）の増高，E 波の減衰速度（deceleration time：DcT）の延長を認め，拡張障害パターンとなることが多い（図 3）．
- 左室収縮能の障害を伴い左房圧が上昇すると E 波は増高，DcT は短縮し，拘束型パターンとなることがある．

4. 疾患に伴ってみられる重要な心エコー所見

1 収縮期僧帽弁前方運動（systolic anterior motion：SAM）

- HOCM により収縮期に僧帽弁が前方（中隔側）に動き左室流出路狭窄をきたす現象（図 4）．

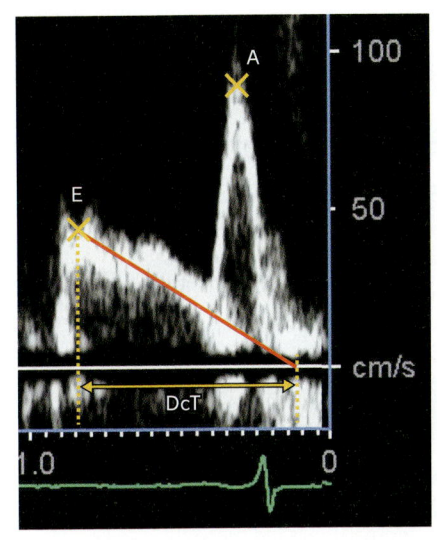

図3 左室流入血流速波形
DcT：減衰速度.

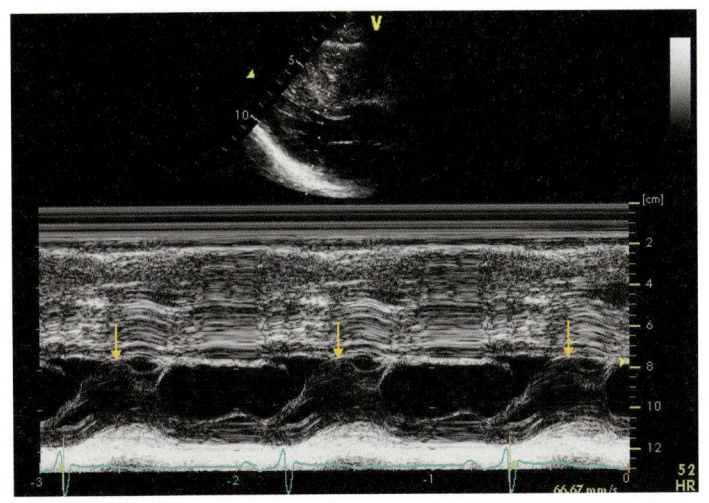

図4 収縮期僧帽弁前方運動（矢印）

2 大動脈弁収縮期半閉鎖

- HOCMにより大動脈弁は収縮早期に完全に開口するが収縮中期以降に半閉鎖する現象（図5）.

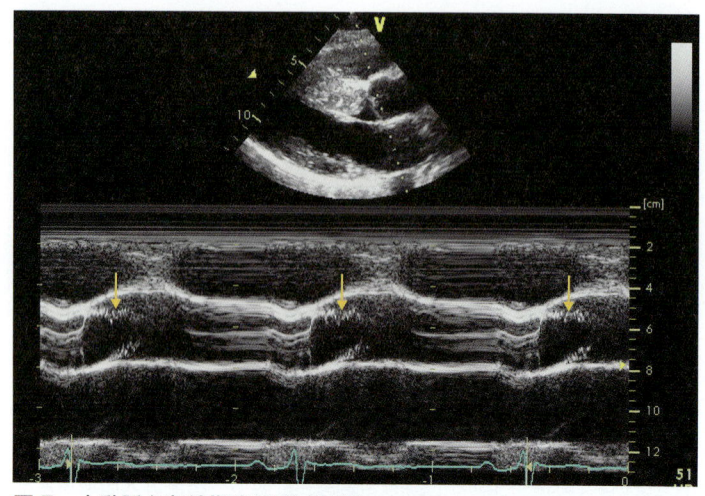

図5 大動脈弁収縮期半閉鎖（矢印）

3 僧帽弁逆流
- HOCMでは，SAMが生じることで僧帽弁の接合にゆがみが生じ，僧帽弁逆流を合併することがある（図6，動画4）．

4 心尖部瘤
- 心尖部肥大型心筋症や心室中部閉塞性心筋症では，時に心尖部瘤を合併することがある．

5 拡張相肥大型心筋症（dilated phase of hypertrophic cardiomyopathy：D-HCM）
- 駆出率50％以下の左室収縮障害を認めた場合，D-HCMと呼ばれる．
- D-HCMは，拡張型心筋症に類似し，左室内腔が拡大し，左室壁運動の低下を認め，病態の進行とともに心室壁は徐々に菲薄化していく．

5. ピットフォール

1 左室流出路，左室内狭窄における圧較差計測の注意点
- 連続波ドプラ法で狭窄部を含めた血流速が2m/sを超える場合，何らかの狭窄病変があると考えられるが，大動脈弁狭窄が合併していることや僧帽弁逆流の血流をとらえていることがあり，注意が必要．

15. 肥大型心筋症

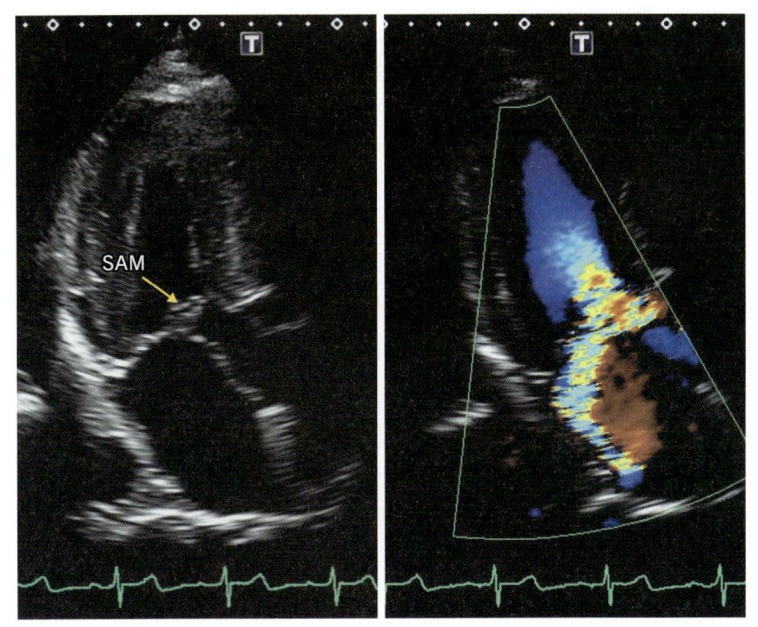

図6 収縮期僧帽弁前方運動（SAM；矢印）による中等度の僧帽弁逆流
左：心尖部長軸像，右：カラードプラ像．

2 安静時だけでは評価不十分な圧較差
- 狭窄部位の圧較差は前負荷や後負荷により大きく変動する．症状があるにもかかわらず安静時の心エコーにて圧較差が大きくない場合には，バルサルバ負荷や運動負荷心エコーなどを行う必要がある．

6. 心エコーの結果をこう活かす

1 薬物治療の選択
- 左室内圧較差を認める場合には，それを軽減させるため，β遮断薬やカルシウム拮抗薬，Ia抗不整脈薬が用いられる．
- 心不全治療としては，ACE阻害薬，利尿薬などが用いられる．

2 侵襲的治療の適応
- 左室内圧較差が重度な場合や，HOCMにSAMや僧帽弁逆流が合併している場合には，経皮的心筋中隔アブレーションや左室中隔切除術，僧帽弁形成術，僧帽弁置換術が必要となる．

（大西俊成，坂田泰史）

第Ⅱ部　応用編 — B. 疾患別にみた心エコー診断の実際

16 特発性心筋症
拘束型心筋症
restrictive cardiomyopathy：RCM

心エコー検査のポイント

- 左右どちらかの心室または両心室の拘束性心室充満と拡張期容積の減少を認め，心室の壁厚と収縮能は正常または正常に近いことを特徴とする心筋疾患．
- 経僧帽弁血流速波形はE波の増高と減速時間の短縮，A波の減高，A波持続の短縮などの拘束型パターン．
- 収縮性心膜炎との鑑別においても心エコーは重要．
- 拘束型拡張機能障害をみたときには，RCMの可能性も考慮．

1. 病因と病態

- RCMはきわめてまれな疾患であり，左室拡張障害を主体とする①硬い左室（stiff left ventricle）の存在，②左室拡大や肥大の欠如，③正常または正常に近い左室収縮機能，④原因（基礎心疾患）不明，の4項目を特徴とする．
- 病因は不明であるが，心筋細胞と細胞外マトリックスの異常が考えられる．
- 病態生理学的特徴は，左室コンプライアンスの低下に起因する左室拡張末期圧上昇，およびそれによる左房や右心系の圧上昇．
- WHO/ISFCの心筋症の定義と分類においては，拘束型心筋症は「心筋症」に属する特発性拘束型心筋症と，「特定心筋症（二次性心筋症）」に属する心アミロイドーシス，ファブリ病，ヘモクロマトーシス，心サルコイドーシス，心内膜線維弾性症などに大別される．

2. 診断と治療における心エコーの役割

- 特発性心筋症調査研究班は，「拘束型心筋症の診断は，①心拡大の欠如，②心肥大の欠如，③正常に近い心機能，④硬い左室といった所見が必須であり，⑤ほかの類似疾患との鑑別診断がされていることが必要である」と提唱．

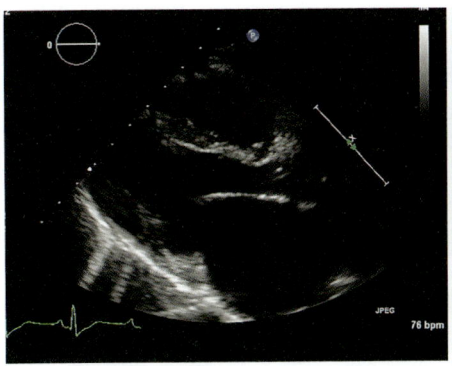

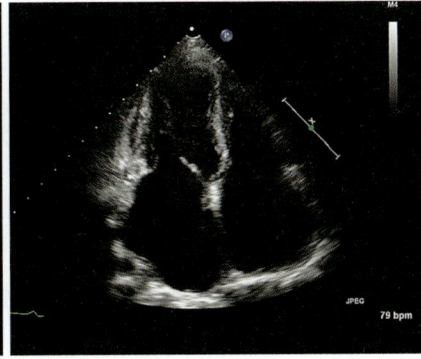

図1 拘束型心筋症
左：傍胸骨左室長軸像，右：心尖部四腔像．
(東京大学医学部附属病院検査部/循環器内科　大門雅夫先生より提供)

- 上述した項目を満たすか否かを判断するうえで，心エコーはきわめて有用で多くの情報を提供．
- しかし，最終的な診断には心臓カテーテル検査を含む総合的な判断が必要．

3. 心エコーでの評価

1 断層法（図1，動画1，2）
- 心拡大の欠如：左室拡張末期径≦55 mm．
- 心肥大の欠如：心室中隔壁厚≦12 mm．
- 左房拡大：左房径＞50 mm，左房容積＞140 mL．
- 心膜肥厚がない．

2 ドプラ法：典型的なドプラ所見は拘束型パターンの拡張障害
僧帽弁血流速波形（図2），三尖弁血流速波形
- 硬い心室のため，拡張早期波（E波）は増高，その減速時間（DT）は短縮．
- 心室拡張期圧上昇のため，心房収縮期波（A波）は通常低下．
- その結果としてE/A比は大きくなる（E/A≧2.0）．
- E波に呼吸性変動を認めない（あっても10％以内）．
- 心室拡張末期圧上昇のため，A波の持続時間は短縮．

肺静脈血流速波形，肝静脈血流速波形
- 左房圧上昇のため収縮期波（S波）は低下，拡張期波（D波）は増大．
- 肺静脈では心房収縮期逆行A波が増大し，持続時間も延長．

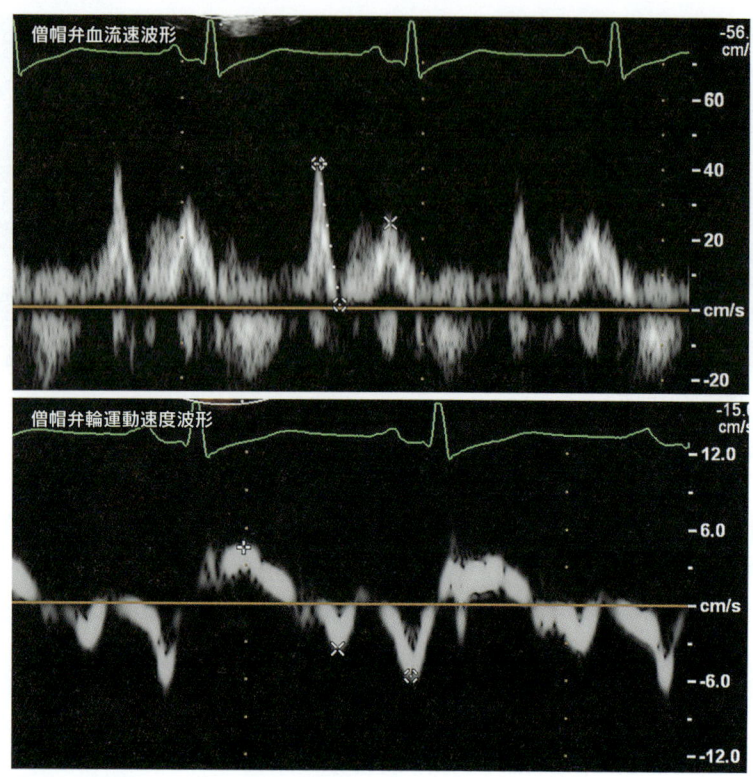

図2 典型的なドプラ所見（拘束型パターン）
（東京大学医学部附属病院検査部/循環器内科　大門雅夫先生より提供）

- 肝静脈では吸気時に拡張期逆流波が増大.

僧帽弁輪運動速度波形（図2）
- RCMでは心筋そのものの異常のため拡張早期僧帽弁輪速度（e'）は低値（< 8 cm/s）を示す.

4. ピットフォール

1 拘束型心筋症と収縮性心膜炎との鑑別
- 両者とも肉眼的には心室の拡大がなく心房の拡大を認めることから，しばしば鑑別の対象とされる．表1に両者の鑑別の手助けとなる心エコー所見を示す．

表1　拘束型心筋症と収縮性心膜炎との鑑別の手助けとなる心エコー所見

	収縮性心膜炎	拘束型心筋症
心膜エコー	高輝度・肥厚（2 mm 以上）	正常
心室中隔の動き（M モード法）	異常（early diastolic dip）	正常
心室中隔の位置（断層法）	septal bounce	正常
左室流入血流速波形の呼吸性変動	呼気時に E 波増高（25 % 以上）	ほとんど変化なし
右室流入血流速波形の呼吸性変動	吸気時に E 波増高（40 % 以上）	ほとんど変化なし
拡張早期僧帽弁輪速度（e′）	正常（≧8 cm/s）	低下（<8 cm/s）
肝静脈血流速波形の呼吸性変動	呼気時に逆流波増高	吸気時に逆流波増高

5. 心エコーの結果をこう活かす

1 収縮性心膜炎との鑑別診断
- RCM は収縮性心膜炎と臨床像が紛らわしいことがあるが，治療法が異なるので心エコーを用いた鑑別診断が重要．

2 心不全の重症度評価
- RCM の主症状は心不全（拡張不全）であり，心エコーによる心不全の重症度評価や治療効果判定が大切．

（和田靖明）

第Ⅱ部　応用編 ― B．疾患別にみた心エコー診断の実際

17　特発性心筋症
たこつぼ型心筋症
takotsubo cardiomyopathy

心エコー検査のポイント

- 冠動脈病変を認めない"たこつぼ"に類似した apical ballooning 様の左室形態を呈する可逆性の心筋収縮障害が特徴.
- 急性期には，急性冠症候群との鑑別診断，心機能障害の重症度評価，合併症の診断といった病態把握が重要.
- 本症の診断には心室壁運動改善の経過観察も重要.
- 急性期の診断および慢性期にかけての改善経過の評価に心エコーが有用.

1．病因と病態

- たこつぼ型心筋症は，冠動脈病変は認めないが急性冠症候群に類似した急性発症を示し，"たこつぼ"に類似した apical ballooning 様の左室形態を呈し，その左室心筋収縮障害は数週間で正常に改善するという可逆性を特徴とする，1990年にわが国で初めて報告された疾患.
- たこつぼ型の急性かつ一過性の左室壁運動異常には，基礎疾患（くも膜下出血，褐色細胞腫，高齢者の非心臓術後など）や誘因（急激なカテコラミンの大量投与，地震災害発生時，激しい精神的ショックなど）があることが多い.
- たこつぼ型心筋症はあくまで形態的な診断名であったが，近年の研究でカテコラミン過剰による急性心筋障害と考えられ，脳血管障害や神経疾患に合併する neurogenic stunned myocardium もたこつぼ型心筋症と同一とみなされている.

2．診断と治療における心エコーの役割

- 心エコーはベッドサイドで簡便に施行可能であり，急性冠症候群との鑑別の際に重要な役割を果たす.

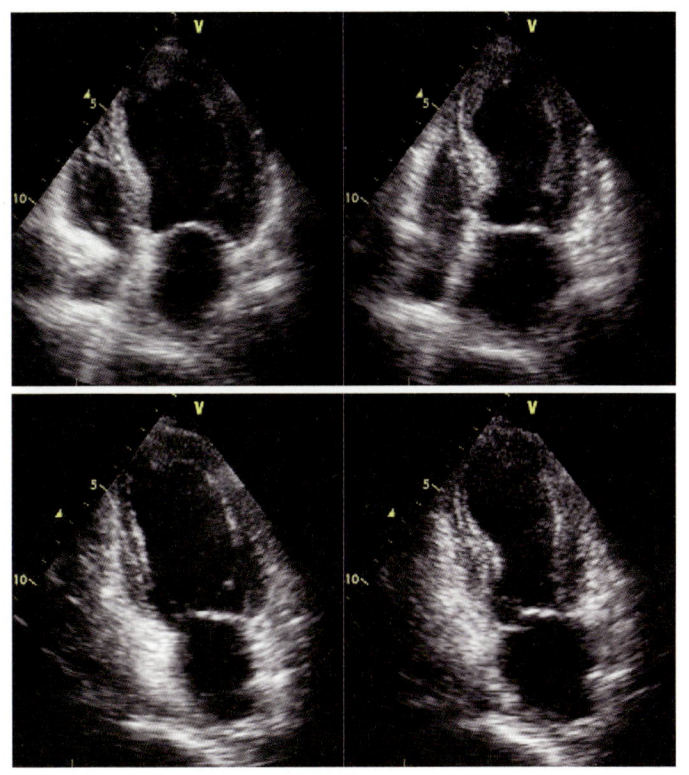

図1 たこつぼ型心筋症(発症時)

- 急性期に心筋障害の部位や範囲を評価するとともに，心機能障害の重症度評価や合併症の診断といった病態把握にも有用．
- 可逆性の心筋収縮障害を特徴とする本症では，非侵襲的に繰り返し行える心エコーで壁運動改善の経過を観察することも重要．

3. 心エコーでの評価

1 心尖部からの左室壁運動異常の評価
- 急性期には，冠動脈支配では説明できない心尖部を中心とした広範囲な左室壁運動低下と心基部の過収縮が最も特徴的な所見(図1，動画1)．
- 左室壁運動低下は可逆性で，発症後2～3日後から数週間後までに正常壁運動に改善．

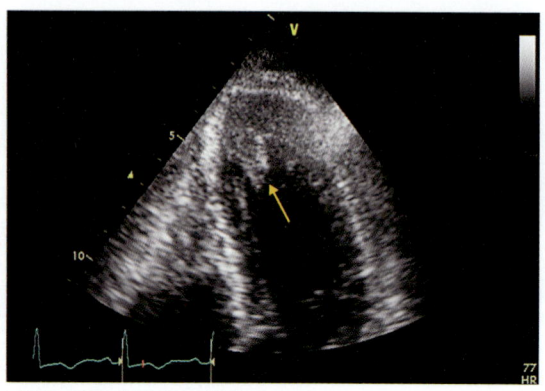

図2　左室心尖部血栓形成

2 合併症の診断
- ポンプ失調，心原性ショック．
- 左室流出路狭窄．
- 左室心尖部血栓形成（図2，動画2）．
- 心室中隔穿孔，心破裂．

4. ピットフォール
1 急性冠症候群との鑑別ポイント
- たこつぼ型心筋症における心尖部壁運動はakinesis～hypokinesisであり，dyskinesisとはならない（図3）．
- 心尖部二腔像で心臓長軸に対して左右対称の特有な形態が描出されれば，たこつぼ型心筋症の可能性が高い．
- たこつぼ型心筋症の壁運動異常は自然回復する．
- しかし，心エコーのみで急性冠症候群とたこつぼ型心筋症を完全に鑑別することは困難．確定診断には，冠動脈病変がないことを冠動脈造影や冠動脈CTで確認する必要がある．

2 非典型例
- 近年，心尖部壁運動異常を認めるapical ballooning様の左室形態を示すclassical typeのみでなく，心尖部以外の領域に壁運動低下が出現する症例が報告されている．

17. たこつぼ型心筋症

図3 心尖部壁運動の違い

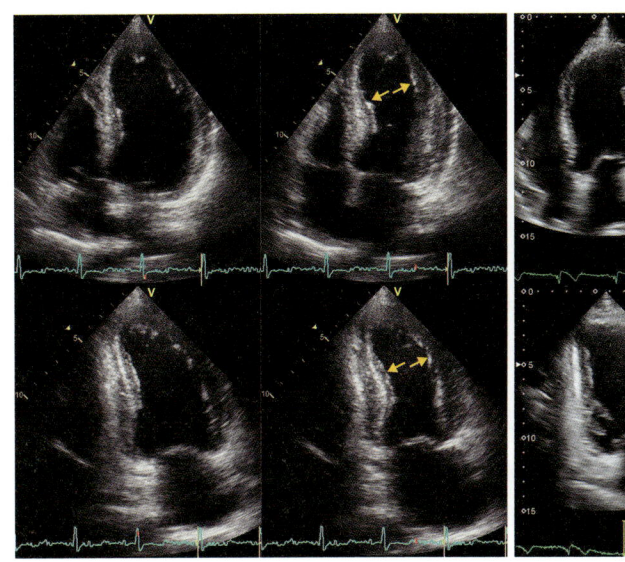

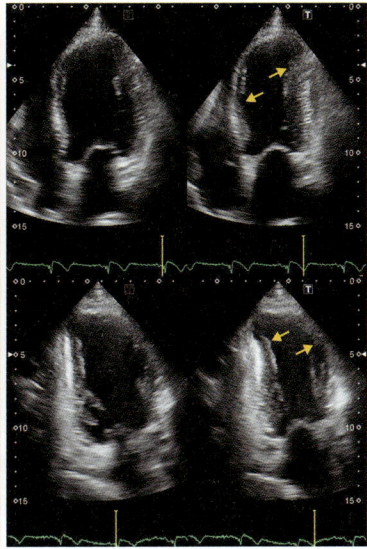

たこつぼ型心筋症　　　　　　急性冠症候群（LAD#6）

- inverted type（逆たこつぼ型）：左室基部あるいは左室中部に壁運動低下を認め，心尖部壁運動は保たれている．
- RV involvement type：左室壁運動異常に右室心尖部や右室中部の壁運動異常を合併する症例．

5. 心エコーの結果をこう活かす

1 心機能の重症度評価
- 左室収縮能および左室拡張末期圧や左房圧の上昇，左室流出路狭窄の有無を心エコーで評価することは，重症例の検出や治療法の選択に有用．

2 合併症の診断
- 予後は一般的に良好であるといわれているが，心不全，心原性ショック，重症不整脈，心破裂などの急性期合併症は予後悪化因子であり，心エコーにより合併症の有無を的確に診断することが早期治療には重要．

（和田靖明）

第Ⅱ部　応用編 — B．疾患別にみた心エコー診断の実際

18　特発性心筋症

急性心筋炎
acute myocarditis

心エコー検査のポイント

- 急性心筋炎の心エコー所見は非特異的であり，多種多様な心筋症（拡張型・肥大型・拘束型・虚血性など）に似た様相を呈する．
- 急性心筋炎は非特異的な症状や所見から診断は困難であり，疑ってかからないと正しい診断と治療方針には到達できない．
- 感冒様症状，胸痛，意識障害，心不全，不整脈を認めるときや心筋症様の心エコー所見に遭遇したときには，心筋炎を鑑別診断の一つとして挙げることが重要．
- 左室壁運動低下，浮腫状左室壁肥厚，左室内腔狭小化，心嚢液貯留に注意．
- まずは急性心筋炎と診断すること，次に劇症化に備えることがポイント．

1. 病因と病態

- 心筋炎とは，何らかの原因で心筋組織に炎症病変が惹起された病態の総称．
- 急性心筋炎は，自然軽快する軽症例から急激に生命危機に直面する劇症例までその重症度は幅広く，その病態は多岐にわたる．
- 急性心筋炎のなかで発病初期に心肺危機に陥るものを劇症型心筋炎（fulminant myocarditis）と呼ぶ．
- 多くの急性心筋炎患者では，感冒様症状（悪寒，発熱，頭痛，筋肉痛，全身倦怠感など）や消化器症状（食思不振，悪心，嘔吐，下痢など）が先行．
- 急性心筋炎をいかに疑い，正しく診断対処するかでその後の予後が規定される．

2. 診断と治療における心エコーの役割

- 急性心筋炎の診断，病態評価，治療効果判定のすべての過程において最も重要な検査は心エコーである．ただし，確定診断としては心筋生検が必要．
- 急性心筋炎の診断と治療には特徴的な心エコー所見をよく理解し，その経時的観察が重要．
- 劇症化の指標に左室壁運動の経時的観察が重要．

3. 心エコーでの評価

1 びまん性左室壁運動低下

- 心筋炎症部位にほぼ一致して左室のびまん性壁運動低下がほとんどの症例で観察される．
- 時に局所壁運動異常を呈する症例もあるが，心筋炎では心筋梗塞のように非梗塞部位が代償的な過収縮を示す症例はない．
- 病初期には壁運動異常をきたさない場合もあるため，壁運動が正常でも心筋炎の否定はできない．
- 左室の壁肥厚や内腔狭小化，心囊液貯留を伴う場合には心筋炎が疑わしい．

2 一過性の浮腫状左室壁肥厚

- 急性期には多くの症例で心筋細胞の間質に炎症に伴う浮腫が出現するために一過性の左室壁肥厚が観察される．急性期を乗り切れば1～2週間ほどで正常化（図1，動画1～4）．
- 急性期に心不全を呈する心疾患で，急性期の一過性左室壁肥厚は急性心筋炎の診断と治療経過の指標として重要．

3 左室内腔の縮小または拡大

- 急性期では一過性の浮腫状左室壁肥厚により左室内腔（左室拡張末期径：LVDd）が極端に小さくなっている症例が存在（特に劇症型心筋炎）（図1，動画1～4）．
- 左心不全の増悪に伴いLVDdが拡大して拡張型心筋症と鑑別できないような形態を示す症例も存在．
- LVDd，左室駆出率（LVEF）などを観察するが，LVEFが保たれていても1回心拍出量が極端に低下している症例が多いので1回心拍出量係数も良い指標となる．

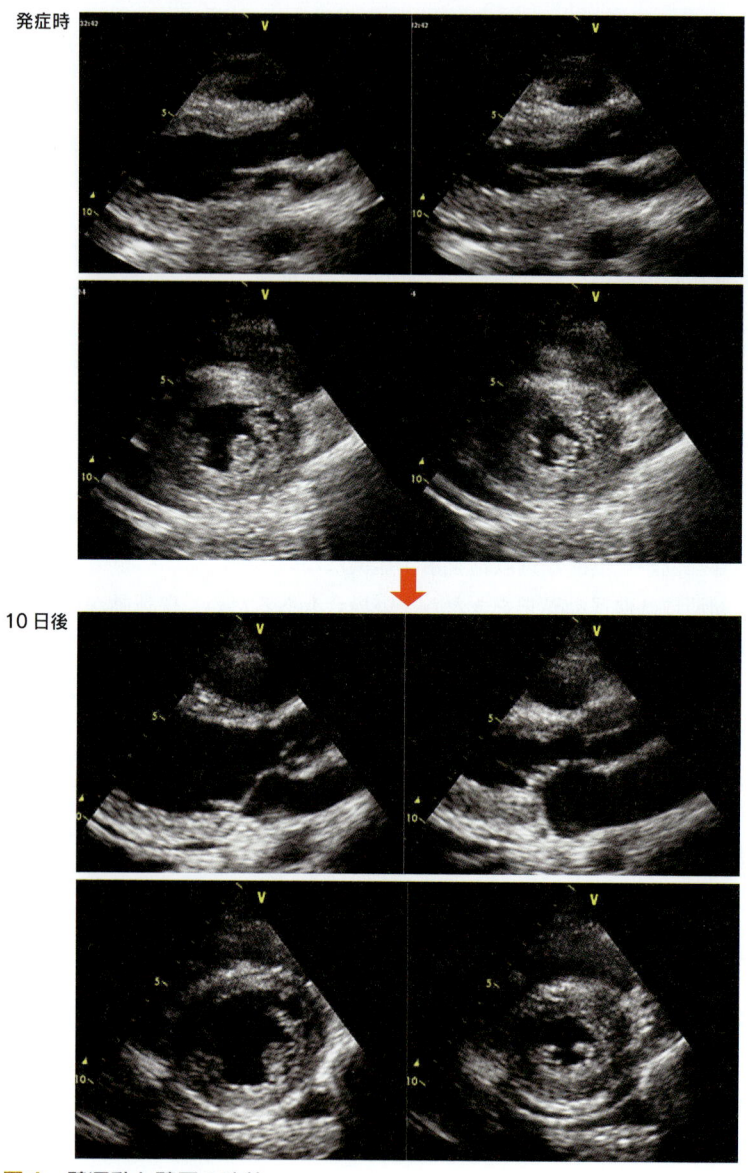

第Ⅱ部 応用編 ― B. 疾患別にみた心エコー診断の実際

発症時

10日後

図1 壁運動と壁厚の改善
発症時にみられた左室のびまん性壁運動低下・壁肥厚・内腔狭小は、治療により急性期を乗り切った10日後にはほぼ正常化し、心臓周囲に貯留した心嚢液も減少した．

4 心嚢液の貯留
- 心膜に炎症が及べば心嚢液が貯留（図1，動画1〜4）．
- 急性に貯留した心嚢液は少量でも心タンポナーデを合併する可能性がある．
- 心嚢液貯留により左室拡張障害をさらに悪化させる可能性がある．

4. ピットフォール
1 急性心筋炎の劇症化の予測
- 来院時低心機能症例や血行動態不安定症例，初期には左室壁運動低下を伴わない場合でも経時的に左室収縮能が低下する症例は，劇症化する危険性がある．
- 極期を乗り越えられた劇症型心筋炎では，心収縮能が正常化する例も多く，左室の壁厚や内腔も正常化する．

5. 心エコーの結果をこう活かす
- 本症は急激に状態が悪化する危険性のある疾患であるため，治療のタイミングを逃さないように，特に急性期には頻回に心エコーを行いながら注意深く管理する必要がある．
- E/A，E/e′，TRPG（三尖弁逆流圧較差），PRPG（肺動脈弁逆流圧較差），IVC（下大静脈径）などの測定による血行動態評価は，併発する心不全の重症度評価のために有用．また，房室弁逆流などの合併症の評価も併せて行う．
- 経皮的心肺補助（PCPS）を用いて極期を乗り越えられた劇症型心筋炎では，PCPS離脱の目安として，左室壁運動の改善や左室駆出時間＞200 msが挙げられる．

（和田靖明）

19 二次性心筋症 高血圧
hypertension

心エコー検査のポイント

- 代償性の対称性左室肥大を認める．
- 左室肥大の進行に伴い多彩な肥大形態を認め，肥大の進行に伴い左室拡張不全，収縮不全を呈する．
- 拡張不全，収縮不全の有無は，予後評価や治療方針の決定において重要．

1. 病因と病態

- 高血圧症例では，後負荷の増大，左室収縮期の壁応力増加に対する代償性反応として左室肥大を認める．
- 肥大の進行に伴い心内膜下心筋虚血が進行し，左室の線維化が生じる．線維化や心肥大により左室拡張障害が生じる．リモデリングがさらに進行すると収縮不全に至る[1]．
- 高血圧は心不全の基礎疾患として最も頻度が高い．特に左室駆出率が保たれた心不全（heart failure with preserved ejection fraction：HFpEF）では高血圧の合併が多い．
- 降圧治療により高血圧症例における心不全発症率が減少することが明らかになっており，適切な降圧治療が重要．

2. 診断と治療における心エコーの役割

- 左室肥大の診断精度は心電図よりも心エコーのほうが優れている．
- 心肥大，左室拡張機能障害，および収縮機能障害の評価によって，適切な治療を行うことができる．

19. 高血圧

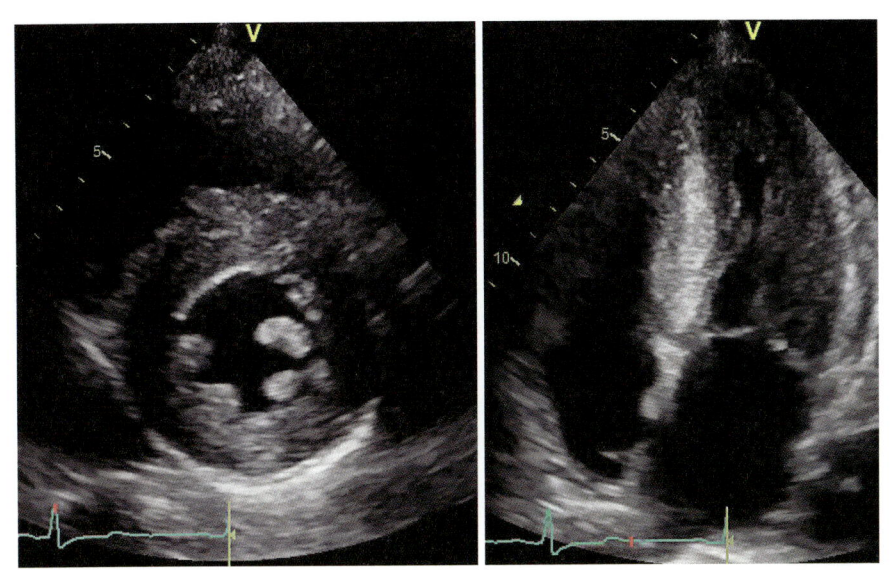

図1 対称性左室肥大
左：拡張末期乳頭筋レベルの短軸像．全周性に15 mm程度の肥大を認める．
右：収縮末期の四腔像．左房の拡大が認められる（左房容量指数：52 mL/m^2）．

3. 心エコーでの評価

1 傍胸骨長軸像，短軸像

左室壁厚
- 一般的には対称性肥大と称される全周性の肥大を認める（図1，動画1, 2）．
- 傍胸骨長軸像，短軸像で，左室中隔・後壁の壁厚を評価．壁厚が12 mm以上あれば左室肥大と診断．圧負荷による代償性肥大では，肥大型心筋症と異なり14〜15 mm程度の肥大にとどまることが多い．
- 左室中隔基部が形態的に最も壁応力がかかるため，病初期には左室中隔基部の肥大が顕著となる場合がある．このような場合，非対称性左室肥大（ASH）や収縮期僧帽弁前方運動（SAM），左室流出路狭窄を認めることがある．

心筋重量，相対的壁厚
- 心筋重量の推定と左室肥大の形式は予後評価において重要．
- 心筋重量と相対的壁厚から，①左室内腔の狭小化を認める求心性リモデリング，②左室内腔の狭小化に加えて心筋重量が増加した求心性肥大，③左室拡

191

大に心筋重量の増加を伴った遠心性肥大に分類される（基礎編「14. 左室肥大の評価」の項目を参照）．特に，求心性肥大は他のリモデリング形態と比較して予後が悪いことが知られている．

左室収縮機能
- 病初期には拡張障害のみを認めることがほとんどで，収縮能は保たれていることが多い．病状の進行に伴い左室線維化・リモデリングの進行により収縮不全を呈する．
- 典型的には左室拡大を伴う遠心性肥大を呈し，拡張型心筋症類似の病態を呈する．
- 傍胸骨長軸像・短軸像では，左室駆出率，左室拡張末期容積の評価を行う．
- 高血圧は虚血性心疾患のリスク因子であり，虚血性心疾患を合併し収縮不全を呈する場合もあり，局所壁運動の有無についても注意．

2 心尖部像
左室拡張機能
- 左室流入血流速波形は病初期には拡張早期波（E）の減高，心房収縮期波（A）の増高により，その比であるE/Aが低下した弛緩障害パターンを呈する（図2）．拡張不全の進行に伴い偽正常化，拘束型のパターンを呈するようになる．
- 組織ドプラ法では，僧帽弁輪部拡張早期速度（e'）が肥大の進行に伴い低下．Eとの比であるE/e'は左室流入圧の上昇を反映し15以上に増大．
- 心尖部四腔像で肺静脈血流波形を記録．弛緩障害ではE波の減高と同様に，D波が減高．加えて，心房収縮期逆流波（Ar）の持続時間が左室流入血流速波形のA波持続時間より延長し，左室拡張末期圧の上昇を示唆．

左房容量
- 左室拡張障害を反映し左房拡大を認める．心尖部四腔および二腔像から左房容量を計測（図1）．

左室収縮機能
- modified biplane Simpson法による左室駆出率，左室拡張末期容積の測定を行い，収縮能低下の有無，左室拡大の有無を評価．
- 左室駆出率が保たれていても，スペックルトラッキング法による長軸方向ストレイン（global longitudinal strain）が低下する場合があり，潜在的な左室収縮機能障害の評価法として期待されている．

19. 高血圧

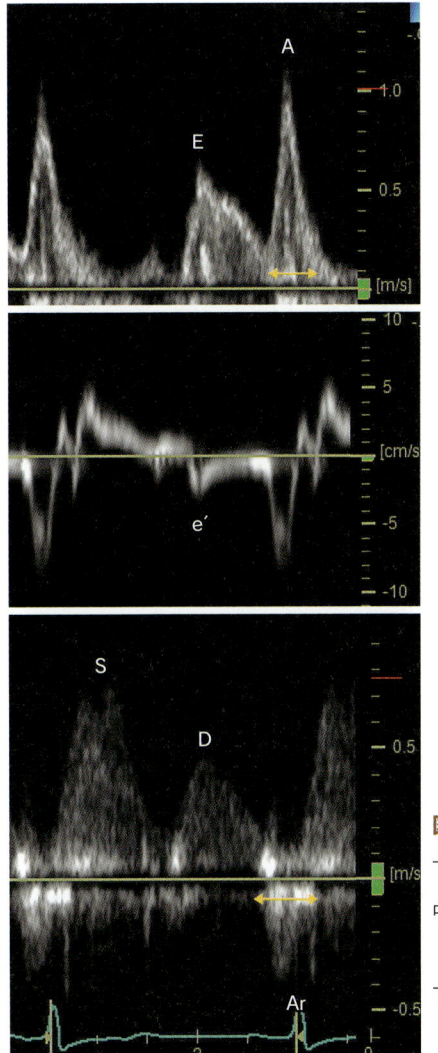

図2　ドプラ法による拡張機能評価
上：左室流入血流速波形は弛緩障害パターンを示す．
中：僧帽弁輪速度波形では僧帽弁輪部拡張早期速度（e'）が減高し，E/e' は 64/4（16）と増大し，左室流入圧の上昇が示唆される．
下：肺静脈血流速波形では心房収縮期逆流波（Ar）持続時間（両端矢印）が A 波持続時間より延長し，左室拡張末期圧の上昇が示唆される．

4. ピットフォール

- 対称性左室肥大や拡張障害などは高血圧性心疾患に特異的な所見ではなく，大動脈弁狭窄症など他の圧負荷疾患や全身疾患に伴う二次性心筋症でも認める所見である．このため弁膜症や他の心筋疾患を鑑別する必要がある．

5. 心エコーの結果をこう活かす

1 高血圧症例
- 左室肥大は高血圧患者の予後を規定する独立の要因であり，死亡率や冠動脈疾患，心不全の発症率が高いとされる（特に求心性肥大の予後が最も不良とされる）．
- 降圧治療の徹底により左室肥大の退縮，予後改善が期待できる．
- 降圧目標値を参考に減塩や体重コントロールなどの生活指導，薬物療法を開始し降圧を行う．カルシウム拮抗薬やACE阻害薬やARBの効果が最も大きいとの報告もあるが，十分な降圧を行うことが最も重要[2]．

2 心不全症例
- 拡張不全以外に，収縮不全を合併しているかどうかが重要．
- 急性期は状況に応じて標準的治療を行うが，高血圧性心疾患では拡張機能不全による心不全をきたすことが多く，利尿薬や血管拡張薬が有用である症例が多い．左室後負荷軽減のため，場合によってはカルシウム拮抗薬の持続点滴も併用．
- HFpEF症例の長期予後改善効果を示す降圧療法は明らかになっていない．
- 左室収縮不全を合併する場合は，ACE阻害薬やARB，β遮断薬が第一選択であるが，体液貯留を認める場合などは利尿薬を併用．アルドステロン拮抗薬は重症心不全患者の予後を改善するとの報告もあり，必要に応じて併用[1,2]．
- 左室収縮不全の原因として，虚血性心疾患などの合併症についても評価，治療を行う．

（瀬尾由広）

文献

1) 日本循環器学会，ほか．循環器病の診断と治療に関するガイドライン 2011．拡張型心筋症ならびに関連する二次性心筋症の診療に関するガイドライン．
2) 日本高血圧学会高血圧治療ガイドライン作成委員会編．高血圧治療ガイドライン 2014．東京：ライフサイエンス出版；2014．

20 二次性心筋症 心サルコイドーシス
cardiac sarcoidosis

> **心エコー検査の ポイント**
> - 心筋障害の部位・程度により，局所壁運動異常，菲薄化・肥厚，心室瘤，弁機能不全，心嚢液貯留などのさまざまな所見を認める．
> - 心室基部の菲薄化は心サルコイドーシスに特異的な所見．
> - 左室収縮能，局所壁運動/形態異常の評価は心サルコイドーシスの診断や治療適応の判断，治療効果の判定に重要．

1. 病因と病態

- サルコイドーシスは非乾酪性類上皮性肉芽腫が肺，肺門リンパ節，皮膚，眼，神経，心臓などのさまざまな臓器に生じる全身性疾患．詳細な病因はいまだ不明．
- わが国のサルコイドーシス症例における心病変合併率は 7 割程度と高率．
- サルコイドーシスの死因の 2/3 以上は心サルコイドーシスによる重症心不全や致死的不整脈であり，心病変はサルコイドーシスの予後を左右する重要な病態．
- 心サルコイドーシスはステロイドを含めた免疫抑制療法による早期治療が奏効する例も多く，病初期から適切な診断を下すことがきわめて重要．

2. 診断と治療における心エコーの役割

- 心サルコイドーシスの診断は，日本サルコイドーシス/肉芽腫性疾患学会による「サルコイドーシスの診断基準と診断の手引き―2006」[1] を基準になされることが多い（表 1）．
- サルコイドーシスの診断は組織診断群と臨床診断群に分け，基準に従って診断される．
- 同診断基準中の心室中隔基部の菲薄化，左室収縮不全（左室駆出率＜50 %），

表 1　心サルコイドーシス診断

サルコイドーシスの診断は組織診断群と臨床診断群に分けて行われる．前者は組織学的に非乾酪性類上皮細胞肉芽腫を認め，下記全身反応を示す検査所見で 2 項目以上，または下記心臓病変を強く示唆する臨床所見がある場合に診断される．後者では組織学的に非乾酪性類上皮細胞肉芽腫は証明されていないが，全身反応を示す検査所見で 2 項目以上を認め，かつ心臓病変を強く示唆する臨床所見がある場合に診断される．

(全身反応を示す検査所見)
1) 両側肺門リンパ節腫脹
2) 血清 ACE 活性高値
3) ツベルクリン反応陰性
4) Gallium-67 citrate シンチグラムにおける著明な集積所見
5) 気管支肺胞洗浄検査でリンパ球増加または CD4/CD8 比高値
6) 血清あるいは尿中カルシウム高値

(心臓病変を強く示唆する臨床所見)
主徴候と副徴候に分け，以下 1)，2) のいずれかを満たす場合に心サルコイドーシスを強く疑う．
1) 主徴候 4 項目中 2 項目以上が陽性の場合
2) 主徴候 4 項目中 1 項目が陽性で，副徴候 5 項目中 2 項目以上が陽性の場合
　(1) 主徴候
　　(a) 高度房室ブロック
　　(b) 心室中隔基部の菲薄化
　　(c) ^{67}Ga-citrate シンチグラフィーでの心臓への異常集積
　　(d) 左室収縮不全（左室駆出率 50 ％未満）
　(2) 副徴候
　　(a) 心電図異常：心室性不整脈（心室頻拍，多源性あるいは頻発する心室期外収縮），右脚ブロック，軸偏位，異常 Q 波のいずれかの所見
　　(b) 心エコー図：局所的な左室壁運動異常あるいは形態異常（心室瘤，心室壁肥厚）
　　(c) 核医学検査：心筋血流シンチグラフィー（^{201}Tl-chloride，あるいは ^{99m}Tc-methoxy-isobutylisonitrile，^{99m}Tc-tetrofosmin）での灌流異常
　　(d) ガドリニウム造影 MRI における心筋の遅延造影所見
　　(e) 心内膜心筋生検：中等度以上の心筋間質の線維化や単核細胞浸潤

(日本サルコイドーシス/肉芽腫性疾患学会．サルコイドーシスの診断基準と診断の手引き—2006．サルコイドーシス 2006；26：77-82[1])

- 局所的な左室壁運動異常あるいは形態異常（心室瘤，心室壁肥厚）はいずれも心エコーによる評価が有用．
- 心エコーによる心ポンプ機能や血行動態指標の所見から，病態に応じてステロイド治療に並行した一般的治療（利尿薬，β遮断薬，ACE 阻害薬，ジギタリス薬などの投与）を行う．

20. 心サルコイドーシス

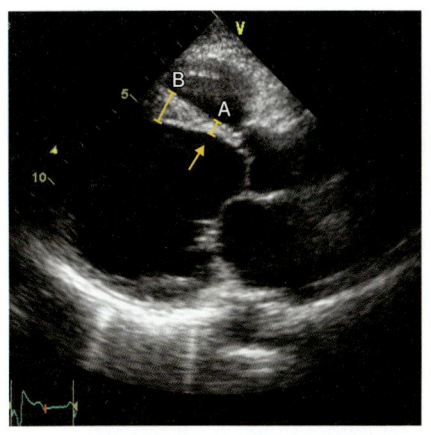

図1 心サルコイドーシスにおける心室中隔基部菲薄化
傍胸骨長軸像で観察された心基部の菲薄化(矢印). A:心室中隔基部壁厚, B:中隔基部側1/3の部位の壁厚.

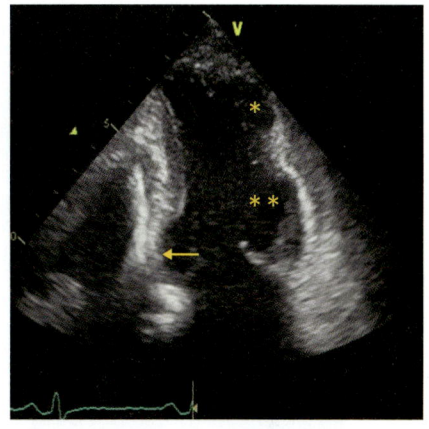

図2 左室後壁, 心尖部の菲薄化
心基部の菲薄化(矢印)に加えて, 心尖部(＊)および側壁(＊＊)にも菲薄化が認められる.

3. 心エコーでの評価

1 傍胸骨長軸像

心室中隔基部菲薄化と壁運動異常

- 傍胸骨長軸像拡張末期に大動脈弁輪部から心尖部方向へ10 mm離れた部位で心室中隔壁厚を測定し(図1), 心室中隔基部壁厚(A)4 mm以下, あるいは壁厚Aと中隔基部側1/3の部位の壁厚(B)の比(A/B比)0.6以下, という特異的所見があれば積極的に心サルコイドーシスを疑う(動画1)[2].
- 中隔基部菲薄化は感度の低い所見であり, この所見が認められなくても心サルコイドーシスを否定はできない.

2 心尖部像

(冠動脈支配に一致しない)局所壁運動異常と壁菲薄化, 心室瘤

- 心室中隔基部以外の病変好発部位は, 左室後側壁, 乳頭筋を含む左室自由壁, 右室自由壁であり, 冠動脈支配に一致しない左室壁運動異常や壁厚異常を示す(図2, 動画2).
- 局所壁運動異常がある症例では心尖部像からmodified Simpson法を用いて左室容積や左室駆出率を算出.
- 心室瘤や高度壁運動低下部位には壁在血栓を生じる場合があり, 高周波探触

197

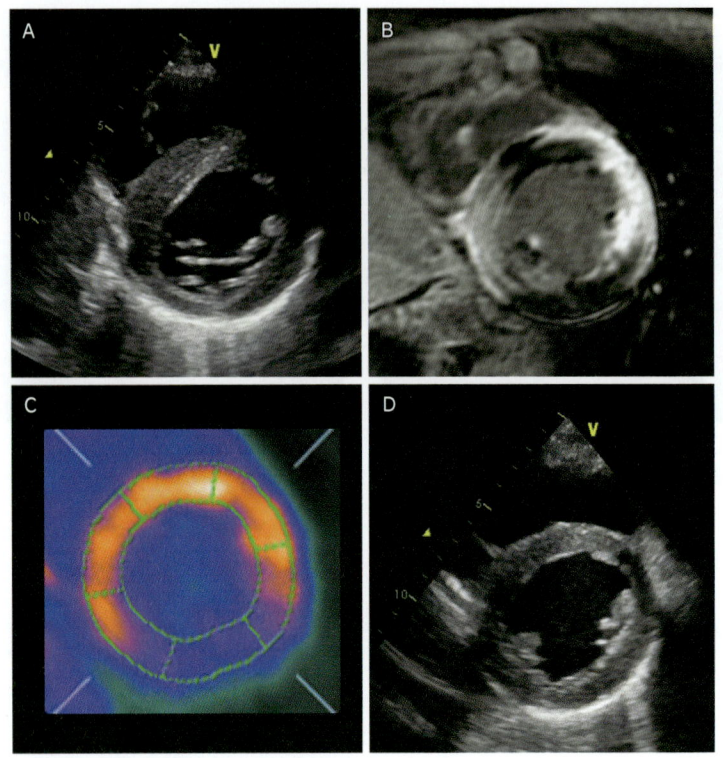

図3 急性期に認められた心肥大
急性期には中隔および側壁の肥大が認められる(A). 同時期に撮影したMRIでは著明な遅延造影像がみられ(B), PETでも同部位に集積が認められる(C). ステロイド治療後には心肥大は改善されている(D).

子を用いてよく観察.

びまん性左室壁運動低下と左室拡大
- 進行例では拡張型心筋症様の高度左室拡大とびまん性壁運動低下や左室の非協調運動 (dyssynchrony) を呈することがある.

心室壁の肥厚
- サルコイド肉芽腫形成に伴う炎症性の間質浮腫から心室壁の局所的肥厚をきたし, 肥大型心筋症様の非対称性心室中隔肥大 (ASH) や心尖部肥大型心筋症様の所見を呈することがある (図3, 動画3).

僧帽弁閉鎖不全
- 左室拡大に伴う弁輪拡大やテザリング (tethering), 左室乳頭筋機能不全か

ら僧帽弁閉鎖不全をきたすことがある．

心嚢液貯留
- 心膜への病変浸潤から心膜炎および心嚢液貯留をきたすことがあり，まれに心嚢液貯留による心タンポナーデが初発症状の場合がある．

4. ピットフォール

- 心エコーだけでは心サルコイドーシスか判断が困難なことがある．
- 心サルコイドーシスの病期や進行度によっては，通常の心エコーでは微細な心筋の異常を検出できない，もしくは他の心筋疾患との鑑別が困難な場合も少なくない．
- 心エコーだけでなく，他の検査所見（心電図，心筋生検，核医学検査，心臓MRIなど）も含め総合的に判断する必要がある（図3）．

5. 心エコーの結果をこう活かす

1 ステロイド治療の適応決定，治療後の効果判定

- 心サルコイドーシスに対するステロイド全身投与の適応の一つは「局所壁運動異常あるいは心ポンプ機能の低下」であり，心エコーでこれらの所見があればステロイド治療の適応となる．
- 治療の効果判定に，心エコーによる左室全体の収縮能・拡張能や左室局所の壁運動・壁厚の評価が有効．

2 心サルコイドーシス未発症例での経過観察

- 心臓以外の臓器でサルコイドーシスと診断後，数年を経て心病変が明らかになる場合がある．低侵襲な心エコーは心電図とともに，心病変未発症例の定期的なスクリーニングに適している[1]．

（瀬尾由広）

文献

1) 日本サルコイドーシス/肉芽腫性疾患学会. サルコイドーシスの診断基準と診断の手引き―2006. サルコイドーシス 2006；26：77-82.
2) Morimoto S, et al. A proposal for diagnostic criteria of basal thinning of the interventricular septum in cardiac sarcoidosis (CS)：a multicenter study. Circ J 2007；70 (Suppl I)：215.

第Ⅱ部 応用編 — B. 疾患別にみた心エコー診断の実際

21 二次性心筋症
心アミロイドーシス
cardiac amyloidosis

心エコー検査の ポイント

- 左室肥大の鑑別診断として常に考えるべき疾患.
- 心筋へのアミロイド沈着による granular sparkling sign が特徴的.
- 心房中隔の肥厚は診断に寄与する特異的所見.
- 拡張不全が心不全の主因となり,病態が進行すると拘束性血行動態を示す.

1. 病因と病態

- アミロイドーシスとは,線維構造をもつ特異的な蛋白であるアミロイドが全身の諸臓器(心臓,腎臓,消化管など)に沈着する疾患.
- 生検で臓器へのアミロイド沈着を証明することにより確定診断.
- 多発性骨髄腫に代表される免疫細胞疾患に伴うアミロイドーシスでは心アミロイドーシスを合併しやすい.
- 心アミロイドーシスは,心臓へのアミロイド沈着に起因する心機能障害をきたした病態.
- 病態は拡張不全を主体とし,息切れ,浮腫などの心不全症状に加え,刺激伝導系障害による種々の不整脈が認められることがある.進行すると拡張不全のみならず,収縮不全も出現.

2. 診断と治療における心エコーの役割

- 左室肥大所見を認める場合は常に鑑別として考えるべき疾患.
- すでに他臓器でアミロイドーシスの診断がなされている場合は,心アミロイドーシスの合併の有無について注意深く観察.
- 高血圧性の左室肥大では心電図で左室高電位が観察されるのに対し,心アミロイドーシスでは心電図で低電位や QS パターンがみられることが多く,鑑

21. 心アミロイドーシス

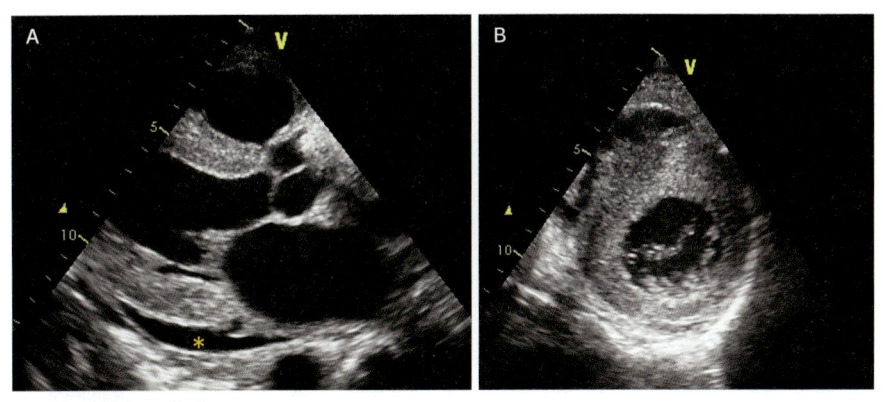

図1 断層像の特徴
傍胸骨長軸像（A）および短軸像（B）において，心肥大に加えて granular sparkling sign が認められる．＊：心嚢液貯留．

別診断の一助となりうる．

3. 心エコーでの評価

1 傍胸骨長軸像

心肥大
- 求心性左室肥大とそれに伴い狭小化した左室が観察される（図1，動画1）．
- 右室肥大が観察されることもある．

granular sparkling sign（心筋内顆粒状光輝）
- 肥大した心筋内の輝度が上昇し，ギラギラとした顆粒状エコーがみられる（図1，2，動画1，2）．

心嚢液貯留
- 心膜腔内の液体貯留（図1）．

左房内血栓
- 心アミロイドーシスでは洞調律であっても心房へのアミロイド沈着によって心房収縮低下が起こり，心房内に血栓が形成されることがある．

2 心尖部像

両心房拡大
- 心室の拡張障害のため，心房は拡大（図1，2，動画1，2）．

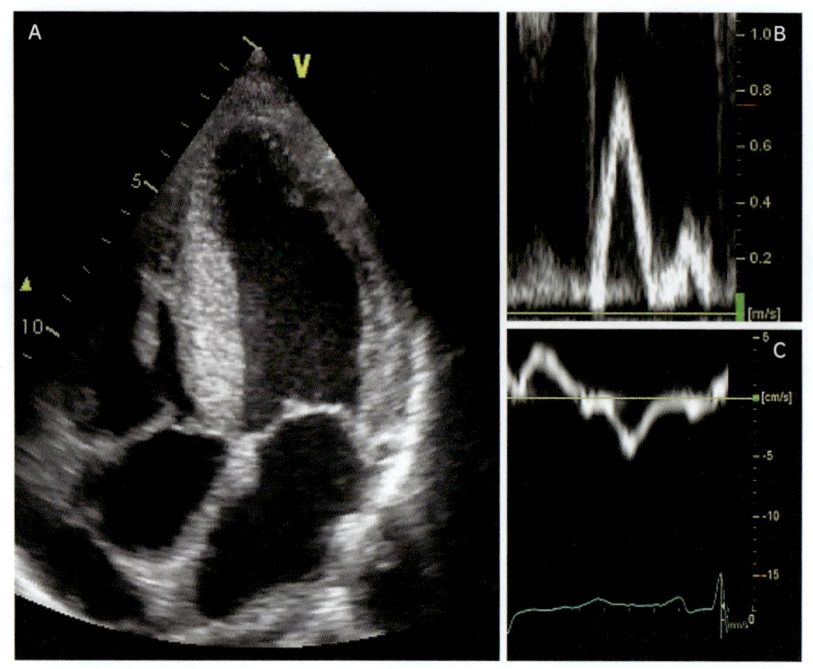

図2　心尖部四腔像と左室流入血流速波形
心尖部四腔像 (A) では心房拡大と心房中隔肥厚を認める．左室流入血流速波形 (B) では E 波 (84 cm/s) の増高と A 波の減高 (34 cm/s) を示し，僧帽弁輪速度波形 (C) では e′ の低下 (5.6 cm/s) を示す拘束性パターンを認める．

拡張障害を示す僧帽弁流入波形
- 病初期は E/A 比が低下した弛緩障害パターンとなるが，進行とともに偽正常化し，末期には拘束型を示す (図 2B, C)．

左室駆出率 (LVEF)
- 病初期にはほとんどの症例で左室収縮能は保たれ，LVEF は正常．
- 進行により収縮不全が出現する場合もある．

心房中隔肥厚
- 特異的所見としてよく観察される (図 2)．
- 経胸壁心エコーで観察しづらい場合は経食道心エコーも有用 (図 3)．

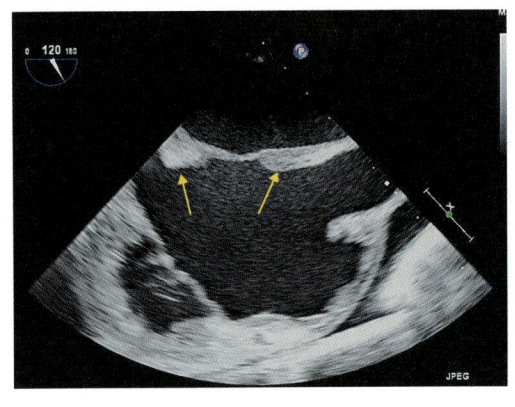

図3　心房中隔の肥厚
経食道心エコーで観察した心房中隔肥厚像（矢印）．中央の薄い部位は卵円窩に相当．

4. ピットフォール

1 他の左室肥大を呈する疾患との鑑別
- 左室肥大を呈する代表的疾患は高血圧症である．鑑別診断の際には高血圧の病歴の有無を確認．
- 心アミロイドーシスでは求心性肥大を呈することが多いが，時に非対称性となる場合もあり，肥大型心筋症との鑑別が困難なことがある．
- ティシュー・ハーモニック・イメージング法を用いていると，正常例でも心筋が高輝度に描出されることがある．granular sparkling sign かの判断に迷う場合は，ティシュー・ハーモニック・イメージング法を解除して観察してみるとよい．

2 収縮性心膜炎との鑑別
- 拘束型血行動態を示すという点で鑑別する必要がある．心アミロイドーシスでは収縮性心膜炎と比較して組織ドプラ法による e′ 波が著明に減少（図2C）．

5. 心エコーの結果をこう活かす

1 アミロイドーシスの診断
- 多発性骨髄腫などの基礎疾患が明らかで，前述のような特徴的所見が得られた場合は，心アミロイドーシスの存在が強く示唆される．
- 他臓器症状がなく，心エコーで心アミロイドーシスが疑われる場合には，心

臓カテーテル検査や心筋生検などによる心アミロイドーシスの確定診断が必要．

2 治療法の選択

- 心エコーで左房圧の上昇が示唆される場合には，利尿薬などの心不全に対する対症療法を考慮する．また，治療前後で心エコーを行い，心不全治療の効果を判定．
- 左房内血栓が認められる場合には抗凝固療法を考慮．
- 抗癌剤治療や骨髄移植が有効であると考えられる場合には，適切な治療を受けるべくアミロイドーシスの治療経験が豊富な専門医に相談．

（瀬尾由広）

文献

1) 厚生労働科学研究費補助金　難治性疾患克服研究事業　アミロイドーシスに関する調査研究班．アミロイドーシス診療ガイドライン2010．2010．
2) Liu D, et al. Echocardiographic evaluation of systolic and diastolic function in patients with cardiac amyloidosis. Am J Cardiol 2011；108：591-8.
3) Tsang W, et al. Echocardiographic evaluation of cardiac amyloid. Curr Cardiol Rep 2010；12：272-6.

22 心膜疾患
心嚢液貯留
pericardial effusion

> **心エコー検査のポイント**
> - さまざまな像での心嚢液の見え方を知る．
> - 心嚢液の量の変化を経時的に観察．
> - 胸水や心周囲脂肪との鑑別を行う．

1. 病因と病態

- 病因の多くはウイルス性心外膜炎または特発性であり，自然軽快することもある．
- その他の原因としては細菌性感染，放射線治療，自己免疫疾患，外傷，悪性腫瘍，薬剤など多岐にわたる．

2. 診断と治療における心エコーの役割

- 心エコーではフリースペースとして描出される．
- 心嚢液の量・性状，胸水など他の構造物との鑑別，心嚢穿刺などに必須．
- 心嚢液の量の変化を経時的に観察できる．
- 常に心タンポナーデの有無に留意する．

3. 断層法での評価

- 貯留液の分布は心膜癒着や体位に影響を受けるが，左側臥位での記録では，わずかな貯留は左室後下壁側の房室間溝部，短軸像では6〜9時方向で認めやすい．貯留液が増加すると後側壁，心尖部に広がり，全周性となる．
- 傍胸骨左室長軸像（図1），左室短軸像（図2），心尖部四腔像（図3），心窩部四腔像（図4）など，さまざまな像で描出可能であるが，経時的な評価には同一像，同一心周期で測定する必要がある．

| 205

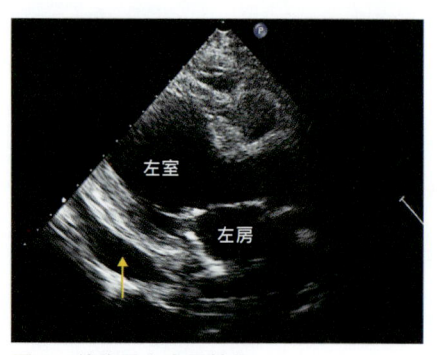

図1 傍胸骨左室長軸像
心エコーフリースペースとして描出される（矢印）．

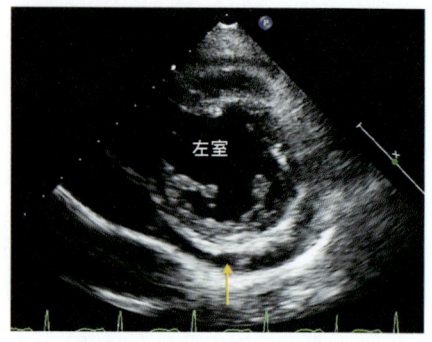

図2 傍胸骨左室短軸像（乳頭筋レベル）

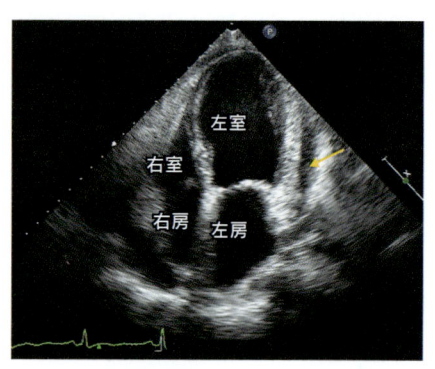

図3 心尖部四腔像

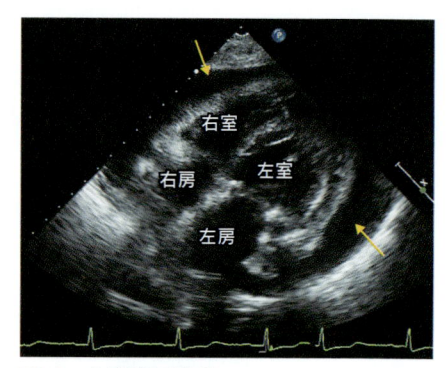

図4 心窩部四腔像

4. 重症度診断

- エコーフリースペースから貯留量を推測できる（**表1**）．

5. 疾患に伴って見られる重要な心エコー所見

- 心嚢液の性状によって，血性や滲出性などを鑑別できる場合がある．
- 血性であれば，血液凝固物がエコー輝度の高い浮遊物，もやもやエコーとして見える（**図5**）．
- 結核性や悪性腫瘍，細菌性の場合は，フィブリンなどによりひも状エコーが見える．

表1　エコーフリースペースによる心囊液貯留量の推測

エコーフリースペース	心囊液の量
<5 mm で収縮期のみにみられる	生理的
<5 mm で全心周期にみられる	ごく少量
<10 mm	少量
10〜20 mm	中等量
>20 mm	大量

傍胸骨短軸断面で左室乳頭筋レベル，拡張末期に計測．

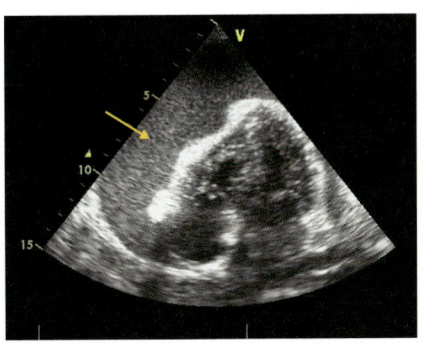

図5　血性心囊液
エコー輝度の高い浮遊物が，もやもやエコーとして見える（矢印）．

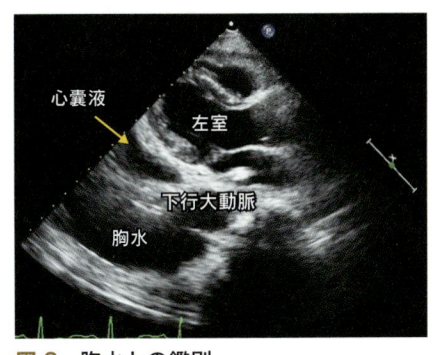

図6　胸水との鑑別
心囊液は下行大動脈より前方に，胸水は下行大動脈より後方に確認できる．

6. ピットフォール

1 胸水との鑑別
- 胸水は傍胸骨左室長軸像において下行大動脈より後方に確認できることで鑑別できる（図6）．

2 心周囲脂肪との鑑別（図7）
- 斑状または粒状エコーを示し，軟部組織密度と一致している．
- 右室前面が好発部位で，傍胸骨左室長軸像と心窩部四腔像が観察に適している．右室前面のみに観察できるエコーフリースペースは脂肪組織を疑う．
- 右室壁とともに動き，心周期に伴う厚みの変化が小さい．

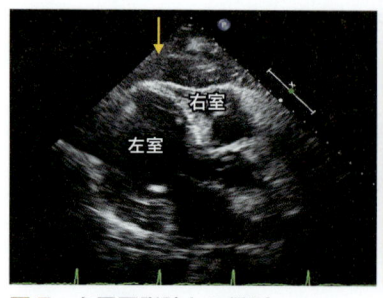

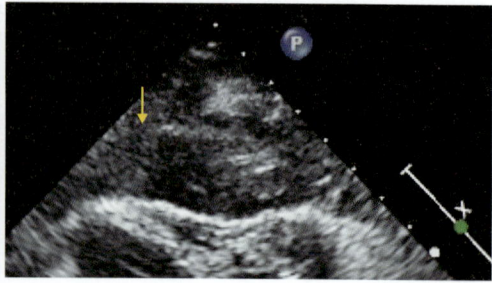

第Ⅱ部　応用編 — B．疾患別にみた心エコー診断の実際

図7　心周囲脂肪との鑑別
右室前面にエコーフリースペースを認める．

7．心エコーの結果をこう活かす

- 心嚢液の性状・分布・量について評価できる．
- 大量の心嚢液貯留，心タンポナーデの治療，または原因検索のための心嚢穿刺を行うために必須．

（森田祐介，田邊一明）

23 心膜疾患
心タンポナーデ
cardiac tamponade

> **心エコー検査のポイント**
> - 心タンポナーデの早期診断に有用．
> - 心嚢液の貯留量ではなく，血行動態に留意．
> - 心嚢穿刺の際にもエコーを用いて安全に行う．

1. 病因と病態

- 心嚢液が貯留することによって心膜腔圧が上昇し，心腔が圧排されることにより静脈からの流入障害の結果，低心拍出，ショックをきたす病態．
- 低血圧，頸静脈怒張，心音微弱化がベックの三徴として有名である．吸気時に収縮期血圧が10 mmHg以上低下する奇脈が観察される．

2. 診断と治療における心エコーの役割

- 心タンポナーデの診断において心エコーは最も感度が高く正確な検査法．
- 心タンポナーデと診断すれば，心エコーガイド下あるいは外科的に心嚢穿刺を行う．

3. 心エコーでの評価（表1）

- 最も特徴的な心エコー所見は右房や右室の虚脱（図1）．
- 心嚢液貯留があり，心臓の振り子様運動と右心系の虚脱所見を認めれば，心タンポナーデを疑う（動画1, 2）．
- さらにドプラ法で僧帽弁および三尖弁流入血流速波形を解析し，診断を確定．
- 心室間の相互依存作用の増強：心室中隔が，吸気時には左室側にシフトして左室内腔の狭小化をきたし，反対に呼気時には右室側にシフトして右室内腔の狭小化をもたらす．これにより，吸気時には1回心拍出量の低下をきたす（図2）．
- コアグラ・タンポナーデ（図3）：開心術後に血性心嚢液貯留から血腫が形

第Ⅱ部 応用編 ― B. 疾患別にみた心エコー診断の実際

表1 心タンポナーデの心エコー所見

心腔の虚脱
・右房の虚脱（収縮早期） ・右室の虚脱（拡張早期）〈図1〉 ・左房の虚脱（収縮早期）
呼吸性変動
・左右心室流入血流速波形の呼吸性変動（吸気時の左室流入血流速度の低下〈図2〉および右室流入血流速度の増加） ・吸気時右室径の増大，左室径の減少
静脈還流異常
・下大静脈径の拡大，呼吸性変動の消失 ・肝静脈の収縮期優位の血流，呼気での拡張期逆流

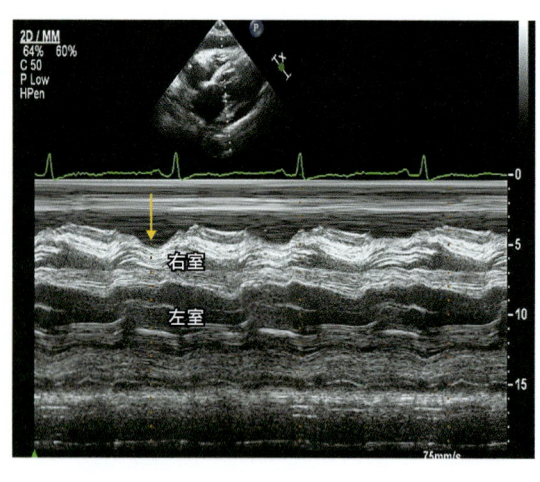

図1 右室腔の虚脱
心嚢液貯留と右室腔の拡張期虚脱を認める（矢印）.

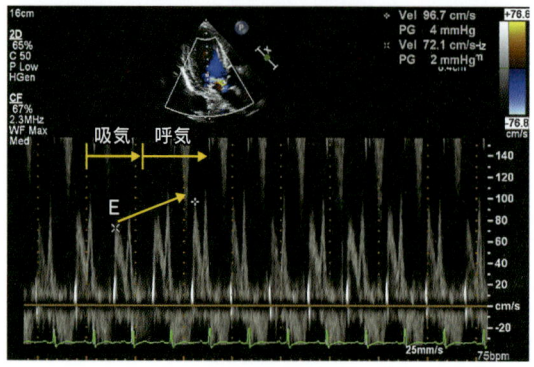

図2 左室流入血流速波形の呼吸性変動
吸気時の左室流入血流速度の低下（矢印）. 30％以上の呼吸性変動を認める.

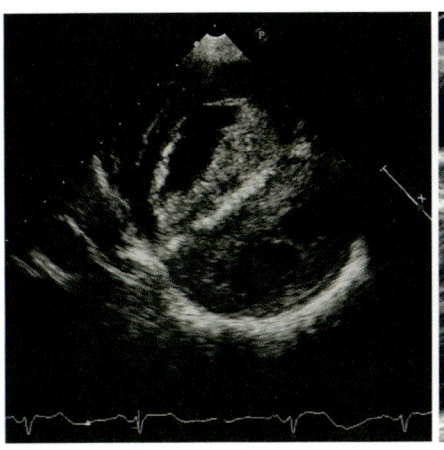

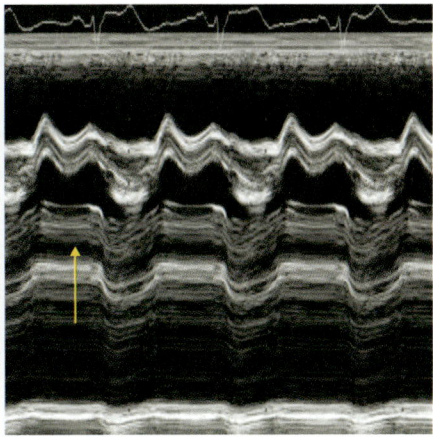

図3 コアグラ・タンポナーデ
左室後壁に限局した血腫で左室の拡張期の虚脱を認める（矢印）.

成され，大きければ流入障害をきたし，コアグラ・タンポナーデとなる.

4. ピットフォール

1 心エコーガイド下の心嚢穿刺
- 心嚢液の性状，サイズ，広がり，また肝臓や肺など周囲の構造物を確認.
- 穿刺部位および穿刺角度を決定．剣状突起左縁と左肋骨弓交点の一横指下部（Larry point）から，45度上左側に向けて穿刺.
- 心膜腔内に届くまで針先の位置を確認.
- 排液後にどれだけ心嚢液が減少したのか確認.

5. 心エコーの結果をこう活かす
- 心エコーで心タンポナーデを疑えば，心嚢穿刺を考慮.
- 経皮的心嚢穿刺を行う際に，安全な穿刺部位，穿刺角度，穿刺距離の決定に心エコーは非常に有用.

〔森田祐介，田邊一明〕

第Ⅱ部　応用編 ─ B．疾患別にみた心エコー診断の実際

24 心膜疾患
収縮性心膜炎
constrictive pericarditis

心エコー検査のポイント

- 両心房の拡大と，両心室の狭小化，下大静脈の拡張を見たら，本疾患を疑う．
- 心室中隔が，吸気時に左室側へ呼気時に右室側へ偏位する所見（septal bounce）が，特徴的な所見．
- 心室流入血流速波形の拡張早期波（E 波）が増高かつ尖鋭化し，特徴的な呼吸性変動（僧帽弁口血流速度は吸気時に低下，三尖弁口血流速度は呼気時に低下）を認める．
- 同様の血行動態を示す拘束型心筋症との鑑別が重要．

1. 病因と病態

- 心膜の肥厚，癒着，石灰化によって心膜が柔軟性を失い，心室の拡張不全をきたす疾患．
- 心臓手術後，放射線治療後に多く，ウイルス性，結核性などの感染も原因となるが，原因不明（特発性）のことが多い．
- 心室内圧曲線で拡張早期の著明な圧下降とその後の拡張期圧の急激な上昇（dip and plateau あるいは square root sign）を特徴とする．
- 心室の血液充満が障害された結果，中心静脈圧が上昇，心拍出量が低下し，高度の右心不全症状が生じる．
- 左室駆出率は正常に保たれることが多い．

2. 診断と治療における心エコーの役割

- 拘束型心筋症は本症によく似た高度の拡張不全を示す．収縮性心膜炎であれば，心膜切除術による治療が考慮できるため，2つの病態の鑑別が重要．
- CT や MRI などの画像診断で心膜に肥厚，石灰化を認めない場合でも本症

24. 収縮性心膜炎

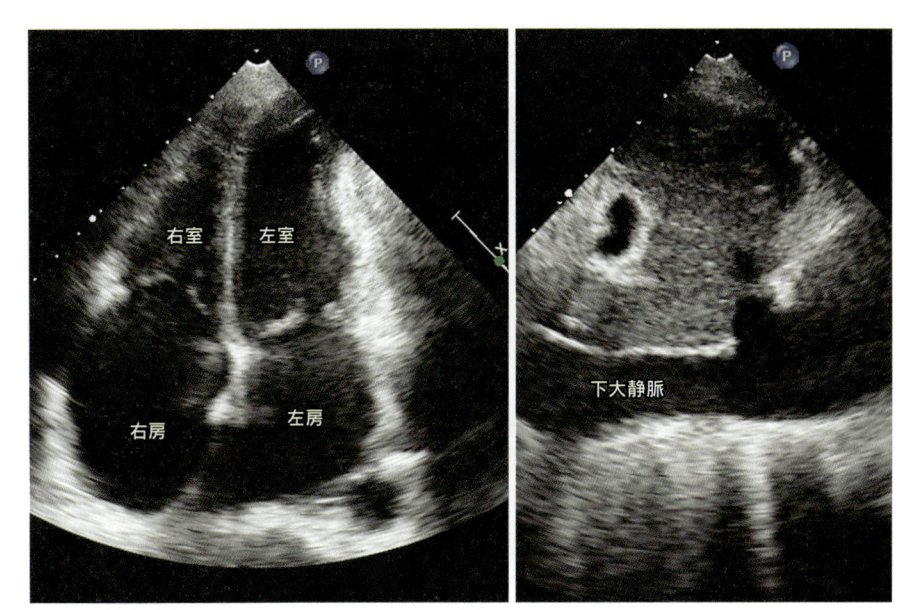

図1 収縮性心膜炎の心尖部四腔断面と心窩部下大静脈縦断面
左房，右房の拡大が目立つ．両心室の駆出率は保たれていることが多い．下大静脈は著明に拡大し，呼吸性変動が減弱ないし消失する．

を否定できず，心エコーあるいは心内圧測定で血行動態を証明することが必要．
- 診断は，心エコーのみでなく，胸部X線写真，CT，MRIなどの画像診断，心臓カテーテル検査（心内圧測定）と身体所見や病歴を合わせて総合的に判断することが重要．

3. 心エコーでの評価

1 断層法・Mモード法

- 心膜のエコー輝度の上昇が必ずしも緊縮（constriction）を反映するとは限らない．心窩部アプローチで心膜の肥厚が観察でき，肝臓表面で心膜が横滑りしないことから癒着が証明できることがある．
- 高度な拡張障害に伴って，両心室が狭小化し，心室の拡張期圧の上昇により両心房が拡大する（図1）．
- 右房圧の上昇を反映して，下大静脈は拡張し，呼吸性変動が減弱ないし消失．

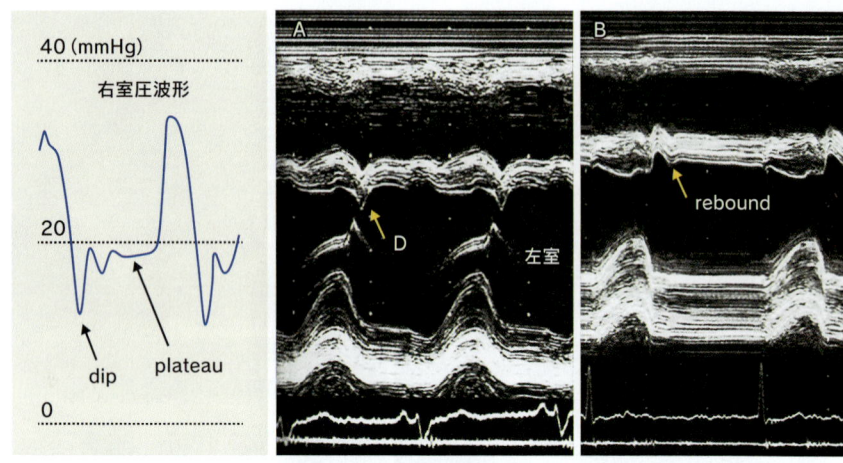

第Ⅱ部 応用編 ─ B. 疾患別にみた心エコー診断の実際

図2 収縮性心膜炎の右室圧曲線と心室中隔運動
右室圧波形：拡張早期において急峻な dip とその後の平坦化 (plateau) が見られる．M モード法による心室中隔の運動は，拡張早期に著明な後方運動 (D) を示すパターン (A) と，拡張早期の急激な前方運動とその後の rebound (矢印) および拡張中期の平坦化を示すパターン (B) がある．

- 左室内圧曲線の dip and plateau に対応して，M モード法で左室後壁の拡張早期後方運動の急峻化および拡張中期以降における平坦化 (diastolic plateau)，心室中隔の拡張早期前方あるいは後方運動 (early diastolic septal motion) およびその後の rebound が見られる (図2)．
- 吸気により右室への還流量は増加．一方，吸気時に肺静脈圧は低下するが，胸腔内圧は低下しても硬い心膜のために左房圧は低下せず，左心系への還流量は低下．その結果，吸気時の血液流入は右室側で増加，左室側では減少し，硬い心膜の中では心室が一定以上拡張することができないため，心室中隔の左室側への偏位が著明になる (septal bounce，図3，動画1)．

2 パルスドプラ法
- 僧帽弁口あるいは三尖弁口血流速波形は，拡張早期波 (E 波) が増高して尖鋭化，減速時間が短縮 (160 ms 以下) し，偽正常型あるいは拘束型パターンを呈する．
- septal bounce とともに，吸気時には，三尖弁口血流速波形の E 波が増高し，僧帽弁口血流速波形の E 波は減高する．三尖弁口血流速波形の E 波高が吸気時に 40% 以上増加し，僧帽弁口血流速波形の E 波高が呼気時に 25% 以上

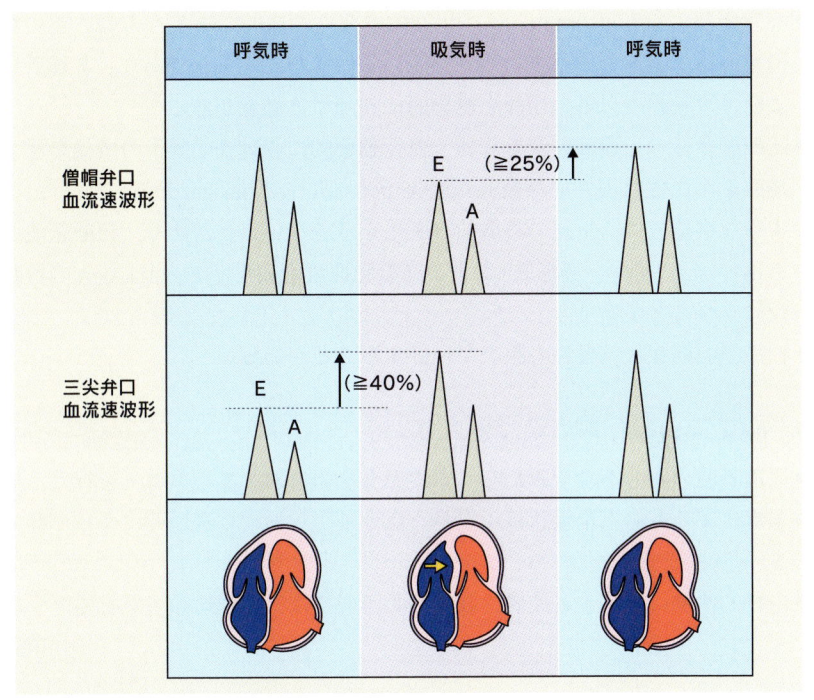

図3 収縮性心膜炎でみられる心室血液流入と septal bounce
吸気時に三尖弁口血流速波形の拡張早期波 (E 波) 高が増高し,僧帽弁口血流速波形の E 波高が減高する.その結果,心室中隔の左室側への偏位 (septal bounce) が観察される.

増加した場合に収縮性心膜炎の血行動態を疑う[1].
- 肝静脈および肺静脈血流速波形では,拡張期波の増高と尖鋭化,収縮期波の減高と尖鋭化を認める.肝静脈血流速波形では,呼気時に拡張期波が減高し,拡張末期逆流波が増高.
- 僧帽弁輪運動速波形の拡張早期波高 (e′) は保たれており,むしろ拡張早期の急激な左室流入を反映して増高[2].この所見は,e′ が著明に低下することが多い拘束型心筋症との鑑別にも用いられる.

4. ピットフォール

- 拡張早期における心室中隔の dip は,本症以外に心房中隔欠損症,肺高血圧症,開胸術後などにおいても見られる.

- 心室中隔の septal bounce は，比較的本症に特徴的であるものの，認めない例もある．上述のすべての所見を認める例はむしろまれであり，各種所見およびエコー検査以外の情報を総合的に判断する必要がある[3]．
- 比較的多量の心嚢液貯留を認め，血行動態的に収縮性心膜炎の所見を呈する病態を滲出性収縮性心膜炎（effusive constrictive pericarditis）という．このような病態では，上述の特徴的な所見を示さないことがあり，頸静脈波曲線あるいは上大静脈（肝静脈）および肺静脈血流速波形が constriction の診断の役に立つことがある．
- 拘束型心筋症と収縮性心膜炎が合併することがある．

5. 心エコーの結果をこう活かす

- 原因不明の右心不全をみたら，本疾患も念頭において心エコーを行う．
- 本症による右心不全症状は，安静，塩分制限，および利尿薬によって軽減する．
- 内科的治療に抵抗する症候性収縮性心膜炎では，心膜切除術を必要とする．

（山田博胤）

文献

1) Klein AL, et al. American Society of Echocardiography clinical recommendations for multimodality cardiovascular imaging of patients with pericardial disease : endorsed by the Society for Cardiovascular Magnetic Resonance and Society of Cardiovascular Computed Tomography. J Am Soc Echocardiogr 2013 ; 26 : 965-1012.
2) Oki T, et al. Right and left ventricular wall motion velocities as diagnostic indicators of constrictive pericarditis. Am J Cardiol 1998 ; 81 : 465-70.
3) Welch TD, et al. Echocardiographic diagnosis of constrictive pericarditis : Mayo Clinic criteria. Circ Cardiovasc Imaging 2014 ; 7 : 526-34.

25 心膜疾患
急性心膜炎
acute pericarditis

> **心エコー検査の ポイント**
> - 断層法で，新規あるいは増加する心嚢液貯留が認められれば本症を疑う．
> - 急性期には心嚢液が目立たないこともある．心嚢液貯留がないからといって本症を否定してはいけない．

1．病因と病態

- 心膜の急性炎症であり，時に心筋炎，心内膜炎を合併．
- 急性心膜炎は，感染（ウイルス，細菌など），自己免疫，尿毒症，心筋梗塞（ドレスラー症候群），または薬物が原因となって生じる．ウイルスに起因することが多いが，病因が特定できないことが少なくない[1]．
- 感染性心内膜炎，肺炎，敗血症，穿通性損傷，心臓手術後に細菌性心膜炎が生じることがある．
- 結核，悪性腫瘍，放射線照射による心膜炎は慢性に生じることが多い．
- ほとんどの場合，血行動態に影響を及ぼすことなく軽快し，心タンポナーデや収縮性心膜炎をきたす例はまれ．

2．診断と治療における心エコーの役割

- 次の4項目のうち2つ以上があれば急性心膜炎と診断される．
  ①特徴的な胸痛（鋭い胸膜炎性疼痛：深呼吸，咳嗽，体動，嚥下で増強し，臥位，特に左側臥位で増悪し，前屈の坐位で軽減）
  ②心膜摩擦音（pericardial friction rub）
  ③心電図異常（典型的には広範囲な誘導におけるST上昇）（図1）
  ④新規あるいは増加する心嚢液貯留
- これらのうち，心エコーは心嚢液貯留の検出に優れている．CTやMRIで

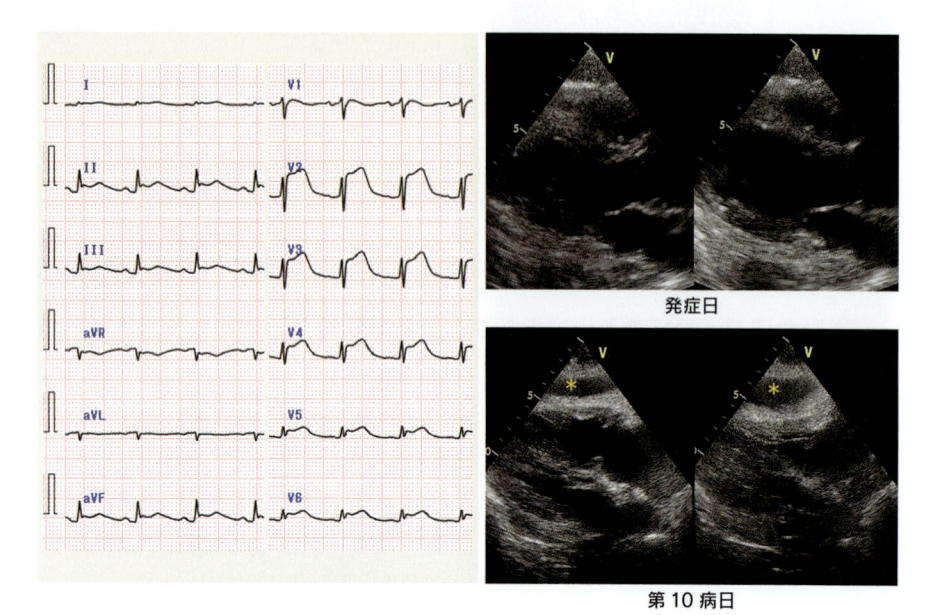

第Ⅱ部　応用編 ― B．疾患別にみた心エコー診断の実際

図1　急性心膜炎の心電図と断層心エコー図
発症日の12誘導心電図では，広範囲の誘導でST上昇を認める．同時に施行した心エコーでは，左室局所壁運動異常を認めず，心囊液貯留も認めなかった．第10病日に行った経過観察の心エコーでは，右室前面〜心尖部にかけて有意な心囊液貯留（＊）が観察された．

も心囊液貯留は診断可能であるが，経過を観察する場合に繰り返し施行可能である点が心エコーのメリット．

3．心エコーでの評価

1 心囊液貯留の検出（詳細は「22．心囊液貯留」の項目を参照）

- 心囊液貯留は，少量あるいは生理的（50 mL以下）では，収縮期のみに左室後壁のエコーフリースペースを認める．心囊液が増加すれば（100〜200 mL），心周期を通じてエコーフリースペースが出現する．さらに増加すれば（200〜400 mL），心臓の全周性にエコーフリースペースが観察されるようになる．500 mL以上の貯留液が存在すると，心室が心囊液により心膜と分離され，その動きが自由となり，心室中隔と左室後壁が平行運動を示すようになる．
- 少量の心囊液貯留の検出に，心窩部アプローチでの観察が有用なことがある．

4. ピットフォール

- 心嚢液貯留は臨床的診断を決定づけるが,心嚢液貯留を認めないからといって本症は否定できない.
- 発症の初期には心嚢液貯留を認めないことが多い(図1).

5. 心エコーの結果をこう活かす

- 本症は,心嚢液貯留を認める滲出型と液貯留の目立たない乾性型に分類されるが,発症初期には液貯留を認めないことが多い.本症を疑った場合には繰り返し検査を行い,液貯留の出現や,液量の変化について観察し,診断および病勢の把握に役立てる.
- 胸痛の原因となる他の器質的心疾患(特に急性冠症候群,肺塞栓症,大動脈解離)を除外することも心エコーの重要な役割.
- 急性期に極少量の心嚢液貯留であっても心タンポナーデをきたす場合があり,液貯留の観察だけでなく,血行動態を確認する必要がある.

〈山田博胤〉

文献

1) Troughton RW, et al. Pericarditis. Lancet 2004 ; 363 : 717-27.

第Ⅱ部 応用編 ─ B. 疾患別にみた心エコー診断の実際

26 先天性心疾患
心房中隔欠損症
atrial septal defect：ASD

> **心エコー検査の ポイント**
> - 欠損孔のサイズと場所，シャントの方向を評価．
> - 右心系の拡大の有無を評価．治療方針を決めるうえで容量負荷の有無は最重要．
> - 推定肺動脈圧を計測し，肺高血圧の有無とその程度を検討．
> - 三尖弁逆流の重症度を評価し，外科的治療（三尖弁輪形成術など）が必要か否かを検討．
> - 他の先天性心疾患の合併（肺動脈狭窄，動脈管開存など）も確認．

1. 病因と病態

- 成人先天性心疾患のなかで最も頻度が高い．発生の過程における心房中隔形成障害による．
- 二次孔型が最も頻度が高い．その他，一次孔型（「29. 心内膜欠損症」の項目を参照），静脈洞型，冠静脈洞型がある（図1）．特に静脈洞型には部分肺静脈還流異常が高率に合併．
- 小児期には無症状でも左右シャントによる右心負荷により経年的に病態が進行し，成人期に息切れや全身倦怠感が出現することがある．
- 有意な左右シャントを未治療のまま長年放置した場合には，肺血管床への持続的な負荷がかかり，不可逆な肺高血圧症になりうる．
- 欠損孔が小さくても，奇異性塞栓症の原因となりうる．

2. 診断と治療における心エコーの役割

- 欠損孔のサイズ・場所，シャント方向，右心系の拡大，肺高血圧症の有無の評価が可能．
- 肺体血流比（Qp/Qs）を非侵襲的に推定できる．

26. 心房中隔欠損症

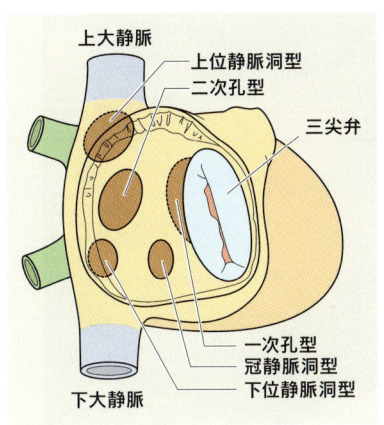

図1 心房中隔欠損症の分類
二次孔型，静脈洞型（上位型・下位型），冠静脈洞型，一次孔型がある．

- 弁膜症合併の有無・程度を確認できる．
- 経食道心エコーを用いて，欠損孔の最大径やリムの評価を正確に行うことができ，経皮的カテーテルデバイス治療の可否が決定できる．

3. 心エコーでの評価

1 傍胸骨短軸像（図2, 3，動画1）
- 欠損孔とシャント血流を描出しやすい断面像．特に大動脈側のリムの有無を確認しやすい．日本人においては大動脈側リム欠損の症例が比較的多く，カテーテル治療の際に重要な情報となる．
- Qp/Qsを算出する際には，肺動脈弁をできるだけクリアに描出できる断面を探す．右室流出路径の測定誤差はQp/Qsの計算結果に大きく影響しやすい（詳細は基礎編を参照）．
- 右室容量負荷が著明な場合には，拡張末期に心室中隔の扁平化を認める．

2 心尖部四腔像（図4，動画2）
- 欠損孔・シャント血流・三尖弁逆流・肺静脈を描出しやすい断面．
- Qp/Qs 1.5以上の場合には，明らかな右心系の拡大を認める．
- 欠損孔を通過する血流は比較的遅いため，カラードプラのスケールを下げるとシャント血流が描出しやすい．
- 欠損孔がなくとも中隔が薄い場合には欠損孔があるかのように間違われやすいので注意．

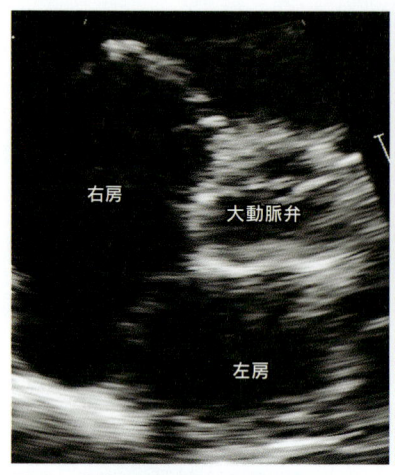

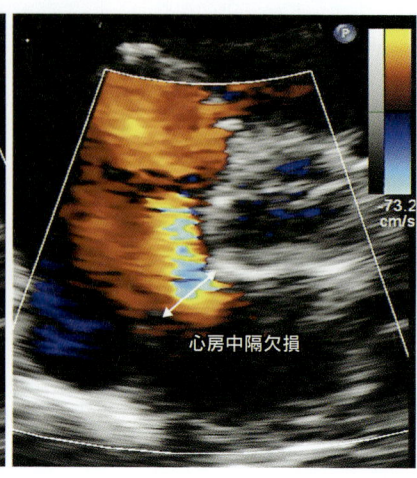

図2 傍胸骨短軸像(大動脈弁レベル)
本症例は大動脈側リムがほとんどない二次孔型の心房中隔欠損症であり，短軸像にて左右シャントを認める．

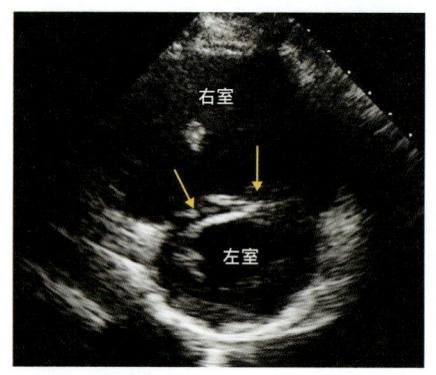

図3 傍胸骨短軸像(心室レベル)
著明に拡大した右室と拡張末期に扁平化する心室中隔を認める．

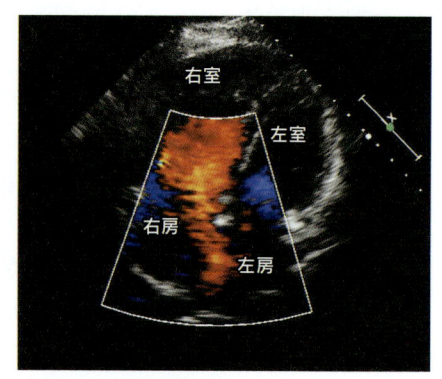

図4 心尖部四腔像
容量負荷による右室右房の拡大がある．また二次孔型の心房中隔欠損症を認め，左右シャントあり．

- 肺高血圧の有無は三尖弁逆流の流速をもとに推定肺動脈圧を計算．

3 剣状突起下アプローチ(図5，動画3)**もしくは右傍胸骨アプローチ**

- 静脈洞型の場合には，通常の心尖部四腔像では欠損孔を描出しにくいが，剣状突起下アプローチにより欠損孔を確認できることがある．

26. 心房中隔欠損症

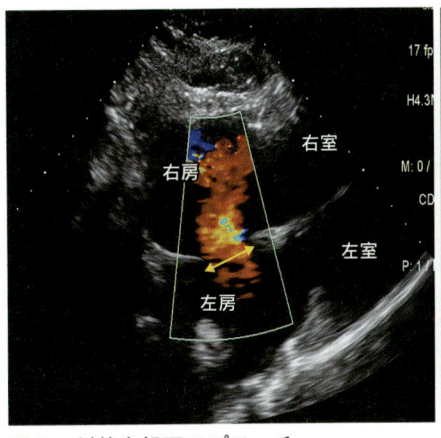

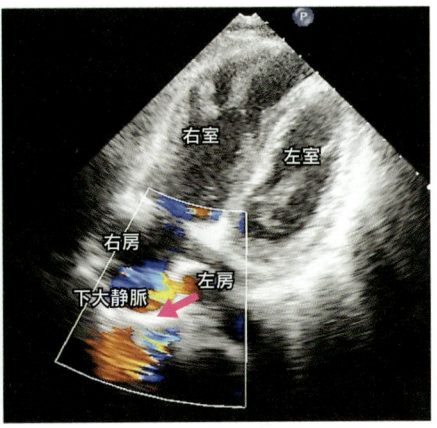

図5 剣状突起下アプローチ
左：剣状突起下アプローチでは，シャント血流がエコー探触子方向に向かうため，心尖部四腔像よりも明瞭にシャント血流が描出できることがある．
右：本症例は下位静脈洞型の心房中隔欠損症である．右心系の拡大が著明であったが，通常の心尖部四腔像では明らかなシャント血流を認めず，斜め四腔像にて左房から下位右房～下大静脈に向かう左右シャントを認める．

4. ピットフォール

1 欠損孔のサイズと右心容量負荷・肺高血圧の重症度が一致しないことがある

- 小さな欠損孔が複数あいていることがある．
- 欠損孔が小さい（10 mm 以下）わりには著明に右室が拡大している，または中等度以上の肺高血圧を呈する場合には，①心房中隔欠損症＋部分肺静脈還流異常症，②心房中隔欠損症＋肺動脈性肺高血圧症または心房中隔欠損症＋慢性肺血栓塞栓症，③心房中隔欠損症＋右室疾患（ARVC など）などを疑うとよい．

2 三尖弁逆流による推定右室圧は過大評価される傾向にある

- 心エコーで肺高血圧を疑う場合には，必ずカテーテル検査にて再確認する．

3 心エコーのみでは確定診断ができないことがある

- 部分肺静脈還流異常症の合併や二次孔型以外（静脈洞型など）の欠損孔の場合には，心エコーのみでは確定診断ができないことがある．疑わしい場合には CT や MRI など他のモダリティーも用いる．

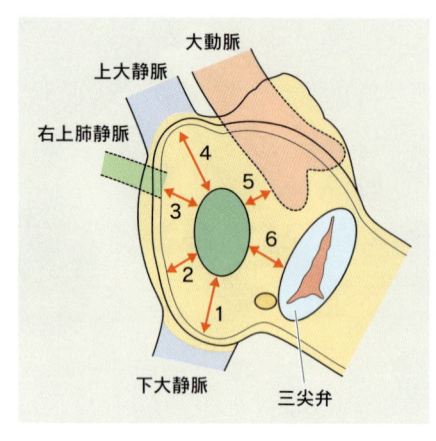

図6 心房中隔欠損症におけるリムの計測
経食道心エコーで1〜6のリムを計測することで，カテーテルデバイス閉鎖の有無を判断することができる．
1：下大静脈側リム，2：後壁リム，3：右上肺静脈側リム，4：上大静脈側リム，5：大動脈側リム，6：房室弁側リム．

5. 心エコーの結果をこう活かす

1 侵襲的治療の適応

- 明らかに右心系の容量負荷があれば，侵襲的治療を検討．①欠損孔10mm以上，②Qp/Qs 1.5以上，③高度肺高血圧を伴わない，が修復術の適応[1]．
- アイゼンメンジャー症候群に対する閉鎖術は禁忌．

2 経皮的カテーテルデバイス治療を検討する際のリムの簡易評価方法（図6）

- 正式なリムの計測は経食道心エコーで行うが，経胸壁心エコーの評価は経食道心エコー実施前の目安となる．
- 経皮的カテーテルデバイス治療は二次孔型の際に検討される治療方法であり，その他のタイプの心房中隔欠損症では不可．
- アンプラッツァーデバイスは38mmまでしか存在しないので，40mm以上の大きな欠損孔は適応なし．
- 一般的には経食道心エコーの評価で5mm以上のリムがある二次孔型においては，安全にカテーテルデバイス治療が施行できる（大動脈側リムを除く）．

（椎名由美）

文献

1) 日本循環器学会，ほか．循環器病の診断と治療に関するガイドライン．成人先天性心疾患診療ガイドライン（2011年改訂版）．

27 心室中隔欠損症

先天性心疾患

ventricular septal defect：VSD

心エコー検査のポイント

- 欠損孔のサイズと場所，シャントの方向を評価．
- 容量負荷による左心系の拡大の有無や左室機能を評価．
- 推定肺動脈圧を計測し，肺高血圧の有無とその程度を検討．
- 漏斗部欠損においては大動脈弁右冠尖逸脱や大動脈弁逆流の有無を評価．
- 感染性心内膜炎を合併しやすいため，臨床的に疑う場合には疣贅の付着を確認．

1．病因と病態

- 心室中隔欠損症（図1）は，全先天性心疾患の約30％を占め，小児期には最も頻度の高い先天性心疾患．小児期に自然閉鎖する症例も多いが，成人期にも比較的高率に遭遇．
- 大きな心室中隔欠損は小児期に外科治療をすでに施行されており，成人期に遭遇する症例は，①小欠損，②アイゼンメンジャー症候群もしくは③術後残存シャントのいずれか．
- 心室中隔欠損症の左右シャント血流は収縮期に右室に流入し，すぐに肺動脈に到達するため右心負荷は生じず，左心系の拡大を認める．
- 漏斗部欠損においては大動脈弁右冠尖が逸脱しやすく，二次的に大動脈弁逆流を生じる（図2，動画1）．
- 膜様部欠損においては三尖弁中隔尖をまきこんで自然閉鎖することがあり，三尖弁逆流を認める．
- 有意な左右シャントを未治療のまま長年放置した場合には，肺血管床への持続的な負荷がかかり，不可逆な肺高血圧症になりうる．
- 欠損孔が小さくても感染性心内膜炎の原因となりやすい代表的な先天性心疾患．

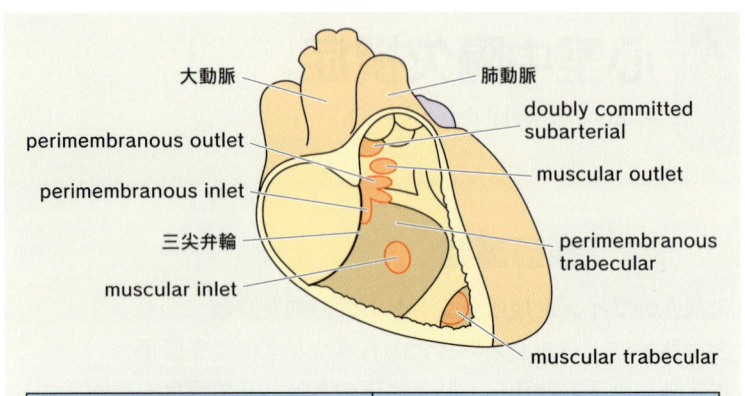

第Ⅱ部　応用編 ― B．疾患別にみた心エコー診断の実際

Soto 分類	Kirklin 分類
doubly committed subarterial muscular outlet	Ⅰ型　漏斗部（円錐部）欠損
perimembranous outlet perimembranous trabecular	Ⅱ型　膜様部欠損
perimembranous inlet	Ⅲ型　流入部（心内膜床）欠損
muscular inlet muscular trabecular	Ⅳ型　筋性部欠損

図1　心室中隔欠損症の分類
さまざまな分類があるが，循環器内科では簡潔な Kirklin 分類が用いられる傾向にあり，小児循環器科では Soto 分類（や心研分類）を用いる施設が多い．

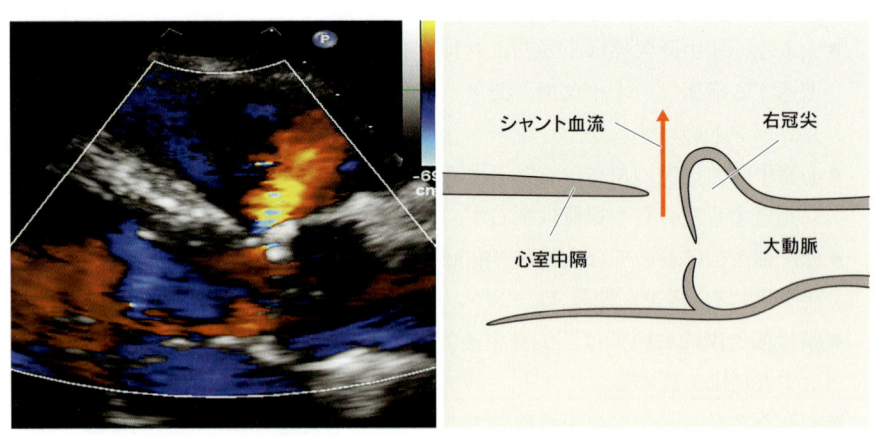

図2　漏斗部欠損：右冠尖逸脱のメカニズム
シャント血流に引き込まれるように大動脈弁右冠尖が逸脱する．右冠尖の逸脱・変形が増悪すると大動脈弁逆流が生じる．

2. 診断と治療における心エコーの役割

- 欠損孔のサイズ・場所，シャント方向，左心系の拡大，左室機能の評価が可能．
- 三尖弁逆流から肺高血圧症の有無と程度が推定できる．
- 肺体血流比（Qp/Qs）を非侵襲的に推定できる．
- 大動脈弁右冠尖の逸脱，それに伴う大動脈弁逆流を確認できる．
- 弁膜症の合併の有無・程度を確認できる．
- 感染性心内膜炎の診断に最も有用．

3. 心エコーでの評価

- 欠損部位により描出断面が異なることに注意（図 3）．

1 傍胸骨長軸像

- 漏斗部欠損と膜様部欠損が描出可能．
- 全タイプの心室中隔欠損症において，有意なシャント血流量の場合には左室の拡大を認める．
- 肺高血圧がない場合には圧較差 4 m/s 前後のシャント血流を認める．2 m/s 程度の場合には肺高血圧が存在する可能性が高く注意．
- 漏斗部欠損において大動脈弁右冠尖の逸脱を認めることがある（図 4，動画 2）．大動脈弁逆流は手術適応を決定する重要な因子の一つ．
- 漏斗部欠損の場合，通常左右シャント量は多くない．
- 膜様部欠損の場合，大動脈弁下にモザイク血流とともにフジツボ状のポーチ（心室中隔瘤〈membranous septal aneurysm：MSA〉）を認めることがある．

2 傍胸骨短軸像

- 漏斗部欠損（図 5，動画 3）または膜様部欠損（図 6，動画 4）とシャント血流を描出しやすい断面像．
- 特に肺動脈弁・三尖弁と欠損孔の位置関係を把握しやすい．
- 漏斗部欠損において大動脈弁右冠尖の逸脱を認める．
- Qp/Qs を算出する際には肺動脈弁をできるだけクリアに描出できる断面を探す．右室流出路径の測定誤差は Qp/Qs の計算結果に大きく影響しやすい（詳細は基礎編を参照）．

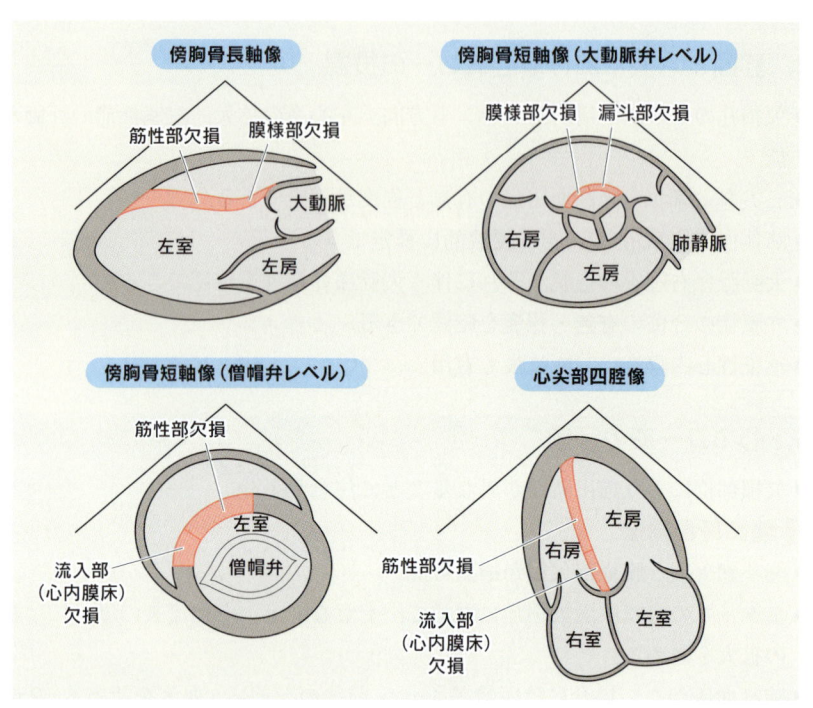

図3 心室中隔欠損症の描出断面

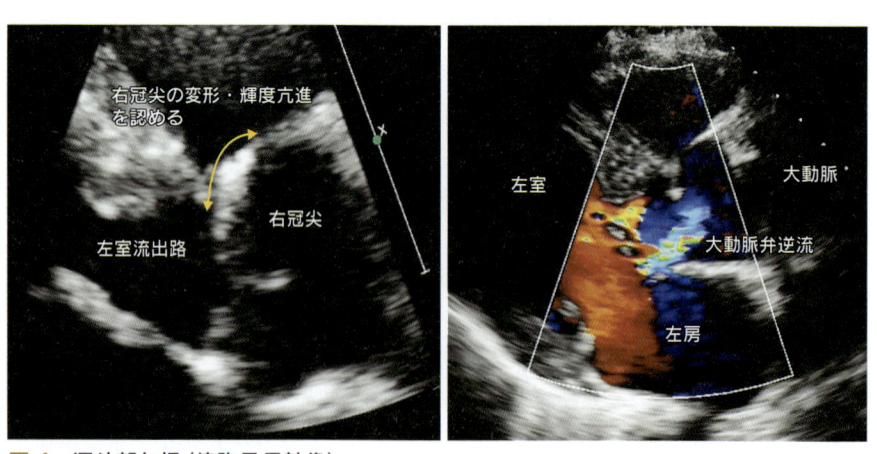

図4 漏斗部欠損（傍胸骨長軸像）
右冠尖の変形により弁接合にずれを生じた結果（左），大動脈弁逆流を認める（右）．

27. 心室中隔欠損症

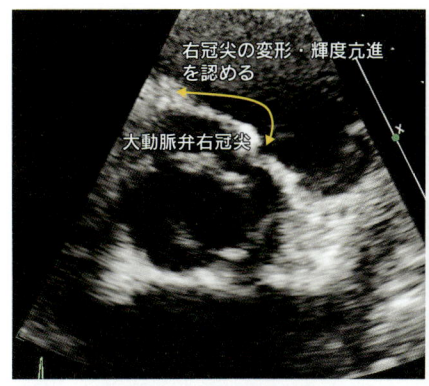

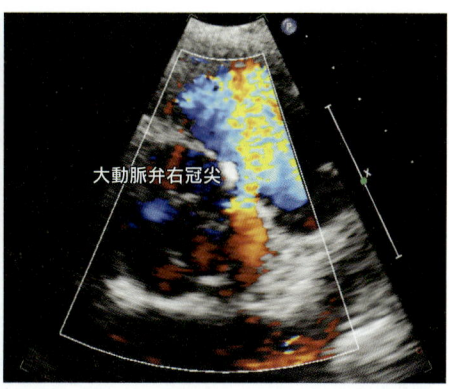

図5　漏斗部欠損（傍胸骨短軸像）
右：漏斗部に左右シャントを認める.

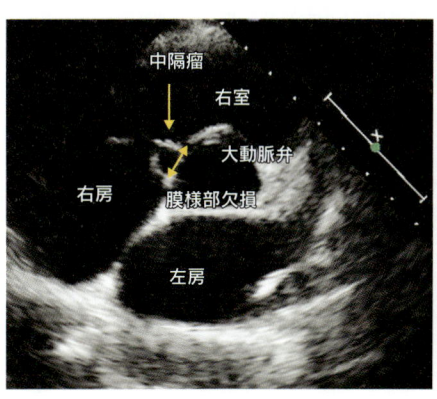

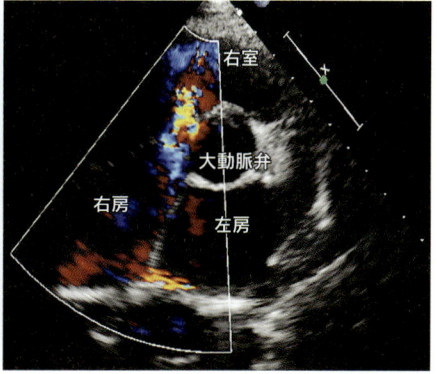

図6　膜様部欠損（傍胸骨短軸像）
左：膜様部にフジツボ様の心室中隔瘤を認める.
右：膜様部に左右シャント血流を認める.

3 心尖部四腔像

- 流入部欠損, 筋性部欠損（図7）を描出しやすい.
- 三尖弁逆流の程度を評価.
- Qp/Qs 1.5 以上の場合には, 明らかな左心系の拡大を認める.
- 肺高血圧の有無は三尖弁逆流の流速をもとに推定肺動脈圧を計算.
- 筋性部欠損の場合, 多孔性（スイスチーズ様）であることが多いので注意.

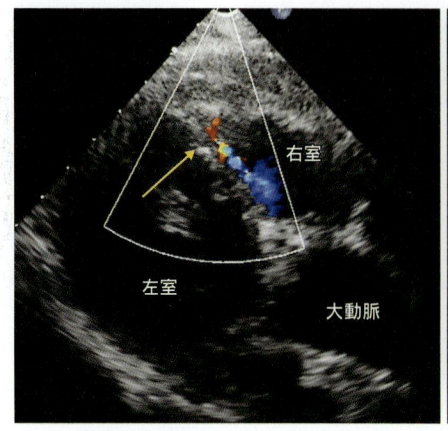

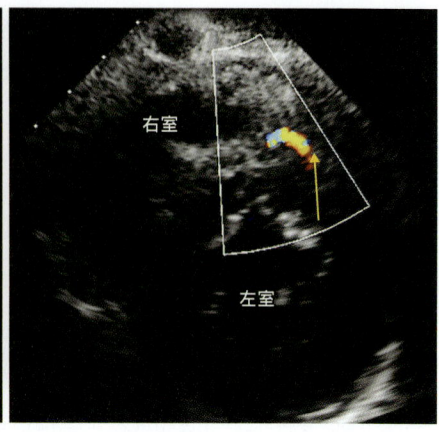

図7 筋性部欠損
左：心尖部三腔像．小さな筋性部欠損によりシャント血流を生じている．
右：短軸像．左室から右室に流れ込むシャント血流を認める．

4. ピットフォール

1 漏斗部シャントが減少もしくは消失した場合には注意
- 漏斗部欠損はアジア人に多くみられるが，通常は自然閉鎖しない．
- シャントが減少もしくは消失した場合には，右冠尖が逸脱して欠損孔にはまり込んでいる．
- 右冠尖の逸脱が進行すると3枚の大動脈弁の接合が悪くなり，大動脈弁逆流が生じる．
- 弁の変形が進行し大動脈弁形成術が困難になる前に外科手術を行う．

2 シャント血流が右房に流入することがある
- 膜様部欠損の場合，左室-右房交通することがある(図8)．その場合にはシャント血流が右房に流入するため，右房が拡大．
- 左室-右房の流入血流を三尖弁逆流とみなし，高度な肺高血圧が存在すると勘違いしないよう注意．

5. 心エコーの結果をこう活かす

1 侵襲的治療の適応
- 明らかに左心系の容量負荷があれば，侵襲的治療を検討[1]．① Qp/Qs 1.5 以

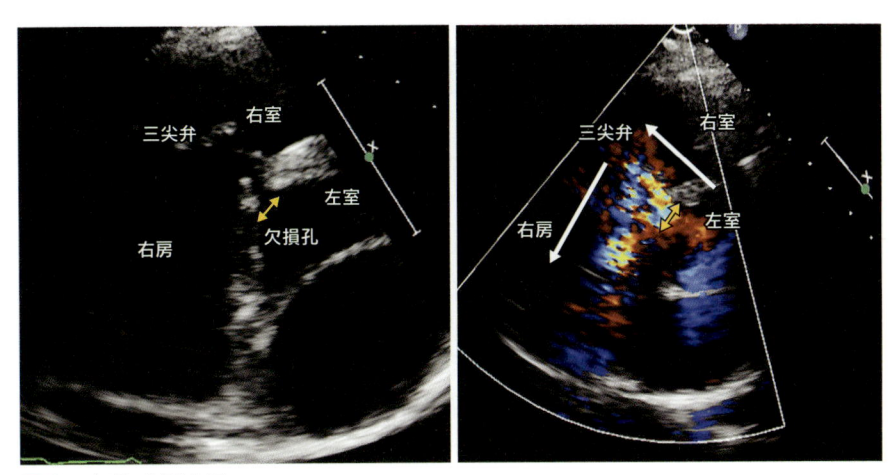

図8 左室-右房交通
大動脈弁レベルの傍胸骨短軸像を斜めに描出．左室からのシャント血流が三尖弁に当たり，右房側に吹き込んでいる．重症度三尖弁逆流に間違いやすいので注意．

上で高度肺高血圧を伴わない，②明らかな大動脈弁逸脱＋二次的に生じた大動脈弁逆流が修復術の適応[1]．
- アイゼンメンジャー症候群に対する閉鎖術は禁忌．
- 筋性部欠損は多孔性のことが多く，外科的修復術が意外と難しいことを知っておくとよい．

2 感染性心内膜炎
- 心室中隔欠損部位もしくはパッチ閉鎖後の人工物周囲に疣贅が付着しやすいため，臨床上疑わしい場合には欠損孔周囲を注意深く観察．

（椎名由美）

文献
1) 日本循環器学会, ほか. 循環器病の診断と治療に関するガイドライン. 成人先天性心疾患診療ガイドライン (2011年改訂版).

第Ⅱ部　応用編 ─ B．疾患別にみた心エコー診断の実際

28 先天性心疾患

動脈管開存症

patent ductus arteriosus：PDA

> **心エコー検査の ポイント**
> - 動脈管の形態を詳細に評価．
> - 短絡血流の速度と方向から病態を理解．
> - 大動脈縮窄などの，他の合併病変にも注意．

1．病因と病態

- 正常の新生児では生後1～2日で収縮して閉鎖する動脈管が，新生児期以後まで開いている場合を動脈管開存症という．
- 大動脈から肺動脈に連続性に短絡血流を生じ，太い動脈管開存症では生後2～3か月に心不全となる．
- 身体所見の特徴は，脈圧の増大，連続性雑音を聴取すること．
- チアノーゼ性先天性心疾患に合併する場合や，先天性風疹症候群に合併することがある．

2．診断と治療における心エコーの役割

- 形態評価のみならず，短絡血流の速度や方向から肺動脈圧を推定することができる．
- 手術またはカテーテル治療の適応を判断することができる．

3．断層法での評価

- 胸骨左縁第2肋間から脊椎と平行に矢状断面で観察し，下行大動脈から主肺動脈への短絡血流経路を描出．
- 動脈管は，主肺動脈と下行大動脈を連絡する管腔構造として描出できる（**図1，動画1**）．
- 肺動脈側の管腔端が狭窄する紡錘状になっていることが多いが，種々の形態

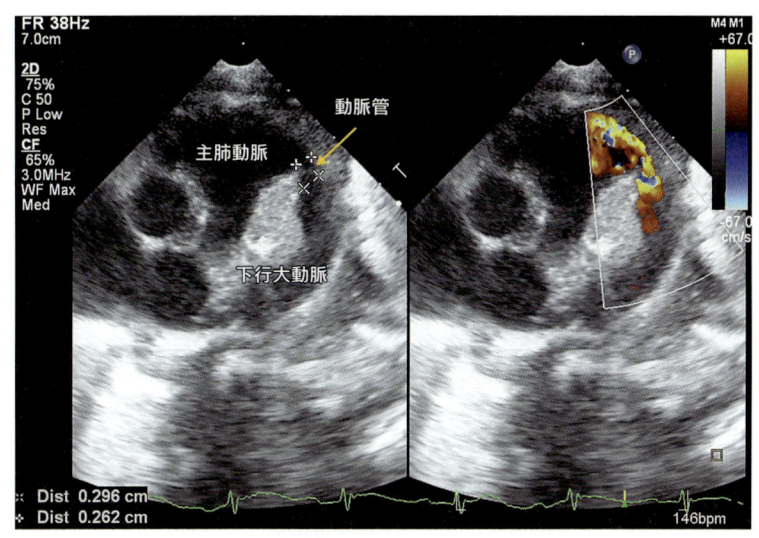

図1 動脈管の断層心エコー図
下行大動脈から主肺動脈への短絡血流が描出される．

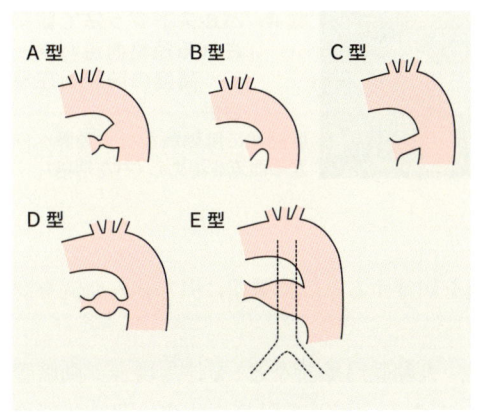

図2 動脈管の形態分類
A型：漏斗型で狭窄部が肺動脈側にある．
B型：短く窓型で狭窄部が大動脈側にある．
C型：筒型で狭窄部がない．
D型：複数の狭窄がある．
E型：円錐型で長く，狭窄部は気管の前縁を大きく超える．
(Krichenko A, et al. Am J Cardiol 1989；63：877-80[1] より改変)

が存在する．臨床の現場では，Krichenkoらの分類を用いる場合が多い(図2)[1]．
- パルスドプラ法で動脈管の短絡血流を計測．最大流速から肺動脈圧を推定できる(図3)．
- 高度の肺高血圧を合併する場合，収縮期に肺動脈から大動脈への血流を認め，両方向性の血流シグナルとして観察される(図4)．

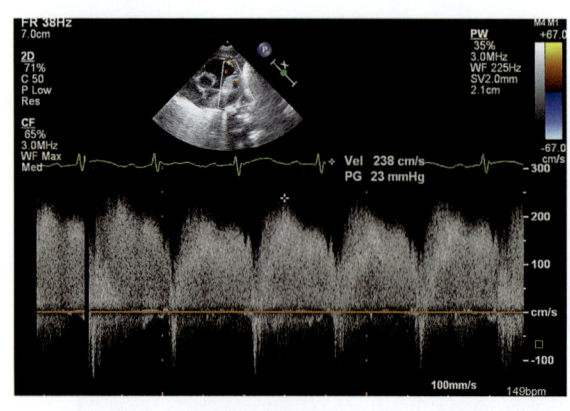

図3 パルスドプラ法で観察される短絡血流パターン：軽度の肺高血圧を合併
連続性に大動脈から肺動脈への血流を認める（推定圧較差23 mmHg）．

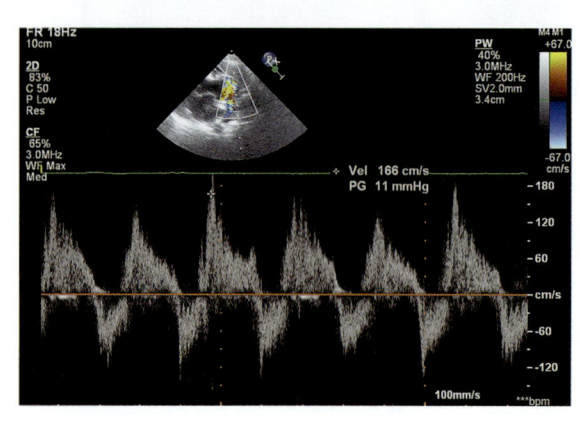

図4 パルスドプラ法で観察される短絡血流パターン：高度の肺高血圧を合併
収縮期に肺動脈から大動脈へ向かう血流を認める（右左短絡）．

- 剣状突起下から下行大動脈の血流を記録すると，拡張期に引き込み血流を認める．
- 複雑型心奇形（左心低形成症候群，大動脈弓離断など）を伴う場合，動脈管依存性の血行動態となる（図5）．したがって，動脈管の狭窄・閉塞状態の出現は致命的となるため，注意深い観察が必要．

4. 疾患に伴って見られる重要な心エコー所見

- 動脈管開存症閉鎖術の適応は，左室容量負荷所見を認めるもの，左右短絡優位の肺高血圧症例である．心雑音のない細い動脈管（silent PDA）に対する治療方針は定まっていない．

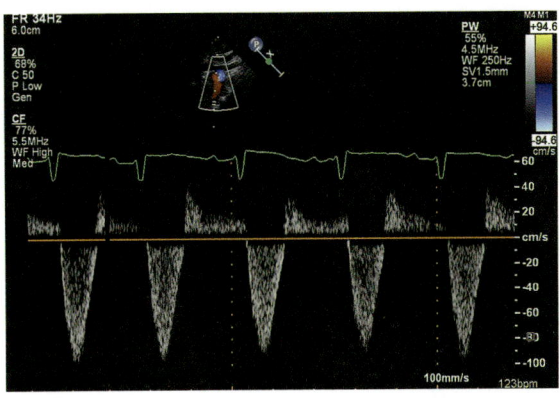

図5 パルスドプラ法で観察される短絡血流パターン：動脈管依存性の血行動態
収縮期に肺動脈から大動脈へ向かう血流を認める．

- 動脈管開存症に対する経カテーテル的閉鎖術は，2 mm 以上の場合 Amplatzer duct occluder を用い，2 mm 未満のものはコイル塞栓術の対象．

5. ピットフォール

- 動脈管には種々の形態があり，カテーテル治療に適さない形態のものもある（Krichenko 分類 C 型：筒型で狭窄部がない）．
- 血行動態の維持に動脈管が必要な場合（左心低形成症候群，大動脈弓離断，肺動脈閉鎖など）があり，心エコー実施の意味を理解して観察すべき．

6. 心エコーの結果をこう活かす

- 動脈管の形態と短絡血流量から，手術治療，カテーテル治療の適応を判断．

（北川篤史，石井正浩）

文献

1) Krichenko A, et al. Angiographic classification of the isolated, persistently patent ductus arteriosus and implications for percutaneous catheter occulusion. Am J Cardiol 1989；63：877-80.

先天性心疾患

29 心内膜床欠損症
endocardial cushion defect：ECD

心エコー検査の ポイント

- 欠損孔や房室弁形態を正確に診断.
- 術後危険因子となる重複房室弁口，単一乳頭筋，左室流出路狭窄の有無については特に注意して観察.
- 右室容量負荷の程度や肺高血圧の重症度を評価.
- ファロー四徴症，大動脈縮窄症など他の合併奇形を見落とさない.

1. 病因と病態

- 全先天性心疾患の2〜4％であり，ダウン症の児に合併する心疾患の約40％を占める[1].
- 最近では発生学的な概念をもとに，房室中隔欠損症（atrioventricular septal defect：AVSD）と呼ばれることが多い.
- 心室中隔流入部の低形成のため，種々の程度の心房-心室間交通が残存.
- 心室中隔欠損を有し房室弁が共通房室弁である完全型と，心室中隔欠損を伴わず2つの房室弁に分かれた不完全型に分けられる.
- 完全型の左右短絡血流は多く，重度の肺高血圧を呈する.
- 乳児期より重篤な心不全を呈するため，適切な時期に外科的手術介入が必要.

2. 診断と治療における心エコーの役割

- 房室弁形態の詳細な評価や他の合併奇形の有無が評価でき，手術計画を立案するうえできわめて有用.
- 経胸壁心エコーに加えて経食道心エコーを行うことも勧められる.

29. 心内膜床欠損症

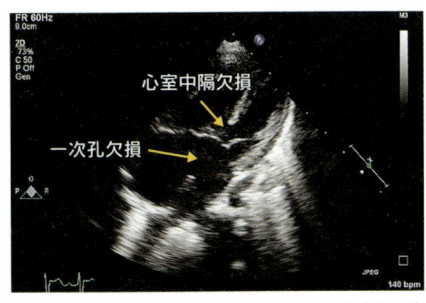

図1 完全型心内膜床欠損症の心尖部四腔断面像

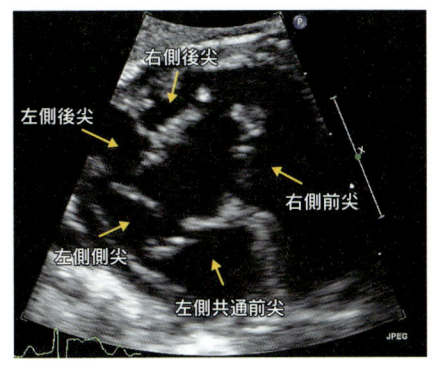

図2 房室弁の形態評価
共通前尖が2つに分かれており，交連は心室中隔上に位置する（Rastelli A型）．

3. 心エコーでの評価

1 房室中隔欠損
- 心尖部四腔断面像で心房間交通（一次孔欠損）と流入部中隔欠損を観察（図1，動画1）．
- 各欠損孔の大きさと短絡血流量を評価．

2 房室弁の形態と評価
- 胸骨剣状突起下からの短軸断面で観察．
- 三次元心エコーを用いると，欠損孔と房室弁の関係がより明瞭に把握できる．

形態的特徴
- 基本的に5つの弁で形成される（図2，動画2）．
- 共通前尖と後尖がtongueで結合していない完全型と，tongueで結合している不完全型がある．
- 共通後尖の形態評価は難しいとされるが，房室弁逆流に関与するため重要な観察項目．

Rastelli 分類（図3）
- A型（約60％）：前尖は右室側に入らず，腱索が心室中隔や円錐部乳頭筋に結合．
- C型（約35％）：前尖の腱索は心室中隔と結合せず，右室の前乳頭筋に支持される．ダウン症児に多い．
- B型（約5％）：前尖の腱索は右室心尖部にある異常乳頭筋に結合．

237

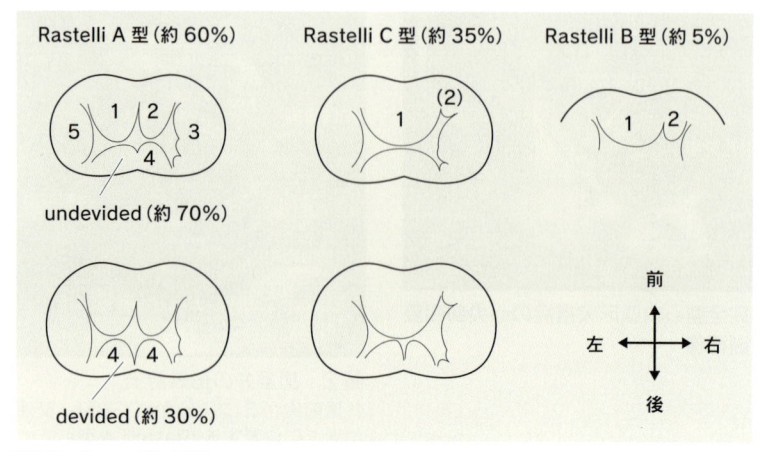

図3 Rastelli 分類
（鈴木清志．心内膜床欠損症．臨床発達心臓病学．改訂3版．東京：中外医学社；2001. pp435-42[1)]を参考に作成）

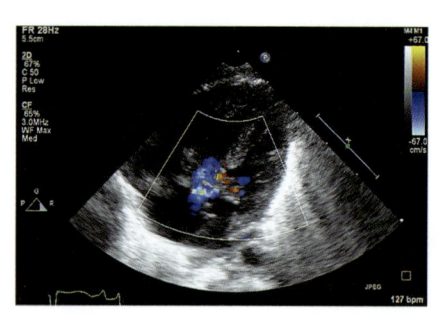

図4 房室弁閉鎖不全の評価（カラードプラ法）
右側房室弁に逆流を認める．

房室弁閉鎖不全の評価
- 逆流の程度と位置の同定が必要（図4，動画3）．
- 連続波ドプラ法を用いて房室弁逆流から心室圧を求める（図5）．

3 左室流出路の延長
- 大動脈弁は両房室弁間に wedge せず，正常より前方に位置する（unwedged position）．これによって左室流出路は流入路に比べて長くなる（goose-neck sign）（図6）．

4 合併奇形
- 重複僧帽弁口と単一乳頭筋は，心内修復術後に左室流出路狭窄をきたすこと

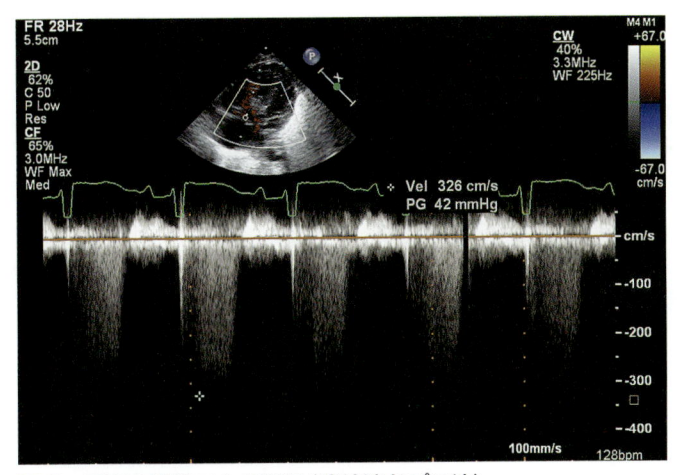

図5　房室弁閉鎖不全の評価（連続波ドプラ法）
最大流速は 3.26 m/s であり圧較差は 42 mmHg と推定される．

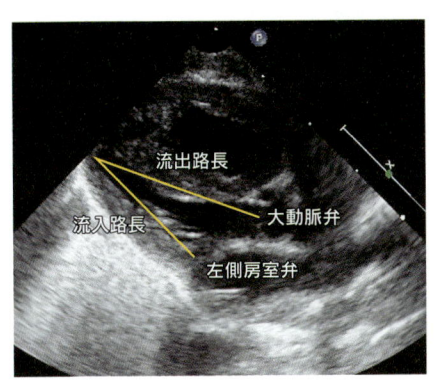

図6　流入路に比して長い左室流出路

がある．
- 乳頭筋の位置異常や腱索の挿入などによる，左室流出路の狭窄性病変がないか必ず確認（図7）．
- 左室と右室の容量バランスに極端な偏りがある症例では，通常の2心室修復ができない場合がある（図8）．
- ファロー四徴症，大動脈縮窄症，大血管転位症，心房内臓錯位症などを合併することがある．

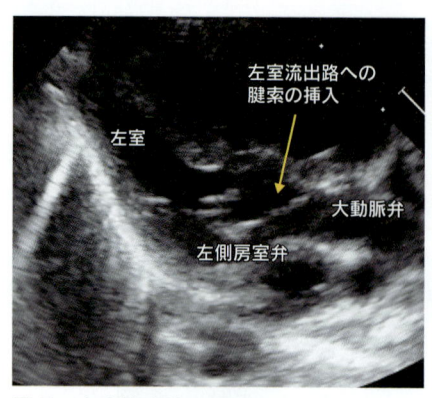

第Ⅱ部　応用編 — B. 疾患別にみた心エコー診断の実際

図7　左室流出路の評価
左室長軸像で，大動脈弁直下の左室流出路に腱索が挿入している．

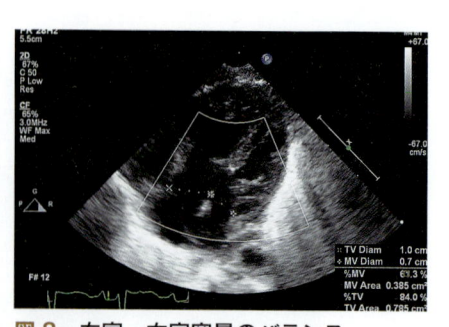

図8　左室・右室容量のバランス
左室容量は右室容量より小さい（unbalanced form）．

4. ピットフォール

1 手術に必要な情報を収集する

- 基本的には外科的手術が必須であるため，手術に必要な情報を収集すべき．欠損孔や房室弁形態の評価のために，心エコーは優れた診断ツール．

2 術後危険因子を理解する

- 合併奇形の有無，肺高血圧，左室低形成や左室流出路狭窄の有無は術後危険因子としてきわめて重要であるため，繰り返し評価する必要がある．

5. 心エコーの結果をこう活かす

- 房室弁の形態を評価し，手術時の弁形成の方法，人工弁の必要性を判断．
- 左右の心室の大きさが不均衡な場合は，2心室修復ではなく，Fontan手術への方針転換の可能性もあり注意が必要．

（北川篤史，石井正浩）

文献

1) 鈴木清志. 心内膜床欠損症. 臨床発達心臓病学. 改訂3版. 東京：中外医学社；2001. pp435-42.

30 先天性心疾患

エブスタイン奇形
Ebstein anomaly

心エコー検査の ポイント

- エブスタイン奇形は，三尖弁の付着位置が心尖部側に偏位する形態異常．
- 三尖弁の付着位置により，右室内腔がほぼ正常なものから，ほとんど右室のなくなるものまで種々の程度がある．
- 三尖弁偏位の程度，三尖弁閉鎖不全の程度，右心系の大きさ，肺動脈弁狭窄の程度，右左短絡の有無などが臨床症状と予後に関与．

1．病因と病態

- 三尖弁の中隔尖と後尖の付着部が心尖側へ偏位する形態異常．
- 右室・左室心筋形成異常，右室の狭小化，三尖弁閉鎖不全，心房間右左短絡を伴う．
- 血行動態は形態により多岐にわたるが，定型例では，三尖弁閉鎖不全と右室のコンプライアンス低下，右房化右室の奇異性運動によって右室心拍出量の低下と右房圧上昇，右心不全を呈する．
- 新生児期に発症する重症例の予後は不良であり，それ以降は進行性の右心不全症状や発作性頻拍を生じる．

2．断層法での評価

1 三尖弁の評価
- 三尖弁中隔尖が僧帽弁付着位置を基準に体表面積あたり $8\,mm/m^2$ 以上心尖部方向に偏位（図1，動画1）．
- 三尖弁前尖は大きく（sail-like），可動性は良好．

2 三尖弁閉鎖不全の評価
- カラードプラ法を用いたジェットの広がりから重症度を評価（図2，動画2）．

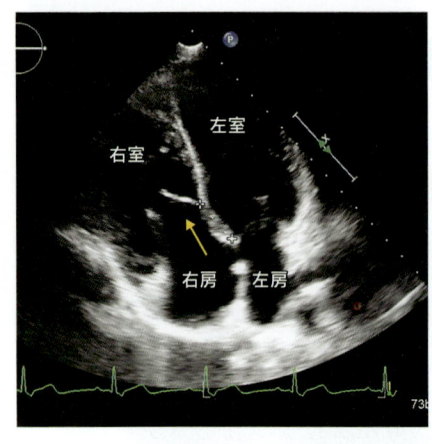

第Ⅱ部 応用編―B. 疾患別にみた心エコー診断の実際

図1 心尖部四腔断面像
拡大した右房化右室と三尖弁中隔尖の心尖部への偏位を認める．
(東京大学医学部附属病院検査部/循環器内科　大門雅夫先生より提供)

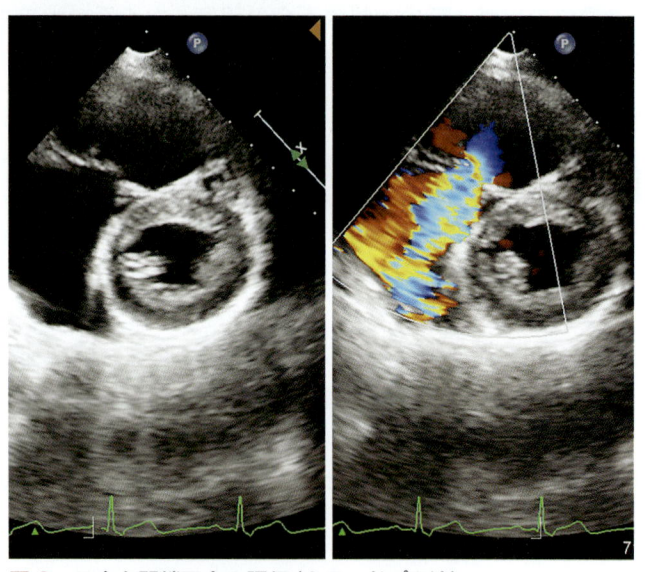

図2 三尖弁閉鎖不全の評価(カラードプラ法)
後壁に到達する三尖弁逆流を認める．
(東京大学医学部附属病院検査部/循環器内科　大門雅夫先生より提供)

- PISA (proximal isovelocity surface area) 法や vena contracta (縮流部) で逆流の重症度を評価する方法もある．
- 連続波ドプラ法で流速 (V m/s) を測定し，三尖弁逆流推定圧較差 (TRPG = $4V^2$ mmHg) を算出 (図3).

30．エブスタイン奇形

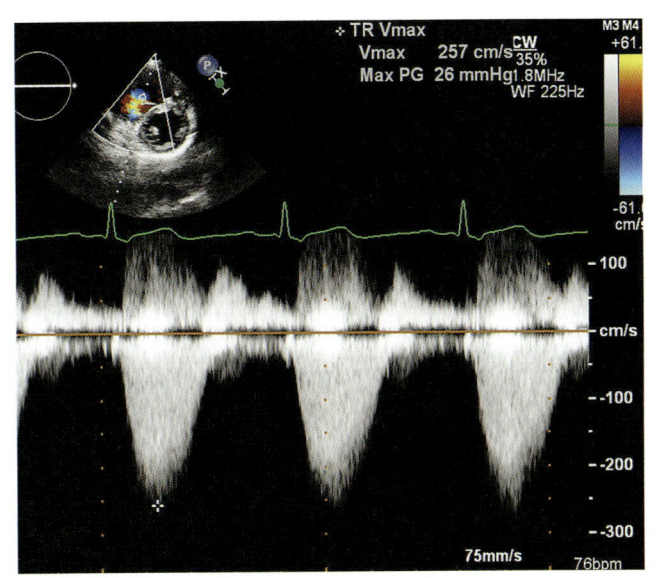

図3　三尖弁閉鎖不全の評価（連続波ドプラ法）
本症例では最大流速2.57 m/sと計測され，推定圧較差は26 mmHg
と算出される．
（東京大学医学部附属病院検査部/循環器内科　大門雅夫先生より提供）

3 合併奇形の評価
- 肺動脈狭窄や閉鎖，心房中隔欠損症などの合併奇形を評価．心房中隔欠損症の右左短絡はチアノーゼの原因となる．
- ほかに生じる合併奇形として，動脈管開存症，心室中隔欠損症，ファロー四徴症，心内膜床欠損症や完全大血管転位症がある．

3．重症度診断

1 Celermajerの分類[1]
- 新生児エブスタイン奇形の重症度分類として使用されることがある．
- 拡張末期の四腔断面像で計測．
- Celermajer index（右房＋右房化右室/機能的右室＋左室＋左房で算出される値）により分類．grade 1：＜0.5，grade 2：0.5～0.99，grade 3：1～1.49，grade 4：≧1.5．
- grade 3，4は重症で，grade 4は特に生命予後不良．

4. 心エコーの結果をこう活かす

- 治療方針は血行動態によりさまざま.

1 三尖弁閉鎖不全症による心不全
- 三尖弁閉鎖不全が高度で心不全症状を呈する場合, 三尖弁形成術あるいは三尖弁置換術と心房中隔欠損閉鎖術を行う.

2 動脈管依存性の肺循環
- 小さな機能的右室により, 十分な肺血流を維持できない場合, プロスタグランジン製剤を投与し動脈管の開存を維持. 以後は単心室循環への段階的な手術計画を立てる.

（北川篤史, 石井正浩）

文献

1) Celermajer DS, et al. Outcome in neonates with Ebstein's anomaly. J Am Coll Cardiol 1992；19：1041-6.

31 心臓腫瘍 原発性良性腫瘍
primary benign tumor

> **心エコー検査のポイント**
> - 粘液腫の診断は腫瘍の性状，発生部位，茎の付着部位などを観察することが重要．
> - 良性腫瘍でも，部位，大きさによっては血行動態に大きく影響．
> - 血栓の付着の有無もチェック．

1. 疫学と病態

- 心臓腫瘍は非常にまれな疾患であり，原発性腫瘍は剖検例中 0.002～0.33 % 程度，転移性腫瘍は原発性腫瘍の 20 倍以上と報告されている[1,2]．不整脈の精査中に見つかることや，無症状だが，他の疾患の精査中に CT，MRI などから偶発的に見つかることもある．
- 原発性腫瘍のうち約 75 % が良性であり，最も多いのは粘液腫で，成人の原発性良性腫瘍の約 50 %，全心臓腫瘍の約 30 % を占める[3]．
- 2 番目に多いのは乳頭状線維弾性腫で，心臓腫瘍のうち 10 % を占める．
- 横紋筋腫は約 7 % の頻度で，小児の原発性良性腫瘍として最も頻度が高い．

2. 診断と治療における心エコーの役割

- ある程度の大きさになると流出路や流入路を塞ぎ，さも弁狭窄のような症状，臨床所見を呈する．場所や大きさによっては弁口を塞ぎ，失神発作を起こすこともある（図 1, 2）．
- 左房粘液腫では左房圧，肺動脈圧の上昇，重症例では肺うっ血を引き起こし，僧帽弁狭窄症と類似した所見を呈することがある（図 1）．
- 右心系の心腔内腫瘍の場合には右心不全症状，肺動脈弁狭窄症と類似した所見を呈する（図 3）．

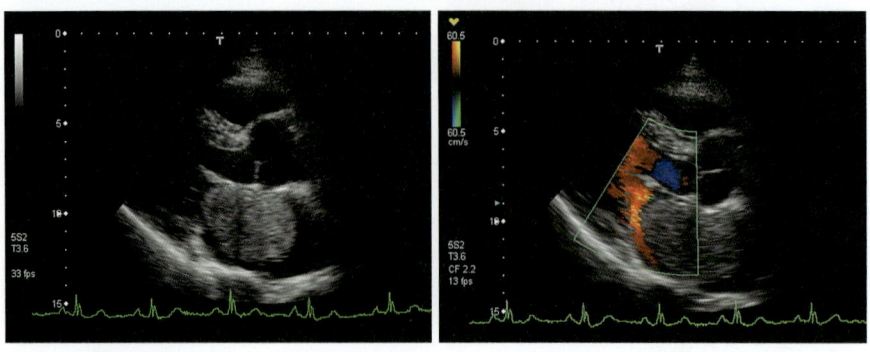

第Ⅱ部　応用編 ― B．疾患別にみた心エコー診断の実際

図1　左房粘液腫
拡張期に腫瘍が僧帽弁口を塞ぎ，左室内への血流障害を起こしている．

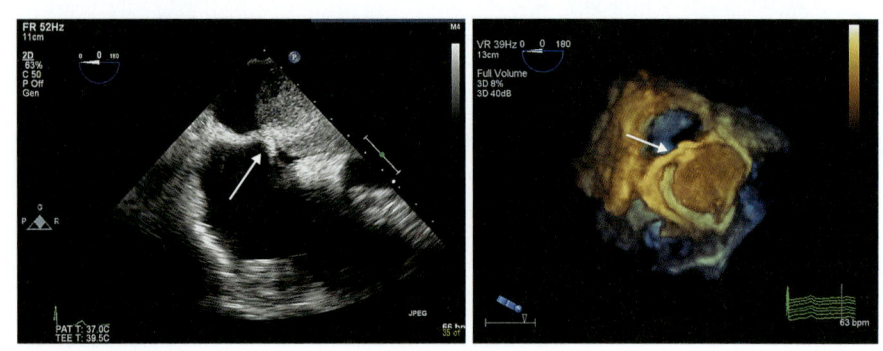

図2　左房粘液腫
左：経食道心エコーで心房中隔に付着した腫瘍を認める．
右：三次元心エコーを用いると茎の付着部位の確認に有用な場合もある．

3．心エコーでの評価

1 粘液腫（図1～3，動画1）

- 粘液腫は可動性に富む塊状エコーとして描出される．
- 通常は有茎性で心房中隔に付着しているが，心房後壁や弁に付着していることもある．
- 形状は，平滑で被膜に覆われているものと，表面がゼラチン状で脆く凹凸があるものがある．
- 内部は壊死や石灰化をきたしており，エコーの輝度もさまざまで均一ではない．
- 通常単発性だが，5％の症例は多発性[4]．

31. 原発性良性腫瘍

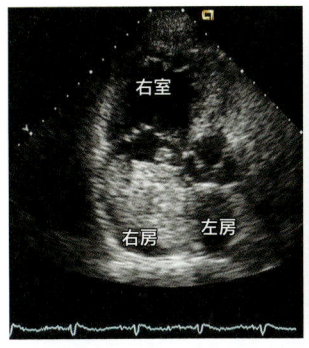

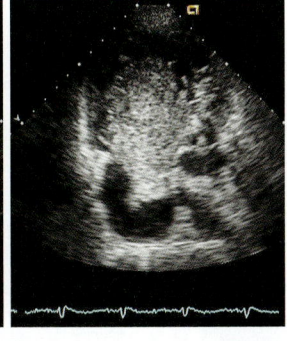

図3　右房内巨大粘液腫
右房内に心房中隔から発生した粘液腫で，収縮期には右房内にあるが（左），拡張期には三尖弁を通り越して，右室内に到達している（右）．

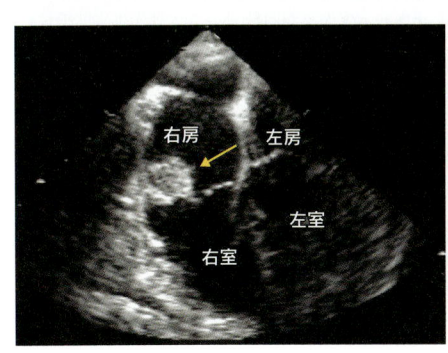

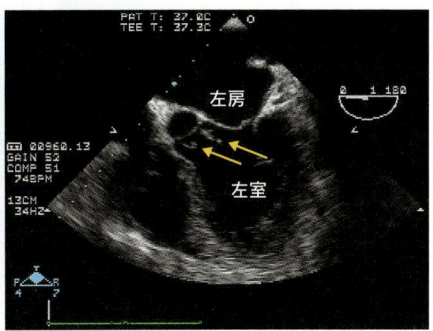

図4　乳頭状線維弾性腫

- 診断は経胸壁心エコーで十分であることが多いが，茎の付着部位がはっきりしない場合には経食道心エコーや三次元心エコーを併用（図2）．

2 乳頭状線維弾性腫（図4，動画2）
- 比較的高齢者に多い．
- 好発部位は弁組織および弁近傍の心内膜．なかでも大動脈弁と僧帽弁が多い[5]．
- 有茎性のことが多く，通常は直径1cm程度．

3 脂肪腫
- 脂肪腫は心臓のあらゆる部位に発生し，約50％は心内膜下，25％が心外膜下，25％が心筋内に発生[6]．
- 形状は無茎性がほとんどで，エコー輝度は高く，均一であることが多い．

4 横紋筋腫（図5）
- 横紋筋腫は1歳未満で診断されることが多く，成人の発症は非常にまれ．

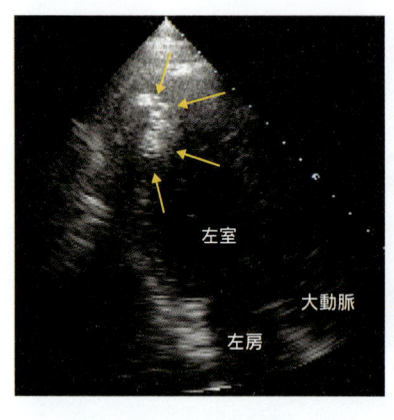

図5 横紋筋腫
心尖部に 3.3×2.5 cm の腫瘍を認める（矢印）．
腫瘍内部のエコー輝度は一部上昇している．
（東京女子医科大学循環器内科 新井光太郎先生より提供）

- 好発部位は左室，右室，心室中隔で，多発性[7]．
- 横紋筋腫のエコー輝度は高く，比較的均一．
- 半分以上の症例は成長に伴い腫瘍が縮小するため，無症状ならば手術適応はない．

5 線維腫

- 線維腫は小児の原発性腫瘍のなかで2番目に多い．1/3 は1歳以下で診断される．
- 心エコーでは，左室壁や心室中隔にエコー輝度の均一な円形の塊として描出される．大きさは直径 3〜10 cm 程度．

（大塚　亮）

文献

1) Reynen K. Frequency of primary tumors of the heart. Am J Cardiol 1996；77：107.
2) Straus R, et al. Primary tumor of heart. Arch Pathol 1945；39：74-8.
3) Molina JE, et al. Primary cardiac tumors：Experience at the University of Minnesota. Thorac Cardiovasc Surg 1990；38：183-91.
4) Reynen K. Cardiac myxomas. N Engl J Med 1995；333：1610-7.
5) Loire R, et al. Papillary fibroelastoma of the heart. A review of 20 cases. Arch Anat Cytol Pathol 1999；47：19-25.
6) Rokey R, et al. Lipomatous encasement and compression of the heart：antemortem diagnosis by cardiac nuclear magnetic resonance imaging and catheterization. Am Heart J 1989；117：952-3.
7) Black MD, et al. Cardiac rhabdomyomas and obstructive left heart disease：histologically but not functionally benign. Ann Thorac Surg 1998；65：1388-90.

32 心臓腫瘍 原発性悪性腫瘍
primary malignant tumor

心エコー検査のポイント

- 発生部位，輝度，心筋への浸潤度合，腫瘍内血流の確認．
- 血行動態への影響を確認．
- 近接臓器である心外膜，大血管，肝臓への浸潤の確認．

A 肉腫

1. 疫学と病態

- 原発性悪性腫瘍のなかでは最も多く，心臓腫瘍全体の約 20 ％を占める[1]．
- 血管肉腫，横紋筋肉腫，線維肉腫が主で，右房に最も多く生じる．
- 成人では血管肉腫，小児では横紋筋肉腫が最も多い．
- 心筋内や心膜への浸潤が主体の場合には，心筋症や心タンポナーデのような臨床所見を呈する．

2. 心エコーでの評価

1 血管肉腫（図 1，動画 1，2）
- 心房中隔以外の右房壁に低エコーで辺縁不整の腫瘤がびまん性に付着しているのがわかる．一部は心膜腔に露出し，心嚢液貯留を認める．

2 滑膜肉腫（図 2，動画 3，4）
- 左室内の腫瘍が，収縮期に大動脈弁に嵌頓しているのがわかる．この患者はたびたび失神発作を起こしていた．
- 滑膜肉腫は周囲臓器に浸潤しやすく，診断時には 80 ％の症例に遠隔転移を認める．予後はきわめて不良[2]．

3 血管内膜肉腫
- 肺動脈血管内膜肉腫の症例（図 3，動画 5）．右室流出路，肺動脈弁に付着した腫瘤

249

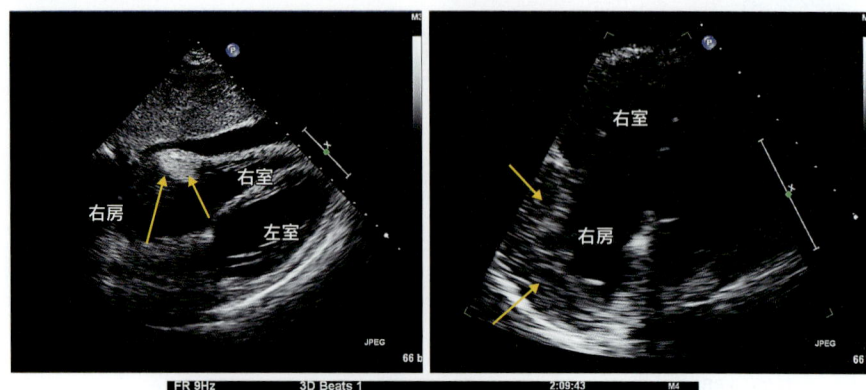

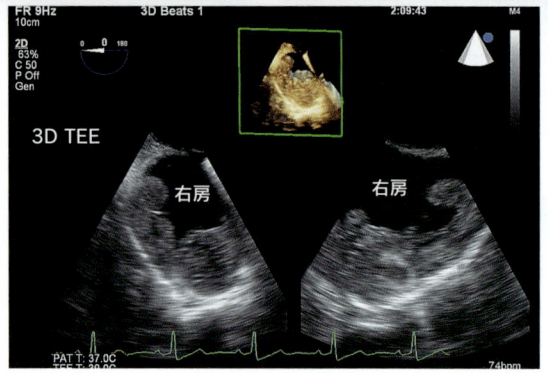

図1 血管肉腫
心房中隔以外の右房壁に低エコーで辺縁不整の腫瘤がびまん性に付着している．一部は心膜腔に露出し，心嚢液貯留を認める．
(神戸大学大学院循環器内科学分野　田中秀和先生より提供)

と肺動脈内の占拠性病変を認める．心エコー単独では血栓や粘液腫の塞栓との鑑別は困難であり，本症例は造影MRIなどを併用し，腫瘍性病変と診断可能であった．

3. 心エコーの結果をこう活かす

- 組織診断にはMRIなど他の画像診断が必要だが，血行動態の評価には心エコーが必須である．
- 術後のフォローアップにも心エコーが有用である．

32. 原発性悪性腫瘍

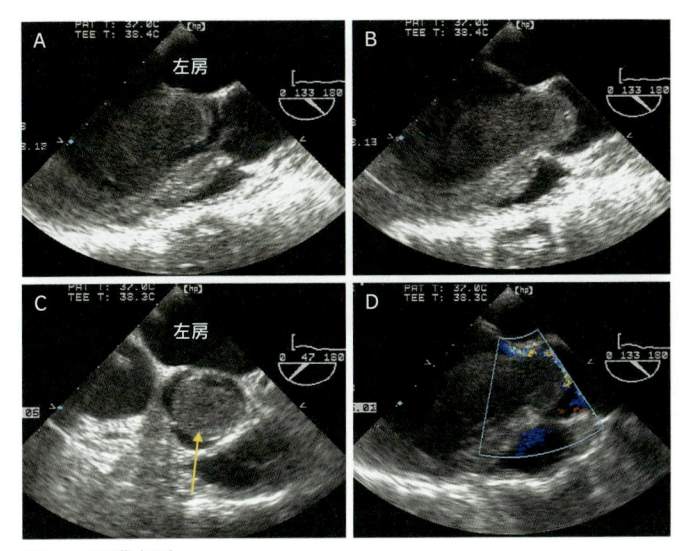

図 2 滑膜肉腫
左室前壁中隔に発生し，拡張期は左室内にあるが (A)，収縮期には左室流出路を越して大動脈弁口を閉塞している (B, C)．カラードプラでは隙間をわずかに血流が通っているのが認められる (D)．

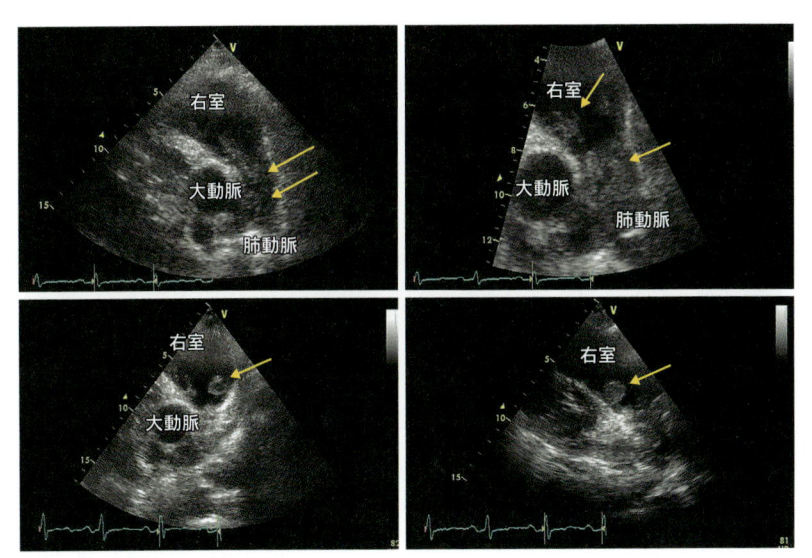

図 3 肺動脈血管内膜肉腫
右室流出路，肺動脈弁に付着した腫瘤と肺動脈内の占拠性病変を認める．
（岡山大学病院超音波診断センター　麻植浩樹先生より提供）

251

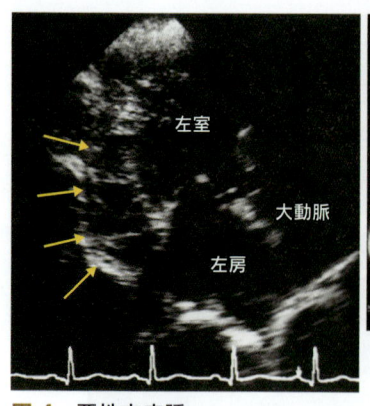

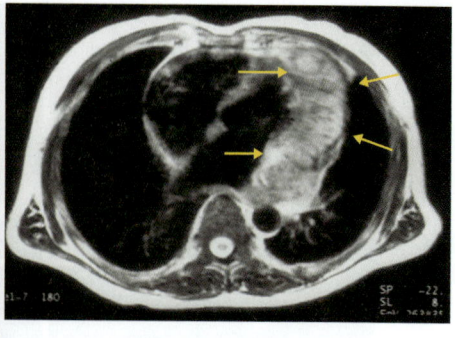

第Ⅱ部 応用編 — B. 疾患別にみた心エコー診断の実際

図4 悪性中皮腫
左室後壁から側壁にかけて，腫瘍が取り巻いている．MRIでも確認できる．
（大阪市立大学大学院循環器病態内科学　穂積健之先生より提供）

B 悪性中皮腫（図4）

1. 疫学と病態

- 心外膜から発生する悪性腫瘍では最も多い．
- 心臓を取り巻くように発育するために心外膜炎や心タンポナーデに似た症状をきたし，血性の心嚢液貯留を認めることが多い．
- 予後は非常に悪く，発症6か月以内に約40％が死亡．

2. 心エコーの結果をこう活かす

- 心臓を取り巻くように発育するため，拘束性障害が起こりやすい．そのため血行動態評価が重要となる．

（大塚　亮）

文献

1) Roberts WC. Primary and secondary neoplasms of the heart. Am J Cardiol 1997；80：671-82.
2) Herrmann MA, et al. Primary cardiac angiosarcoma：a clinicopathologic study of six cases. J Thorac Cardiovasc Surg 1992；103：655-64.

33 心臓腫瘍
転移性心臓腫瘍
metastatic cardiac tumor

> **心エコー検査の ポイント**
> - 右心系の腫瘍は血行性転移が多く，心腔内だけでなく下大静脈内，肝静脈内，肺動脈内も精査．
> - 腫瘍の部位，大きさ，心囊液の有無などが血行動態に影響しやすい．

1. 疫学と病態

- 原発巣としては肺癌，白血病，乳癌，悪性リンパ腫が多く，直接浸潤，リンパ行性，血行性に転移[1,2]．
- 最も高率に心臓に遠隔転移するのは悪性黒色腫で，50〜65％が血行性に転移．
- 腎癌や肝癌の一部が下大静脈を経て右房に突出したり，肺癌が肺静脈から左房に突出したりすることもある．

2. 心エコーでの評価

1 肺癌
- 肺腺癌で左房に転移を認めた症例（図1，動画1）．腫瘍内に血流が確認できるため，血栓や粘液腫と鑑別できる．

2 子宮頸癌
- 子宮頸癌の右房，右室への転移を認めた症例（図2，動画2, 3）．傍胸骨短軸像では心囊液貯留と右室を埋めつくす占拠性病変を認め，四腔断面像では右房から右室にかけて連続した巨大腫瘍を認める．

3 悪性リンパ腫
- 悪性リンパ腫の心室中隔への転移例（図3）．

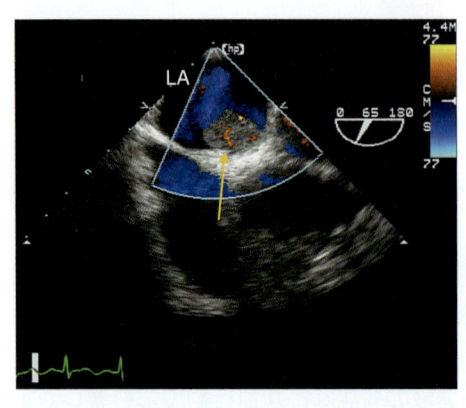

第Ⅱ部 応用編 ― B. 疾患別にみた心エコー診断の実際

図1 肺腺癌の左房内転移
腫瘍内に血流が確認できる.

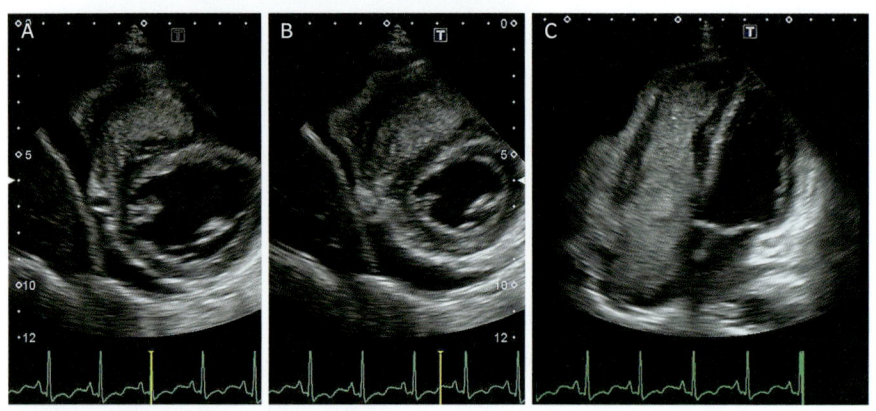

図2 子宮頸癌の右房,右室への転移
傍胸骨短軸像では心嚢液貯留と右室を埋めつくす占拠性病変を認め,四腔断面像では右房から右室にかけて連続した巨大腫瘤を認める.
(岡山大学病院超音波診断センター 麻植浩樹先生より提供)

4 胸腺腫

- 胸腺腫の心外膜転移例(図4,動画4).心嚢液貯留は認めないが,心尖部の腫瘤は心外膜と癒着し,両心室心尖部を圧排している.

3. 心エコーの結果をこう活かす

- 原発巣によって治療方針はさまざまだが,治療効果判定には心エコーが一番有用.

(大塚 亮)

33. 転移性心臓腫瘍

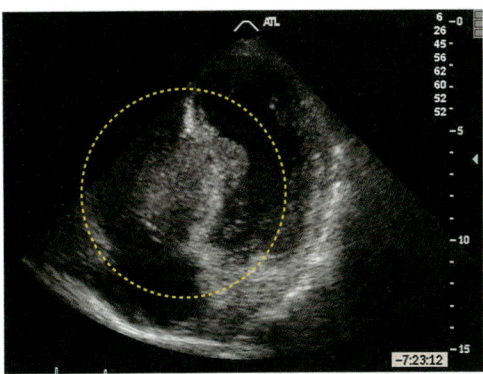

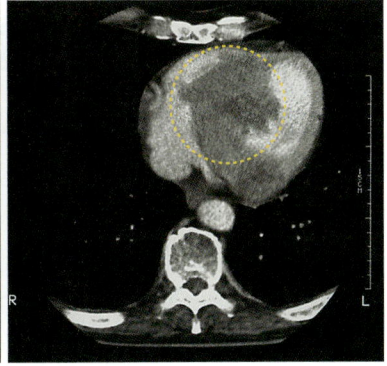

図3 悪性リンパ腫の心室中隔への転移
(大阪市立総合医療センター　阿部幸雄先生より提供)

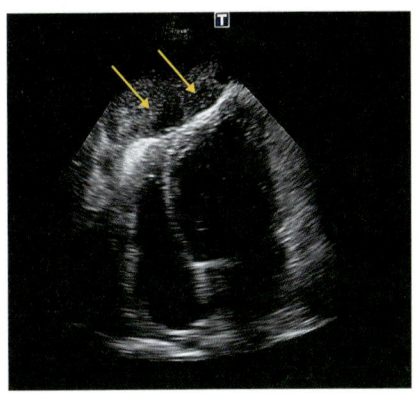

図4 胸腺腫の心外膜転移
心囊液貯留は認めないが，心尖部の腫瘤は心外膜と癒着し，両心室心尖部を圧排．
(神戸大学大学院循環器内科学分野　田中秀和先生より提供)

文献

1) Abraham KP, et al. Neoplasms metastatic to the heart : review of 3314 consecutive autopsies. Am J Cardiovasc Pathol 1990 ; 3 : 195-8.
2) Lam KY, et al. Tumors of the heart. A 20-year experience with a review of 12,485 consecutive autopsies. Arch Pathol Lab Med 1993 ; 117 : 1027-31.

第Ⅱ部 応用編―B. 疾患別にみた心エコー診断の実際

34 心臓腫瘍
腫瘍と間違えやすい正常構造物

心エコー検査の ポイント

- 心腔内の異常構造物と正常構造物を見分けるには，心臓と周辺組織の解剖を立体的に理解する．
- 鑑別では解剖的な位置関係だけでなく，構造物の動きやドプラ法による血流情報を含めて，検証を行うことが重要．

1. 異常構造物と誤認しやすい正常構造物

クマジン稜（図1）

- 肺静脈と左心耳間に稜線のように突出する隔壁．
- 脂肪沈着により肥厚すると，腫瘍と誤認することがある．
- 経胸壁心エコーでは，左房内を横断する異常構造物と誤認することがある．
- クマジン稜であれば，その上方に肺静脈の還流血流が観察される．

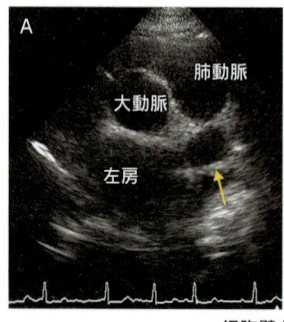

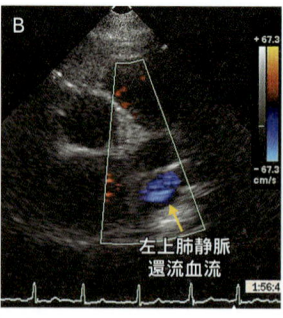

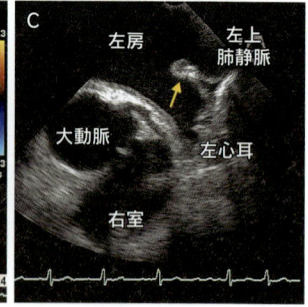

図1 クマジン稜
経胸壁心エコー（A，矢印），経食道心エコー（C，矢印）とも左房内に突出した隔壁がクマジン稜である．カラードプラ法では，クマジン稜の上に左上肺静脈の還流血流が確認される（B，矢印）．

34. 腫瘍と間違えやすい正常構造物

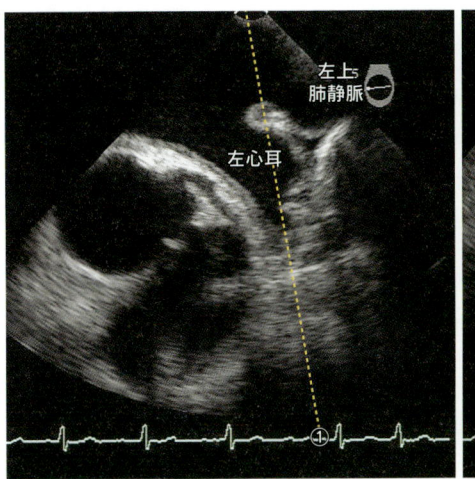

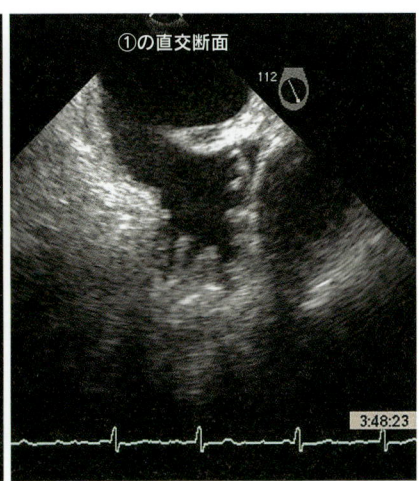

図2 経食道心エコーで描出された左心耳内櫛状筋
横断面像で描出された左心耳内を，①の方向の直交断面にて縦断面像で観察すると，左心耳内に櫛の歯状に隆起した櫛状筋が明瞭に描出されている．

左心耳内櫛状筋（図2）
- 左心耳内には歯状に隆起した櫛状筋がある．
- 描出する断面によっては塊状に描出され，腫瘍や血栓と誤認されることがある．
- 鑑別には，多方向で櫛状構造を確認する．

右室内肉柱
- 右室は内壁が粗く，肉柱が目立つ．
- 右室流入路を取り巻くように発達した筋束は，調節帯（moderator band）と呼ばれ，腫瘍と誤認することがある（図3）．

左室内仮性腱索，肉柱（図4）
- 僧帽弁に付着せず，左室内を横断する腱索．
- 左室心尖部側の肉柱は血栓との鑑別がよく問題になる．分解能が高い高周波の探触子で構造を確認すると両者の判別がつきやすい．

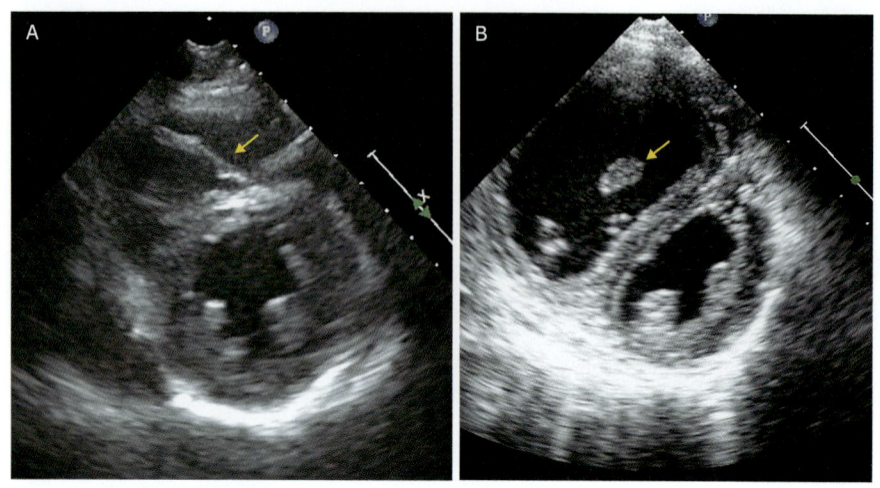

第Ⅱ部　応用編─B．疾患別にみた心エコー診断の実際

図3　右室内筋束：調節帯
調節帯は，右室側の中隔下部の中隔帯から右室乳頭筋の基部に達する太い筋束である．Aは正常例の調節帯，Bは肺動脈性肺高血圧症例の拡大した右室内に円形に描出された調節帯の短軸像．このように描出方向によっては正常な筋束が腫瘍様に見えることがある．

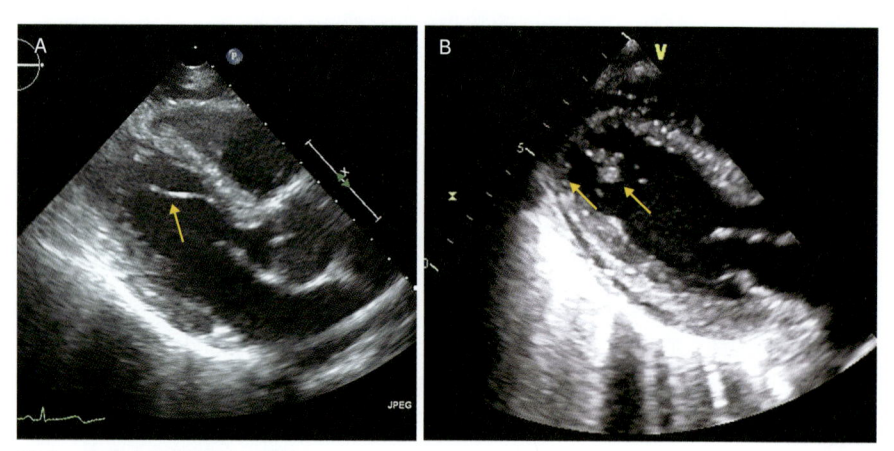

図4　左室内仮性腱索と肉柱
A：左室後壁から前乳頭筋間にみられた仮性腱索．
B：左室心尖部の肉柱．

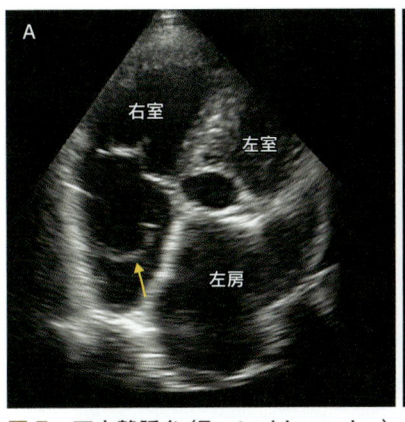

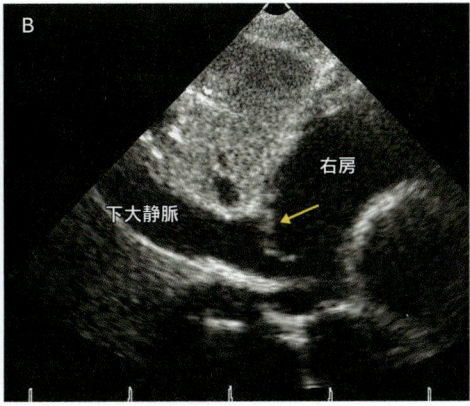

図5 下大静脈弁(Eustachian valve)
A：右房内のひも状エコーが下大静脈弁.
B：肋骨弓下矢状断面にて遺残弁は，下大静脈の右房への開口部前縁に付着しているのがわかる.

2. 病的意義の低い異常構造物

1 右房内静脈弁遺残
- 胎生期に臍帯血を卵円孔に導く働きをする静脈弁が，出生後に退縮せず残っている胎生期遺残物.
- 遺残弁自体が治療の対象になることはない.
- 人工心肺装着時やペースメーカー植込み時のアクセスに，遺残弁の存在が障害になることがある.

下大静脈弁(Eustachian valve)
- 下大静脈の右房への開口部前縁に付着する，薄い膜様の弁.
- 断層像で下大静脈開口部に小さなひも状構造物として描出される(図5).

キアリ網(Chiari network)
- 下大静脈あるいは冠静脈洞開口部より右房の分界稜(crista terminalis)に沿って心房壁に付着する線維状あるいは網目状の索状構造物.
- 断層像で右房を横断するひも状エコーとして認識されるが(図6，動画1)，巨大下大静脈弁との鑑別は困難.
- キアリ網は大きく，ペースメーカー植込み時に，リード線の挿入の障害になることがある.

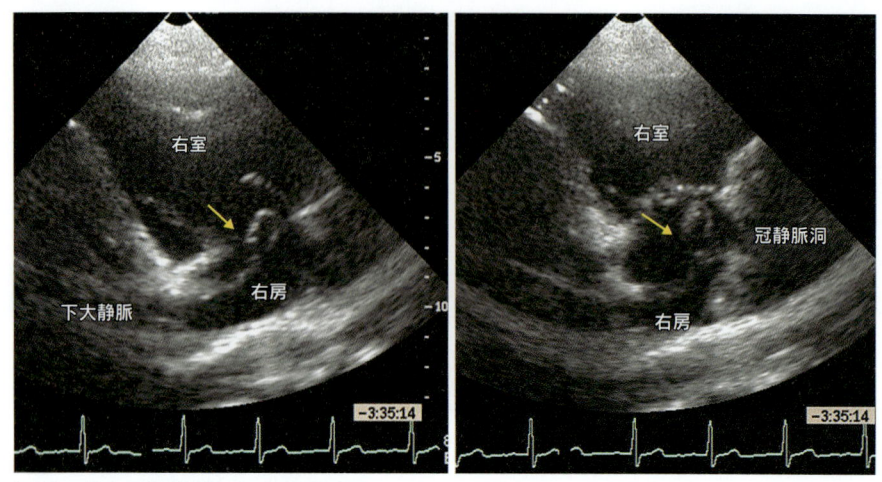

第Ⅱ部 応用編 ― B. 疾患別にみた心エコー診断の実際

図6 キアリ網（Chiari network）
下大静脈から冠静脈洞開口部まで右房内を横断し，撓むように大きく可動するエコー像を示した．

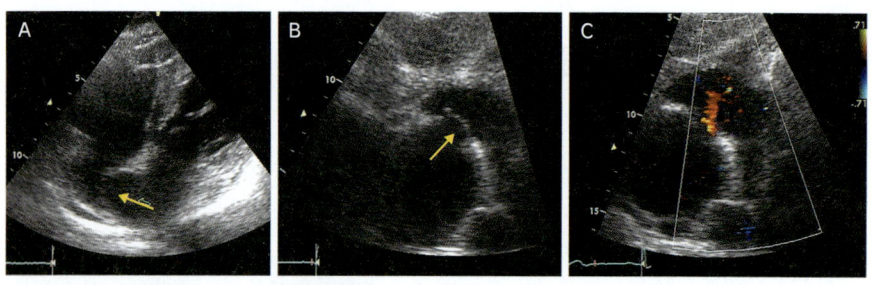

図7 卵円孔開存を伴う心房中隔瘤
心尖部四腔断面（A），肋骨弓下断面（B）にて，卵円窩の近傍が瘤状に突出している（矢印）．またカラードプラ法にて卵円孔開存のシャント血流が観察された（C）．

冠静脈洞弁（Thebesian valve）
- 冠静脈洞の右房への開口部前縁に付着する，薄い膜様の弁．
- 断層像では下大静脈弁とほぼ同様の像を示すが，起始部の付着部位が異なる．
- 心臓再同期療法を施行する際には，左室側のペーシングに冠静脈洞からアクセスするため，障害となる可能性がある．

2 心房中隔瘤（図7，動画2）
- 卵円窩の近傍が瘤状に突出する．高齢者で高頻度にみられる．
- 呼吸などによる両心房間の圧変化に伴い，可動性がある場合が多い．

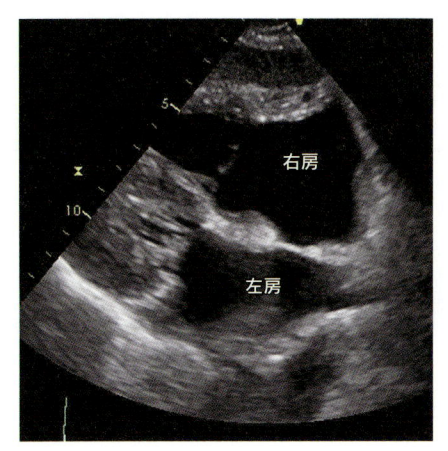

図8 心房中隔脂肪性肥大

- 病的意義はないが，卵円孔開存の合併がある例では，奇異性脳塞栓症の発症率が高いため，シャント血流の有無を必ず検索．

3 心房中隔脂肪性肥大(lipomatous hypertrophy of interatrial septum)
- 心房中隔への脂肪の沈着により，卵円窩を除く心房中隔がダンベル様に肥厚（図8）．
- 局所的な肥厚が著明な場合は，良性の腫瘍である脂肪腫との鑑別が必要．
- 一般的に心房中隔肥大による周囲構造への圧迫症状がないかぎり，病的意義は低いが，時に難治性の上室性不整脈の原因となるとの報告がある．

4 ランブル疣贅，ストランド(valve strand)
- ランブル疣贅は線維性の結合組織が加齢などによる変性により増殖したもの．
- 断層像で弁に付着した細いひも状，時には小塊状エコーとして描出され（図9），ひも状のものはストランドとも呼ばれる．
- 特に高流速の血流が通過する大動脈弁の弁尖中央アランチウス結節近辺に多くみられる．
- 良性腫瘍である乳頭状線維弾性腫は弁の辺縁に発生するが，付着部位の同定は困難なため，徐々に大きくなるものは，乳頭状線維弾性腫として経過観察．
- 小さい場合は病的意義は低いが，小さな血栓を形成しやすく塞栓症のリスクがある．

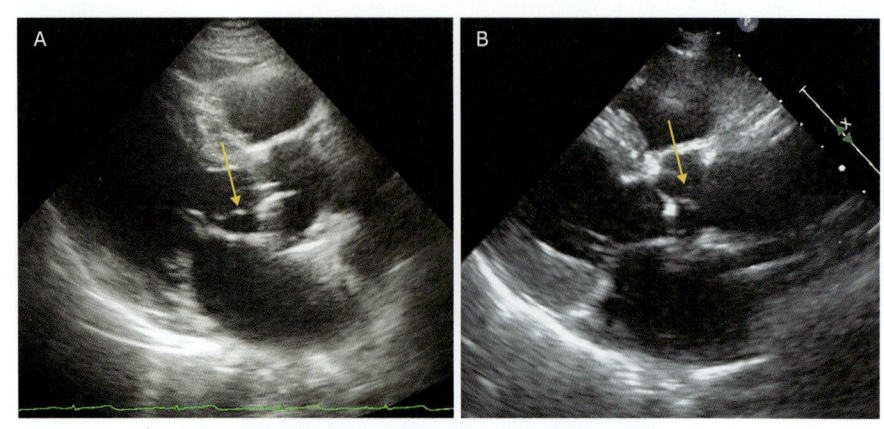

第Ⅱ部　応用編 — B. 疾患別にみた心エコー診断の実際

図9　ランブル疣贅，ストランド
Aの症例は左室流出路側へ，Bの症例は大動脈内へ，ひも状エコーが突出しているのが観察された．

- 感染性心内膜炎の疣贅との鑑別が問題となることがある．両者の鑑別は必ずしも容易ではない．経時的な大きさの変化，臨床像とも比較しながら総合的に判断．

（水上尚子）

35 大動脈疾患

大動脈瘤
aortic aneurysm

> **心エコー検査の ポイント**
> - 短軸および長軸像で観察し，存在部位や形態，性状を評価．
> - 大動脈瘤周囲の観察も重要．
> - 瘤径のみではなく，患者背景や遺伝性疾患の有無，瘤の形態や増大速度などを考慮し，手術時期が決定される．
> - 嚢状瘤を見落とさない．

1. 病因と病態

- 大動脈瘤とは，「大動脈壁が全周性または局所性に拡大あるいは突出した状態」と定義される[1]．
- 原因として，動脈硬化症や先天的・遺伝的素因，感染や炎症，外傷などがあるものの，そのほとんどが動脈硬化症による．
- 一般的に無症状だが，周囲組織を圧迫するようになると，食道の圧排による嚥下障害あるいは反回神経の圧排による嗄声などを生じることがある．
- 腹痛や背部痛を伴う場合，解離や破裂，炎症を合併している可能性があり，特に破裂が疑われる場合には緊急手術の適応．

2. 診断と治療における心エコーの役割

- 無症状で偶然発見されることが多いので，心エコー時の大動脈のスクリーニングは必須．
- 壁在血栓の性状（可動性や溶解像）や可動性プラークの観察に適している．
- 大動脈全体の形態やサイズ評価には，CT が適している．

3. 心エコーでの評価

- 大動脈の解剖を図1に示す．上行大動脈，弓部大動脈，下行大動脈，腹部

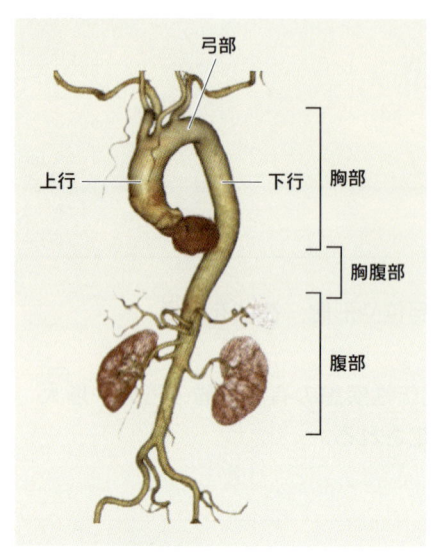

第Ⅱ部　応用編 — B. 疾患別にみた心エコー診断の実際

図1　大動脈の解剖
大動脈は横隔膜を境に胸部と腹部に分けられ，境界部は胸腹部と称する．胸部は上行・弓部・下行大動脈より構成され，弓部からは腕頭・左総頸・左鎖骨下動脈が分岐する．腹部は各臓器の主要血管が分岐した後，臍部の高さで左右総腸骨動脈に分岐する．

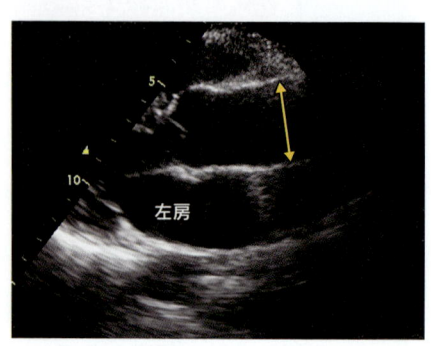

図2　上行大動脈
上位肋間からのアプローチを行うことで，遠位部の観察も可能になる．

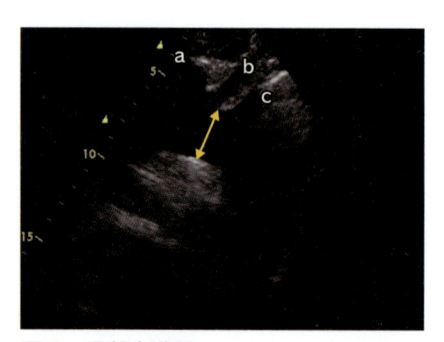

図3　弓部大動脈
仰臥位で顎を挙上し，胸骨上窩からアプローチを行う．大動脈弓部から分岐する腕頭動脈（a），左総頸動脈（b），左鎖骨下動脈（c）の観察を行う．

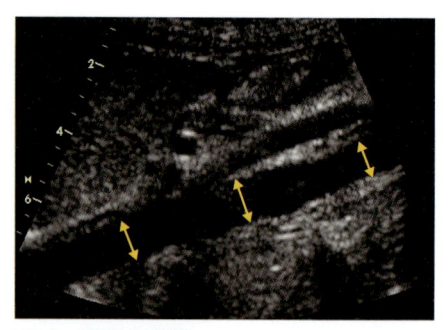

図4　腹部大動脈
コンベックス探触子を用いて，心窩部から臍部の高さまでを観察する．

表1　大動脈径の基準値

	正常値	瘤	手術検討	
胸部大動脈	3 cm 以下	4.5 cm 以上	6 cm 以上	0.5 cm/年以上の拡大
腹部大動脈	2 cm 以下	3.0 cm 以上	5 cm 以上	

(日本循環器学会, ほか. 循環器病の診断と治療に関するガイドライン. 大動脈瘤・大動脈解離診療ガイドライン(2011年改訂版)[1]を参考に作成)

大動脈に対して，それぞれ長軸像および短軸像を描出し，大動脈径，瘤の存在部位と形態，分枝血管との位置関係，内腔や壁の性状を観察(図2～4).

1 大動脈径
- 胸部大動脈で4.5 cm以上，腹部大動脈で3.0 cm以上ある場合，瘤と判断(表1).

2 瘤の形状
- 紡錘状と嚢状に分けられる(図5)．紡錘状瘤は腹部大動脈に多く，嚢状瘤は胸部大動脈と腸骨領域に多い傾向にある．

3 存在部位
- 瘤の位置により，胸部，胸腹部，腹部に分けられる．
- 胸部の場合は弓部3分枝，腹部の場合は腎動脈との位置関係が重要であり，瘤と接しているのか，あるいは瘤に含まれているのかを確認．

4 内部性状
- 大動脈瘤は高率に壁在血栓を合併．血栓溶解像や可動性について確認．
- 動脈壁の石灰化やプラーク，血管の蛇行，狭窄の有無についても観察．
- 瘤周囲の状況(破裂や圧迫，血流障害の有無，炎症の合併)を観察．

4. 疾患に伴って見られる重要な心エコー所見

1 大動脈弁疾患の有無
- 上行大動脈瘤がある場合，二尖弁やマルファン症候群などの先天性疾患が存在している可能性がある．
- 大動脈弁が三尖かの確認，弁輪部から上行大動脈にかけて洋梨状の拡大がないかの確認を行い，大動脈弁狭窄や逆流の程度についても観察．

2 炎症性大動脈瘤
- 大動脈瘤周囲に慢性的な炎症が持続すると線維化をきたし，瘤を囲むような低エコー帯が観察されることがある(図6).
- 炎症により水腎症や腸管の通過障害をきたすことがある．

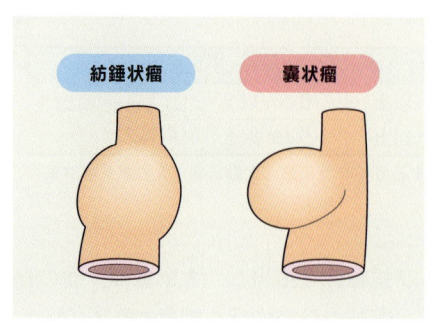

図5　瘤の形状

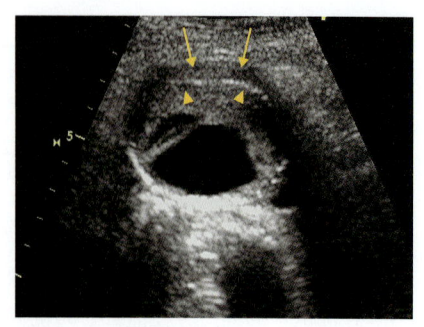

図6　炎症性大動脈瘤
石灰化した動脈壁（矢頭）の周囲前面に低エコー帯（矢印）が観察される.

3 大動脈瘤破裂
- 瘤の存在部位に一致した疼痛を伴っている場合あるいはショック状態で来院した場合，第一に大動脈瘤破裂を否定しなければならない．
- 典型的な大動脈瘤破裂では，瘤周囲に血腫像が観察される．しかし，切迫破裂などでは必ずしも画像上の変化があるわけではないので注意．

5. ピットフォール

1 瘤の計測は最大短径を用いる
- 大動脈は屈曲，偏位している可能性があるので，短軸像の計測は必ず最大短径で行う（図7）．

2 嚢状瘤を見落とさない
- 嚢状瘤はその形態的特徴から紡錘状瘤に比べて見逃されやすい．必ず，多断面から観察することが重要（図8）．

6. 心エコーの結果をこう活かす

1 手術適応の決定
- 手術適応となる瘤径は，胸部大動脈で6cm以上，腹部大動脈で5cm以上の場合である（表1）．
- ただし，マルファン症候群などの遺伝性疾患，大動脈二尖弁では4.5cm以上で侵襲的治療を考慮する．
- また，0.5cm/年以上の増大速度を有するものや嚢状瘤，仮性瘤は破裂の危

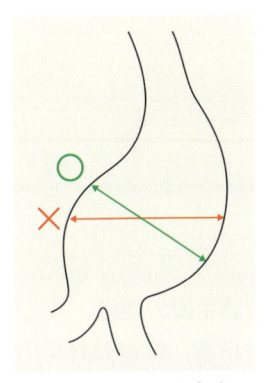

図7 瘤計測の注意点
瘤に直交する断面を描出し，最大短径を計測する．

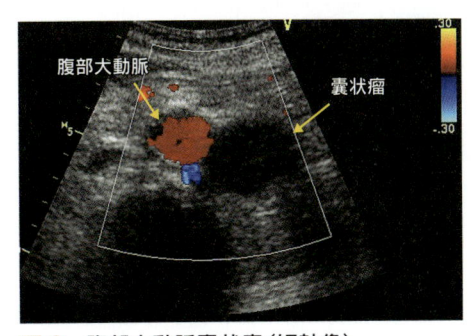

図8 腹部大動脈嚢状瘤（短軸像）
左側に突出する瘤を認める．内腔は血栓化しており，血流信号は検出されない．長軸像では見落とされやすく，注意が必要な瘤である．

険性が高く，サイズに関係なく手術適応となる．

（山川津恵子，西上和宏）

文献

1) 日本循環器学会，ほか．循環器病の診断と治療に関するガイドライン．大動脈瘤・大動脈解離診療ガイドライン（2011年改訂版）．

第Ⅱ部　応用編 — B．疾患別にみた心エコー診断の実際

36 大動脈疾患
大動脈解離
aortic dissection

> **心エコー検査の ポイント**
> - 上行大動脈に解離が及ぶ Stanford A 型は，緊急手術の適応．
> - 合併症の評価として，心囊液貯留，大動脈弁逆流，壁運動異常の有無が特に重要．
> - 偽腔開存型解離では，真腔と偽腔の鑑別に 4S が有用．

1. 病因と病態

- 大動脈解離とは，「大動脈壁が中膜のレベルで二層に解離し，動脈走行に沿ってある長さを持ち二腔になった状態」[1] で，大動脈壁内に血流あるいは血腫が存在する動的な病態．
- 発症直後から急速な血行動態の変化をもたらし，広範囲の血管に病変が進展することで各臓器に血流障害が生じてさまざまな症状を呈する．

2. 診断と治療における心エコーの役割

- スクリーニングとして有用であるほか，重篤な合併症の診断も可能．
- 胸壁から観察不良な場合，経食道心エコーを行うことで大動脈基部から下行大動脈までを明瞭に観察できる．

3. 断層法での評価

- 大動脈の描出法は，大動脈瘤と同様．大動脈解離においては，下記の確認を行う．

1 大動脈拡大の有無

- 解離が生じると，病変部の拡大を伴うことが多い．上行大動脈で 4 cm 以上，下行大動脈で 3 cm 以上と拡大し，症状から解離が疑われる場合，さらなる精査を進める[2]．

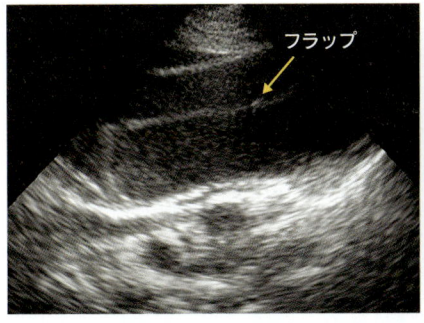

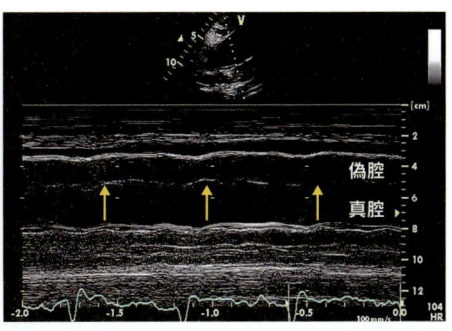

図1 上行大動脈のフラップ
左：上行大動脈はフラップにより二腔構造を呈している.
右：Mモード法を用いることで, 収縮早期に拡張する後方の腔が真腔, 拡張が遅れる前方の腔が偽腔と判断できる.

2 フラップ

- 剝離した内膜はフラップと呼ばれ, 大動脈内腔に可動性を有する線状構造物として観察される. このフラップにより, 大動脈は本来の血管腔である真腔と解離により形成された偽腔との二腔構造を呈する（図1, 動画1）.

真腔と偽腔の鑑別ポイント (4S)[3]

① 一般的に偽腔よりも真腔が小さい (Smaller lumen).
② カラードプラ法では, 真腔の血流シグナルは偽腔よりも速く, 明瞭に描出される (Speed is faster).
③ 収縮早期に拡張するほうが真腔であり, 偽腔は拡張が遅れる (Systolic expansion).
④ コントラストエコーでは, 真腔が選択的に先行して造影される (Selective enhancement).

3 偽腔の状態

- 偽腔の血流状態により, 偽腔開存型（偽腔内に血流を認める）（図2, 動画2）と偽腔閉塞型（偽腔内に血流を認めない）に分類される.
- 偽腔閉塞型では, 血栓により固定されるためフラップの可動性がなく, 短軸像では血栓化した偽腔が三日月状に描出される（図3, 動画3, 4）.
- IMH (intramural hematoma)：中膜の栄養血管である vasa vasorum の破綻により形成された壁内血腫であり, 偽腔閉塞型解離に含まれる. 従来,「内膜亀裂のない大動脈解離」とされていた.

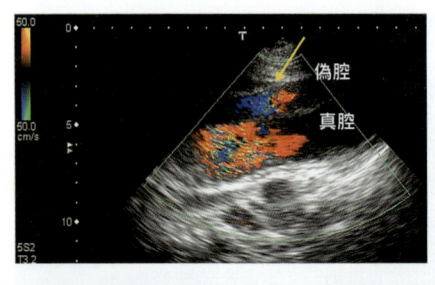

第Ⅱ部　応用編 ― B．疾患別にみた心エコー診断の実際

図2　偽腔開存型解離
図1のカラードプラ像．偽腔内に血流シグナルが確認され，偽腔開存型解離と診断される．

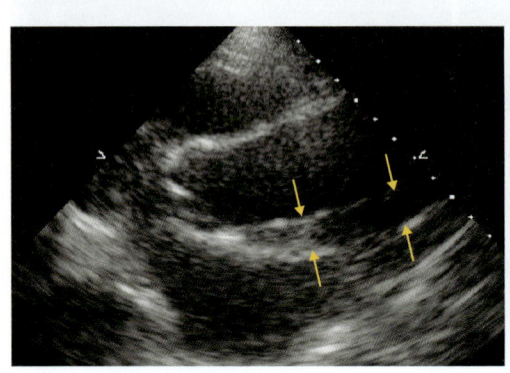

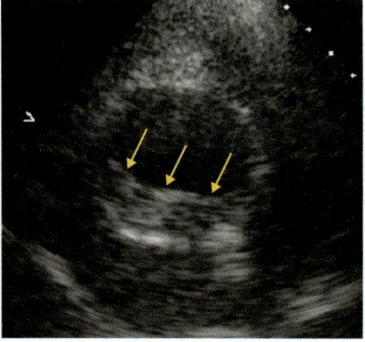

図3　偽腔閉塞型解離
上行大動脈の長軸像（左）と短軸像（右）．矢印で示した偽腔は血栓化し，echogenic な壁肥厚として観察される．短軸像では三日月状を呈している．

4 エントリー

- 偽腔開存型解離には内膜亀裂部位が数か所存在し，真腔と偽腔の交通部となる．
- 血流方向が真腔から偽腔へ向かう場合はエントリー，偽腔から真腔へ向かう場合はリエントリー．
- エントリーの好発部位は，上行大動脈右側前方や左鎖骨下動脈分岐直後の大弯側．

4．重症度診断

- 解離範囲による分類として，Stanford 分類と DeBakey 分類がある（図4）．
- 臨床的には特に上行大動脈に解離が及んでいる Stanford A 型か否かの判断が重要．

36. 大動脈解離

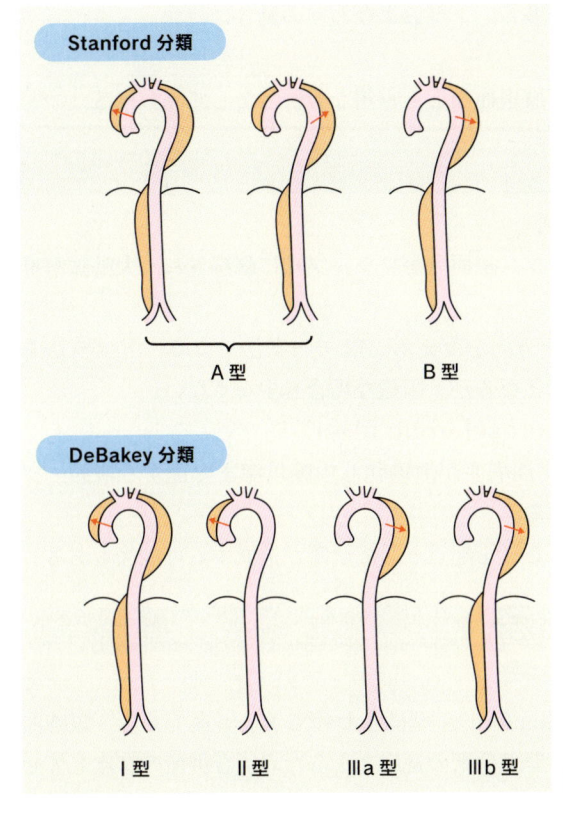

図4 大動脈解離の病型分類

5. 疾患に伴って見られる重要な心エコー所見

- Stanford A 型の場合，特に下記の合併症の有無が治療を進めるうえで重要．

1 心嚢液貯留
- 少量でも切迫破裂の可能性があり，心タンポナーデへ移行すると死に至る危険性がある．
- 心嚢液貯留の有無，右房や右室，左房の虚脱所見の有無を確認．

2 大動脈弁逆流
- 解離が大動脈弁に及ぶと逆流を生じる．特に無冠尖の逸脱を生じることが多く，逆流ジェットは偏位して吹く．

3 壁運動異常
- 解離が冠状動脈に及ぶと心筋虚血を合併するため，壁運動の評価は重要．

- 頻度としては右冠状動脈に多く，下壁および右室の動きに注意．

4 その他
- 脳梗塞，腹部臓器虚血，下肢虚血なども重篤な合併症としてみられる．

6. ピットフォール

1 アーチファクトとの鑑別
- 時に多重反射やサイドローブ，鏡面像がフラップ様に観察され，大動脈解離と誤認しやすい場合がある．
- 対処法として，アプローチ方向を変える，Mモード法やカラードプラ法を併用する，などで鑑別可能となるが，困難な場合も少なくない．

2 PAU (penetrating atherosclerotic ulcer)
- 大動脈壁に生じた粥状硬化性病変が潰瘍化し中膜以深まで達する病態．プラーク破綻と考えられている．
- 限局性解離の一種であり，ここを起点として解離が進展する可能性もある．

7. 心エコーの結果をこう活かす

1 緊急手術の適応
- 上行大動脈に解離が及ぶStanford A型はきわめて予後不良である．短時間で急変する可能性があり，緊急手術の適応となるため，合併症の有無も併せて速やかに診断かつ報告する．
- エントリーの位置により術式が異なるので，その部位を同定することも重要．

2 内科的治療
- 上行大動脈に解離が及ばないStanford B型（**動画5〜9**）は内科治療での予後が良いため，一般的に降圧を中心とした内科療法が選択される．

（山川津恵子，西上和宏）

文献
1) 日本循環器学会，ほか．循環器病の診断と治療に関するガイドライン．大動脈瘤・大動脈解離診療ガイドライン（2011年改訂版）．
2) 西上和宏．大動脈解離の心エコー図診断のポイント．心エコー 2008；9：940-7.
3) 浪崎秀洋，西上和宏．急性大動脈解離における心エコーの役割．心エコー 2011；12：828-37.

37 その他の疾患
肺高血圧症
pulmonary hypertension

> **心エコー検査の ポイント**
> - 右室・中隔・左室の形に注目.
> - ドプラ法を用いて心内圧を推定.
> - 右心機能を評価.

1. 病因と病態

- 肺高血圧症はさまざまな原因により肺動脈圧が持続的に上昇した病態で，進行すると右心不全・呼吸不全の悪化を招き予後不良.
- 「肺高血圧症治療ガイドライン（2012 年改訂版）」[1)] では，安静時に右心カテーテル検査による平均肺動脈圧が 25 mmHg 以上の場合を肺高血圧と定義.
- 肺動脈性（第 1 群）のほかに，肺動脈楔入圧上昇を伴う左心性心疾患（第 2 群）や肺疾患（第 3 群），慢性血栓塞栓性（第 4 群）など，さまざまな病態がある.

2. 診断と治療における心エコーの役割

- 心エコーは肺高血圧症が疑われる症例には必須の検査. 左室・右室の大きさ・動きの観察や，右心系圧の推定は病態の鑑別や重症度を考える際に有用（圧の推定方法については基礎編「15. 血行動態の評価」の項目を参照）（図 1A，B，動画 1，2）.
- 心エコーは肺高血圧症の基礎疾患を特定する際にも重要.
- 病態の進行や治療効果をみるうえでも心エコーは重要.

3. 断層法での観察

1 右室・右房の拡大（表 1，図 2，動画 3）

- 肺高血圧を呈する疾患では右心系の負荷を反映し，右室・右房の拡大所見がある. しかし，急性の病態では，肺高血圧が存在しても右室拡大がない.

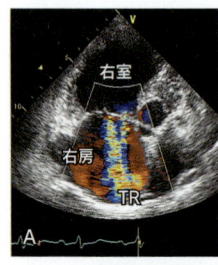

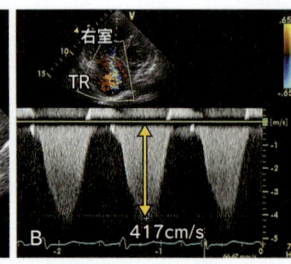

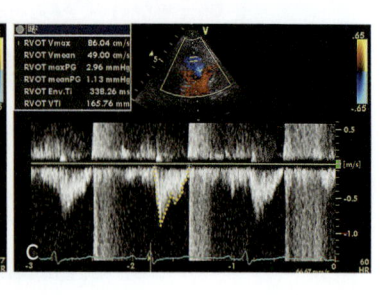

第Ⅱ部　応用編─B．疾患別にみた心エコー診断の実際

図1　肺高血圧症のドプラ所見
A：心尖部四腔像で右室，右房の拡大，高度三尖弁逆流（TR）を認める．
B：TRジェットの連続波ドプラ波形では，最大速度は417 cm/s，簡易ベルヌーイ式を用いると右室右房圧較差が70 mmHgとなり高度肺高血圧であることがわかる．
C：右室流出路血流速波形より求めた時間速度積分値（TVI）は16.6 cm．右室流出路径は2.4 cmで断面積は4.52 cm^2，TVIをかけると1回心拍出量は75 mL，心拍出量は4.5 L/min．

表1　右室・右房拡大

拡張末期	心基部右室径	中部右室径	右室長
右室拡大*1	>42 mm	>35 mm	>86 mm

右室拡大示唆	傍胸骨長軸像　右室径　>33 mm
	短軸像肺動脈弁レベル　右室流出路径　>27 mm

収縮末期	右房面積	右房長径	右房短径
右房拡大*2	>18 cm^2	>53 mm	>44 mm

＊1：心尖部四腔像で右室が最大となるよう画像を調整し，拡張末期時相にてチェック．
＊2：心尖部四腔像で収縮末期時相にてチェック．
(Rudski LG, et al. J Am Soc Echocardiogr 2010[2])

2 左室の狭小化
- 傍胸骨左室短軸像では，右室からの圧排により中隔の平坦化がみられる．容量負荷ならば拡張期優位に，圧負荷ならば収縮期優位に中隔が平坦化（図3，動画4）．
- 左室前負荷の低下も狭小化の原因の一つ．高い肺血管抵抗や心房中隔欠損症では左室は前負荷の低下をきたし狭小となる．

3 右室肥大
- 米国心エコー図学会（ASE）ガイドラインによれば，拡張末期の右室壁厚が>5 mmであれば右室壁肥厚と診断できる．

37. 肺高血圧症

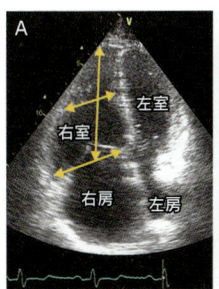

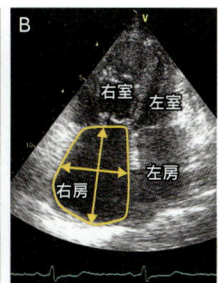

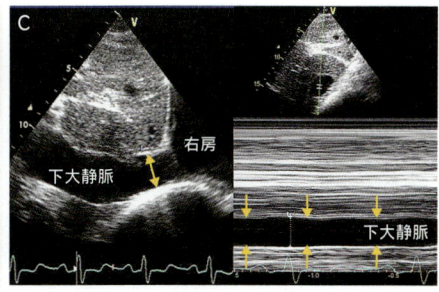

図2 右室・右房・下大静脈の計測
心尖部四腔像拡張末期像(A),収縮末期像(B)で,心基部右室径56 mm,中部右室径42 mm,右室長88 mmはいずれも右室拡大所見を示し,右房面積21 cm^2,右房長径57 mm,右房短径45 mmはいずれも右房拡大所見を示している.肋骨弓下アプローチで下大静脈を観察すると径は31 mmと拡大しており(C左図),Mモード法では呼吸性変動の乏しいことがわかる(C右図矢印).

表2 右房圧の推定

	右房圧	下大静脈径	変動
正常右房圧	3 mmHg (0〜5 mmHg)	≦21 mm	>50%
中等度右房圧上昇	8 mmHg (5〜10 mmHg)		
右房圧上昇	15 mmHg (10〜20 mmHg)	>21 mm	<50%

- 心筋症など壁肥厚を呈する他疾患が除外できなければ,右室圧負荷所見とはいえないので注意.

4 下大静脈の拡大と右房圧の推定
- 右房圧の上昇は,病態を示すだけでなく予後指標として重要.
- 肋骨弓下アプローチにて肝静脈合流直後の下大静脈径を測定し,その変動をみることで右房圧を推定(図2C).
- ASEガイドラインでは,"sniff(鼻すすり)"指示で変動を確認するよう推奨(表2).

5 肺動脈
- 肺血栓塞栓症では肺動脈内,右室,右房,下大静脈に血栓像がないか確認.

4. 重症度診断
- 前述の通り肺高血圧症の診断は右心カテーテル検査を用いて行われるが,心

275

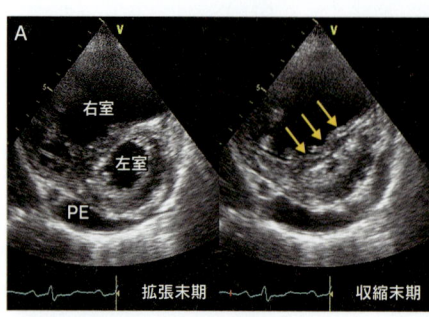

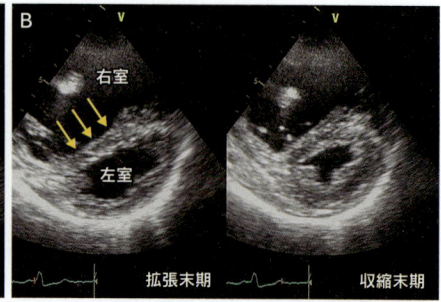

第Ⅱ部　応用編 ― B. 疾患別にみた心エコー診断の実際

図3　右室拡大と左室扁平化
慢性肺血栓塞栓症（A）と心房中隔欠損症（B）の傍胸骨左室短軸像．A, Bともに右室の拡大と左室の狭小化を認める．Aでは，高度の右室圧負荷による収縮期優位の心室中隔の圧排（矢印）がみられ，Bでは，高度の右室容量負荷による拡張期優位の心室中隔の圧排（矢印）がみられる．PE：心囊液貯留．

エコーでの重症度診断は参考になる．
- 自覚症状に基づいた機能分類として，NYHA 機能分類と WHO 肺高血圧症機能分類を組み合わせた NYHA/WHO 肺高血圧症機能分類がある．

5. 疾患に伴って見られる重要な心エコー所見

1 三尖弁逆流（動画2）
- 慢性的な圧負荷または容量負荷で三尖弁輪が拡大すると，三尖弁逆流をきたす．
- 正常心でも軽度逆流はみられるため，三尖弁逆流があるだけでは病的所見とはいえない．

2 肺動脈弁逆流
- 肺高血圧で右室流出路や肺動脈本幹の径が拡大すると，肺動脈弁逆流が増加．
- 三尖弁逆流と同様に正常心でも軽度逆流を認める．

3 右心機能低下
- 長期にわたる右心負荷の結果，右室心筋障害を生じ，右心機能低下を呈する．

心拍出量・1回心拍出量
- 右心機能低下を疑う症例では，時間速度積分値（TVI），1回心拍出量（SV），心拍出量（CO）の低下があるのか確認が必要．
- なお，同一症例を短期間に数回観察する場合，TVIだけの比較であっても臨床的に役立つことは多い．

三尖弁輪収縮期移動距離(tricuspid annular plane systolic excursion：TAPSE)，右室面積変化率(RV fractional area change：RV-FAC)
- 基礎編「13. 右室収縮能の評価法」(p.60)を参照.

6. ピットフォール
- 高度肺高血圧症でも三尖弁逆流を有しない症例がある．逆に高度三尖弁逆流があるからといって高度肺高血圧があるとはかぎらない．
- 三尖弁が離開し高度逆流を生じた症例では，簡易ベルヌーイ式の仮定に合わず正確な圧推定はできないことを知っておく必要がある．
- 右室機能低下を生じると，高い肺血管抵抗のもとでも高い圧が出せないため肺高血圧を呈さないことがある．

7. 心エコーの結果をこう活かす

1 薬物治療の調節
- 下肢浮腫などの右心不全徴候があり，下大静脈の著明な拡大を認めるような場合，利尿薬を投与することがある．この際，血圧や心拍出量をチェックし低拍出を招かないよう注意．

2 治療の効果判定
- 肺高血圧薬の投与前後に推定肺動脈圧・心拍出量を測定し，治療効果を評価．
- 外科治療(肺動脈血栓内膜摘除術)，カテーテル治療(バルーン肺動脈形成術)などの非薬物治療の効果判定にも治療前後の心エコー所見を活用．

(大西哲存)

文献
1) 日本循環器学会，ほか．循環器病の診断と治療に関するガイドライン．肺高血圧症治療ガイドライン(2012年改訂版)．
2) Rudski LG, et al. Guidelines for the echocardiographic assessment of the right heart in adults：A report from the American Society of Echocardiography endorsed by the European Association of Echocardiography, a registered branch of the European Society of Cardiology, and the Canadian Society of Echocardiography. J Am Soc Echocardiogr 2010；23：685-713；quiz 786-8.

その他の疾患

38 心臓内血栓
intracardiac thrombus

心エコー検査のポイント

- 血栓発生のリスクが高い疾患，血栓の好発部位を認識し，意図的に血栓を探す．
- 血栓の可動性や形状，内部性状を評価．内腔に突出し可動性を有する場合，塞栓症を併発する危険性が高い．
- 経胸壁心エコーによる左心耳血栓検出の限界を知り，経食道心エコーの必要性を検討．

1．病因と病態

- 心腔内に血栓が生じる疾患や血栓好発部位を念頭に検査することがきわめて重要．

1 疾患

- 左室内血栓を生じる代表的な疾患は，心筋梗塞，拡張型心筋症，肥大型心筋症，心筋炎などがある．特に広範囲な左室壁運動異常，心室瘤を有する例，著明な心機能低下例，あるいは無症候性に心筋梗塞を発症し診断が遅れた例に血栓は多く存在．
- まれではあるが，抗リン脂質抗体症候群や好酸球増多症（レフレル心内膜炎）でも血栓が生じる．
- 左房内血栓を生じる代表的な疾患は，僧帽弁狭窄症，心房細動，心機能低下例．左心耳に好発するが，時として左房内に浮遊するボール状血栓を認める．

2 好発部位

左室内血栓（図1）

- 心尖部が左室内血栓の好発部位であることを認識し，注意深く観察．特に，心尖部に心室瘤を認める場合は要注意．
- 下壁梗塞などでも心室瘤を認める場合は瘤内血栓が生じうる．

38. 心臓内血栓

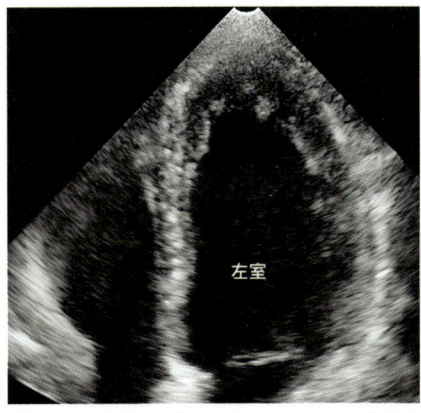

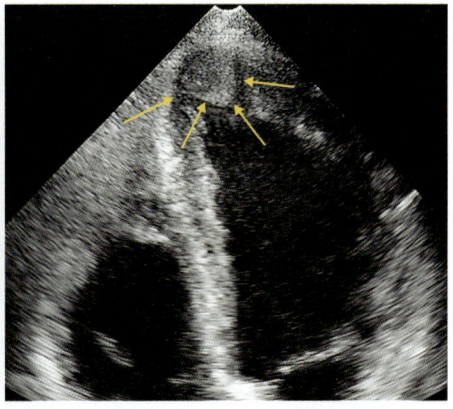

図1 左室心尖部に血栓を有する心筋梗塞
左：真の心尖部が含まれておらず，一見血栓は存在しない．
右：下位の肋間に探触子を当てることで真の心尖部が描出され，心尖部血栓（矢印）が診断できる．

左房内血栓
- 好発部位は左心耳．

2. 断層法での評価

1 可動性，形状（大きさ，形，茎の有無）
- 血栓が内腔に突出し，可動性を有する場合，塞栓症を併発する危険性が高い（図1）．
- 壁運動低下部位にもかかわらず壁厚が厚い，つまり，菲薄化しているべき心筋壁が壁厚を保っている場合は壁在血栓を疑う．

2 性状
- 新鮮血栓は内部エコー輝度が低く，見落とすことがあり要注意．
- 器質化してくるとエコー輝度は高くなる．

3 もやもやエコー
- 高度に血流速度が低下した場合に認める．
- この所見があれば血栓の存在を疑い注意深く観察すべき．

279

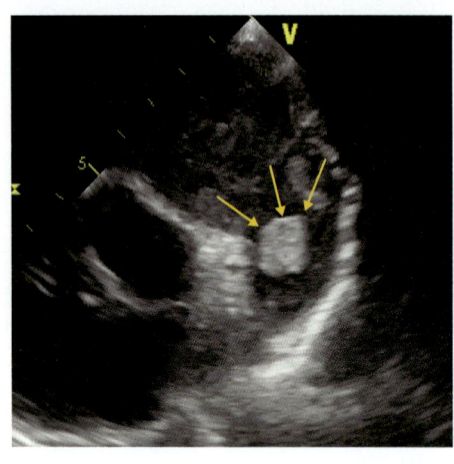

図2 経食道心エコーにより検出された左心耳内の血栓(矢印)

3. ピットフォール

1 断面取得時の注意
- 心尖部の血栓を評価する際, 心尖部断面は可能なかぎり下位の肋間に探触子を当て, 真の心尖部の描出を心がける(図1, 動画1).
- 短軸像も, 心尖部が見えなくなった先まで描出.

2 アーチファクトとの鑑別
- 心尖部は多重反射やサイドローブなどのアーチファクトが多く, さらに, 仮性腱索などの紛らわしい構造物が存在するので, 以下のような手順が鑑別に有用.
  ① フォーカスポイントを心尖部方向に移動.
  ② 周波数帯域を高周波に変更. または, 高周波探触子に変更. 周波数を変更し, 見え方や位置が変化する場合はアーチファクトを疑う.
  ③ 多重反射は心臓の動きと連動しないため, エコーウィンドウをわずかに変えることで像が大きく変われば, アーチファクトである.

3 経食道心エコー
- 経胸壁心エコーでの左心耳血栓の検出率は低く, たとえ血栓を認めなくてもその存在を否定できない. そのため左心耳血栓の診断には経食道心エコーが必須(図2).
- 以下の点に注意.

①マルチプレーン探触子を用いて多断面を取得し，左心耳全体を評価．
②左心耳内構造物（櫛状筋や肺静脈との隔壁）と見誤らない．
③左心耳血流速度の低下例では，より注意深く観察．

4. 心エコーの結果をこう活かす

- 心腔内に血栓を認めた場合，抗凝固療法の適応．
- 血栓の形態によって外科的治療の適応となりうる．

（中園朱実，福田祥大，尾辻　豊）

第Ⅱ部　応用編

C. ポケットエコーの活用

ポケットエコーのポイント

- ポケットエコーは新たな心エコーのカテゴリーであり，手のひらサイズのエコー機器によるエコー検査のことである．
- 緊急現場や訪問診療などで活用できる．
- quick-look diagnosis と goal-oriented examination の概念を理解し，ポケットエコーを行う．
- ポケットエコーの使用に際しては，エコー検査に関するトレーニングが必要．

1. ポケットエコーの特色

- GE社製VSCAN（2010年発売）は，カラードプラ機能が搭載されており，心電計の記録がないにもかかわらず1心拍を自動的に認識し動画保存できる．画面は3.9インチで，重さは探触子を含めて390 g，バッテリー駆動で約1時間の連続使用が可能である（図1）．この機器の登場によってポケットエコーが広く臨床使用され，心エコーの新しいカテゴリーとして認識されるに至った．
- 心内腔径と心機能計測，僧帽弁逆流と三尖弁逆流の重症度評価，心嚢液貯留の検出，腹部大動脈血管径を正確に評価できる（図2, 3）[2]．
- 集中治療室での診察，救急外来など緊急での迅速な初期診断，医療施設外での循環器領域のカウンセリング，心エコー検査前のスクリーニング，教育機器としての使用などが期待されている．

2. quick-look diagnosis と goal-oriented examination

- 循環器救急，集中治療室などの緊急現場では，迅速かつ要点を絞って検査を行うことが重要である[3]．この考えを「quick-look diagnosis」と呼び，ポケッ

C. ポケットエコーの活用

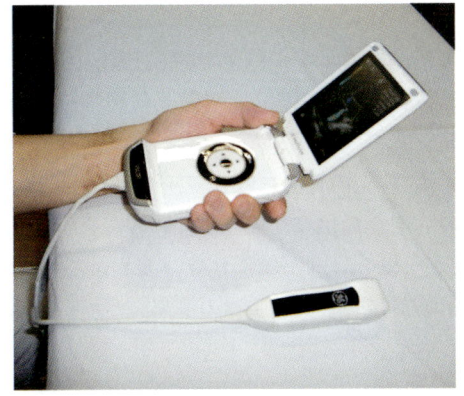

図1 GE社製のVSCAN

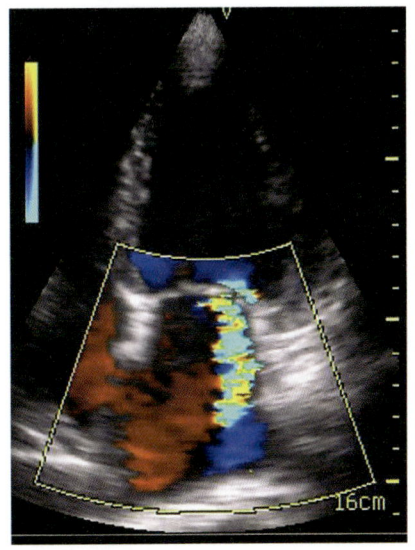

図2 僧帽弁逆流
ポケットエコーによって有意な逆流の存在が示唆される.

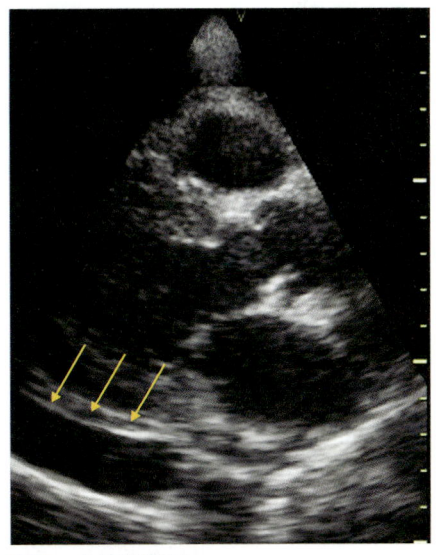

図3 心嚢液貯留
左室後方に心嚢液貯留を認める(矢印).

トエコーを行ううえで必ず理解しなければならない.
- quick-look diagnosis では，迅速な判断を要する状況において標準的な断面から，異常所見を視覚的に見つけ出し，直感的に診断する．次にどのような検査が必要かを迅速に判断することを主眼にするため，診断ポイントを割り

283

切って検査することがきわめて重要である．たとえば，急性心筋梗塞に遭遇した場合，局所壁運動異常の部位は大まかに前壁中隔，下壁，側壁に分類される．16分画での詳細な局所壁運動異常の部位や壁運動異常の程度の評価は必要としない．
- goal-oriented examinationとは，特定の目的に絞って検査を行うことである．すでに診断されている患者の病態が変化した場合や経過観察をするとき，または症状や心電図，X線検査から検査目的が絞られているときに用いられる．たとえば，心不全における治療前後の下大静脈径の測定，治療による心囊液貯留の経過などがある．

3. ピットフォール

- エコー機器が簡便に使えること，イコール，誰にでもエコー検査ができることではない．ポケットエコーは，標準的な機器と比較して画質・性能が劣る．そのため，エコー検査に習熟していない医師や技師がポケットエコーを使用することは控えることが望ましい．米国心エコー図学会（ASE）のガイドラインにおいても，ある一定のトレーニングが必要であることが勧告されている[3]．
- ポケットエコーではquick-look diagnosisとgoal-oriented examinationを知っておくことが必要であるが，これらの概念を臨床の場で適切に活用するためには，心疾患に関する幅広い十分な知識が必要である．
- ポケットエコーの使用はあくまで限局的であり，標準型機器を用いたエコー検査の代用となるものではない．患者の状態が安定した後，標準的エコー検査で所見を確認するべきである．これらの限界を十分に理解したうえでポケットエコーを用いることが大切である．

（河野　靖，福田祥大，尾辻　豊）

文献

1) Tofield A. The use of pocket size imaging devices : a position statement by the European Association of Echocardiography. Eur Heart J 2011 ; 32 : 385-6.
2) Kono Y, et al. Pocket-sized echo for evaluation of mitral and tricuspid regurgitation. JACC Cardiovasc Imaging 2011 ; 4 : 921.
3) Spencer KT, et al. Focused cardiac ultrasound : recommendations from the American Society of Echocardiography. J Am Soc Echocardiogr 2013 ; 26 : 567-81.

参考文献

1) 日本高血圧学会高血圧治療ガイドライン作成委員会編. 高血圧治療ガイドライン2014. 東京：ライフサイエンス出版；2014.
2) Nishimura RA, et al. 2014 AHA/ACC Guideline for the management of patients with valvular heart disease : A report of the American College of Cardiology/American Heart Association task force on practice guidelines. Circulation 2014；129：e521-e643.
3) Abe Y, et al. A novel and simple method using pocket-sized echocardiography to screen for aortic stenosis. J Am Soc Echocardiogr 2013；26：589-96.
4) 日本循環器学会，ほか．循環器病の診断と治療に関するガイドライン．弁膜疾患の非薬物治療に関するガイドライン（2012年改訂版）．
ホームページ公開のみ http://www.j-circ.or.jp/guideline/pdf/JCS2012_ookita_h.pdf
5) Otto CM, et al. 14 Echocardiography in the Coronary Care Unit. The Practice of Clinical Echocardiography. 4th edition. Philadelphia；Elsevier Saunders：2012. pp262-6.
6) Douglas PS, et al. ACCF/ASE/AHA/ASNC/HFSA/HRS/SCAI/SCCM/SCCT/SCMR 2011 Appropriate Use Criteria for Echocardiography. A Report of the American College of Cardiology Foundation Appropriate Use Criteria Task Force, American Society of Echocardiography, American Heart Association, American Society of Nuclear Cardiology, Heart Failure Society of America, Heart Rhythm Society, Society for Cardiovascular Angiography and Interventions, Society of Critical Care Medicine, Society of Cardiovascular Computed Tomography, and Society for Cardiovascular Magnetic Resonance Endorsed by the American College of Chest Physicians. J Am Coll Cardiol 2011；57：1126-66.
7) 日本循環器学会，ほか．循環器病の診断と治療に関するガイドライン2011．拡張型心筋症ならびに関連する二次性心筋症の診療に関するガイドライン．
8) Attia R, Blauth C. Which patients might be suitable for a septal occluder device closure of postinfarction ventricular septal rupture rather than immediate surgery? Interact Cardiovasc Thorac Surg 2010；11：626-9.
9) French JK, et al. Mechanical complications after percutaneous coronary intervention in ST-elevation myocardial infarction (from APEX-AMI). Am J Cardiol 2010；105：59-63.
10) Rudski LG, et al. Guidelines for the echocardiographic assessment of the right heart in adults : A report from the American Society of Echocardiography endorsed by the European Association of Echocardiography, a registered branch of the European Society of Cardiology, and the Canadian Society of Echocardiography. J Am Soc Echocardiogr 2010；23：685-713；quiz 786-8.
11) Baumgartner H, et al. Echocardiographic assessment of valve stenosis：EAE/ASE recommendations for clinical practice. J Am Soc Echocardiogr 2009；22：1-23；quiz 101-2.
12) 吉川純一編．臨床心エコー図学．第3版．東京：文光堂；2008.
13) Lang RM, et al. Recommendations for chamber quantification：a report from the American Society of Echocardiography's Guidelines and Standards Committee and the Chamber Quantification Writing Group, developed in conjunction with the European Association of Echocardiography, a branch of the European Society of Cardiology. J Am Soc Echocar-

diogr 2005 ; 18 : 1440-63.
14) Cheitlin MD, et al. ACC/AHA/ASE 2003 guideline update for the clinical application of echocardiography : summary article : a report of the American College of Cardiology/American Heart Association Task Force on Practice Guidelines (ACC/AHA/ASE Committee to Update the 1997 Guidelines for the Clinical Application of Echocardiography). Circulation 2003 ; 108 : 1146-62.
15) Raymond RJ, et al. Echocardiographic predictors of adverse outcomes in primary pulmonary hypertension. J Am Coll Cardiol 2002 ; 39 : 1214-9.
16) Slater J, et al. Cardiogenic shock due to cardiac free-wall rupture or tamponade after acute myocardial infarction : a report from the SHOCK Trial Registry. Should we emergently revascularize occluded coronaries for cardiogenic shock? J Am Coll Cardiol 2000 ; 36 (3 Suppl A) : 1117-22.
17) Dujardin KS, et al. Mortality and morbidity of aortic regurgitation in clinical practice. A long-term follow-up study. Circulation 1999 ; 99 : 1851-7.
18) Roberts WC. Primary and secondary neoplasms of the heart. Am J Cardiol 1997 ; 80 : 671-82.
19) Reynen K. Frequency of primary tumors of the heart. Am J Cardiol 1996 ; 77 : 107.
20) Reynen K. Cardiac myxomas. N Engl J Med 1995 ; 333 : 1610-7.
21) Ganau A. et al. Patterns of left ventricular hypertrophy and geometric remodeling in essential hypertension. J Am Coll Cardiol 1992 ; 19 : 1550-8.

索引

太字のページは詳細箇所を示す.

欧文

A

A モード ……………………………… 10, 20
acoustic window ……………………………… 6
acute myocardial infarction (AMI) ……… 153
acute myocarditis ……………………… 186
acute pericarditis ……………………… 217
angina pectoris ………………………… 148
aortic aneurysm ………………………… 263
aortic dissection ……………………… 268
aortic regurgitation (AR) ……………… 117
aortic stenosis (AS) …………………… 112
apical four-chamber view ……………… 14
apical long-axis view ………………… 17
apical three-chamber view …………… 17
apical two-chamber view ……………… 16
area-length 法 ………………………… 64
atrial septal defect (ASD) …………… 220
atrioventricular septal defect (AVSD) … 236

B

B モード ……………………………… 10, 20
bicuspid aortic valve ………………… 108

C

cardiac amyloidosis …………………… 200
cardiac sarcoidosis …………………… 195
cardiac tamponade ……………………… 209
Celermajer index ……………………… 243
Chiari network ………………………… 259, 260
constrictive pericarditis …………… 212
CT ……………………………………… 4

D

DeBakey 分類 …………………………… 271
diastolic plateau ……………………… 214
dilated cardiomyopathy (DCM) ………… 166
dilated phase of hypertrophic cardiomyopathy (D-HCM) ……………………………… 176
dip and plateau ……………………… 212, 214

E

early diastolic septal motion ……… 214
Ebstein anomaly ……………………… 241
effective regurgitant orifice area (EROA) ……………………………………… 120
ejection fraction (EF) ……………… 49, 51
endocardial cushion defect (ECD) …… 236
Eustachian valve ……………………… 259

G

goose-neck sign ……………………… 238
granular sparkling sign ……………… 201

H

HFpEF (heart failure with preserved ejection fraction) ……………………… 53, 190
HFrEF (heart failure with reduced ejection fraction) ……………………………… 49
hypertension ………………………… 190
hypertrophic cardiomyopathy (HCM) … 172

I K

infectious endocarditis (IE) ………… 129

287

intracardiac thrombus ················· 278
intramural hematoma (IMH) ········ 269
Kirklin 分類 ······························· 226

M N

M モード法 ·································· 20
membranous septal aneurysm (MSA) ··· 227
metastatic cardiac tumor ············· 253
mitral regurgitation (MR) ············· 98
mitral stenosis (MS) ···················· 90
modified biplane Simpson 法 ········ 192
modified Simpson 法 ················ 50, 51
MRI ·· 5
NYHA／WHO 肺高血圧症機能分類 ········ 276

P

parasternal long-axis view ············ 12
parasternal short-axis view ··········· 13
patent ductus arteriosus (PDA) ········ 232
patient-prosthesis mismatch (PPM) ····· 139
penetrating atherosclerotic ulcer (PAU)
 ·· 272
percutaneous transluminal mitral
 commissurotomy (PTMC) ········· 96
pericardial effusion ···················· 205
pericardial friction rub ················ 217
PISA (proximal isovelocity surface area) 法
 ······························ 67, 105, 120
planimetry 法 ···························· 92
pressure half time (PHT) ·············· 92
primary benign tumor ················ 245
primary malignant tumor ············ 249
prosthetic valve dysfunction ········· 136
pulmonary hypertension ············· 273
pulmonary regurgitation (PR) ······· 125
pulmonary stenosis (PS) ·············· 125

Q R

Qp／Qs ······························ 220, 227
raphe ······································ 108
Rastelli 分類 ······················· 237, 238
restrictive cardiomyopathy (RCM) ······ 178

S

septal bounce ··························· 215
Soto 分類 ································· 226
square root sign ························ 212
ST 上昇 ··································· 217
Stanford 分類 ···························· 271
STC (sensitivity time control) ········· 27
surgeon's view ······················· 2, 38
systolic anterior motion (SAM) ······ 174, 191

T

takotsubo cardiomyopathy ··········· 182
TAPSE (tricuspid annular plane systolic
 excursion) ··························· 60
Teichholz 法 ························· 50, 51
tethering ································· 146
TGC (time gain control) ················ 27
Thebesian valve ························ 260
tricuspid regurgitation (TR) ·········· 122
Turner 症候群 ··························· 108

V W

vena contracta ························· 120
ventricular septal defect (VSD) ······ 225
volumetric 法 ····················· 104, 120
Wilkins スコア ··························· 96

288

和文

あ

アイゼンメンジャー症候群 ………… 224, 225
悪性黒色腫 ………………………………… 253
悪性中皮腫 ………………………………… 252
悪性リンパ腫 ……………………………… 253
アーチファクト …………………………… **33**
圧較差 ……………………………………… 66
アミロイドーシス ………………………… 200

い

一次孔欠損 ………………………………… 237
1回心拍出量 ……………………………… 70
一過性左室壁肥厚 ………………………… 187
インデックスマーク ……………………… 12

う

右冠尖逸脱 ………………………………… 226
右室 …………………………………… 7, 8, 9
　圧負荷 ………………………………… 276
　拡大 ………………………… 75, 274, 275
　狭小化 ………………………………… 241
　虚脱 …………………………………… 210
　収縮能評価 …………………………… **60**
　肥大 …………………………………… 274
　壁肥厚 ………………………………… 274
　面積変化率 …………………………… 60
　容量負荷 ……………………… 163, 221, 276
　流出路 ……………………………… 8, 71
　流入路長軸像 ………………………… 19
右室右房圧較差 …………………………… 274
右室径 ……………………………………… 46
右室内筋束 ………………………………… 258
右室内肉柱 ………………………………… 257
右心機能低下 ……………………………… 276

右心耳 ……………………………………… 7
右心不全 …………………………… 212, 241
右房 …………………………………… 7, 8, 9
　拡大 ……………………………… 274, 275
右房圧 ………………………………… 69, 275
　上昇 …………………………………… 241
右房化右室 ………………………………… 242
右房内巨大粘液腫 ………………………… 247
右房内静脈弁遺残 ………………………… 259
運動負荷心エコー ……… 39, 40, 41, 97, 149

え

エコーフリースペース ……………… 207, 218
エブスタイン奇形 ………………………… **241**
炎症性大動脈瘤 …………………………… 266
遠心性肥大 …………………………… 65, 192
エントリー ………………………………… 270

お

横紋筋腫 …………………………………… 247
横紋筋肉腫 ………………………………… 249
音響陰影 …………………………………… 36
音響窓 ……………………………………… 6

か

拡張型心筋症 ……………………… **166**, 278
拡張期ドーミング ………………………… 91
拡張相肥大型心筋症 ……………………… 176
下肢虚血 …………………………………… 272
仮性腱索 …………………………………… 258
仮性瘤 ……………………………………… 266
下大静脈拡張 ……………………………… 213
下大静脈径 ………………………………… 47
下大静脈弁 ………………………………… 259

滑膜肉腫	249	急性心筋梗塞	**153**
ガドリニウム造影	5	急性心膜炎	**217**
下壁梗塞	156	急性大動脈弁逆流	134
カラードプラ法	23, 30	弓部大動脈	264
簡易ベルヌーイ式	66	胸骨左縁右室流入路長軸像	**18**
冠静脈洞弁	260	胸骨上窩アプローチ	6, 8
感染性心内膜炎	110, 126, **129**, 137, 225, 231	狭窄の評価	66
診断の流れ	133	狭窄部血流	114
完全大血管転位症	243	狭心症	**148**
冠動脈		胸水	207
CT	5	胸腺腫	254
各部位の命名	142, 143	胸痛	80
支配領域	141, 144	共通房室弁	236
走行	142, 143, 145, 146	胸部大動脈	265
		胸膜炎性疼痛	217
き		鏡面現象	34
		局所壁運動	146, 148
キアリ網	259, 260	異常	167, 197
奇異性塞栓症	220	虚血	149
偽腔	269	虚血性心疾患	98
開存型解離	270	筋性部欠損	230
閉塞型解離	270		
基線	31	**く**	
輝度	10		
機能性逆流	123	屈折	34
機能性僧帽弁逆流	101, 169	クマジン稜	256
奇脈	209		
逆流	67	**け**	
逆流ジェット	67, 118		
幅	120	頸静脈怒張	209
面積	103	経食道心エコー	37, 96, 280
逆流シグナル	131	禁忌事項	39
逆流率	120	形態評価	3
逆流量	104, 120	ゲイン	27, 30, 31
求心性肥大	65, 191	劇症型心筋炎	186
求心性リモデリング	65, 191	血管内膜肉腫	249
急性逆流	132	血管肉腫	249
急性心筋炎	**186**	血行動態	**66**
		血腫	211

索引

血性心嚢液	207
血栓	96, 278
欠損孔	221, 237
血流ドプラ法	23
原発性悪性腫瘍	**249**
原発性良性腫瘍	**245**

こ

コアグラ・タンポナーデ	211
高血圧	**190**
拘束型心筋症	**178**, 212
高度三尖弁逆流	274
後乳頭筋断裂	164
後壁梗塞	155
呼吸困難	82

さ

細菌性心膜炎	217
サイドローブ	35
左室	7, 8, 9
17分画モデル	144
拡大	101, 104, 120, 167, 198, 227
拡張障害	178, 190
拡張能評価	**53**
拡張末期径	49
拡張末期容積	49
狭小化	274
収縮能低下	120
収縮能評価	**49**
収縮不全	192
収縮末期径	49
収縮末期容積	49
自由壁破裂	160
心筋重量	63
心尖部血栓形成	184
線維化	192
短軸像	**18**, 19

容積	50, 51
左室-右房交通	231
左室-大動脈圧較差	66
左室内仮性腱索	257, 258
左室内血栓	170, 278
左室内肉柱	257, 258
左室乳頭筋レベル	14, 15
左室肥大	65, 75, 190, 200
基準値	63
評価	**63**
左室壁運動	75
異常	182, 278
低下	183
左室壁厚	63
左室壁菲薄化	167
左室流出路	70, 240
狭窄	191, 238, 240
長い	239
左室流入血流	53
波形	31, 32, 55
パルスドプラ波形	54, 55
左室流入路	72
左心耳	7
血栓	280
左心耳内櫛状筋	257
左房	7, 8, 9
拡大	94, 104, 167, 192
粘液腫	246
容積	46, 58
左房径	42
左房内血栓	94, 96, 201, 278, 279
左房内マッピング	67
左右シャント（短絡）血流	163, 222, 225, 236
サルコイドーシス	195
三次元経食道心エコー	2
三次元心エコー	4, 38, 41

291

索引

三尖弁 ･････････････････････････････ 8, 9
三尖弁逆流 ････････････ 170, 221, 225, 276
　　推定圧較差 ･･････････････････････ 242
三尖弁閉鎖不全（症） ･･･････････ **122**, 242
　　重症度評価 ･･････････････････････ 123
三尖弁輪組織ドプラ収縮期波 ･･････････ 60
サンプルボリューム ･･････････････ 24, 31

し

子宮頸癌 ･････････････････････････････ 253
四腔像 ･･･････････････････････････ 19, **18**
矢状断面像 ･･････････････････････････ 19
失神 ･････････････････････････････････ 87
脂肪腫 ･･･････････････････････････････ 247
視野深度 ･････････････････････････････ 29
シャント血流 ････････････････ 221, 223, 226
収縮期僧帽弁前方運動 ･･･ 174, 175, 177, 191
収縮性心膜炎 ･･･････････････････ 181, **212**
収縮能低下 ･･･････････････････････････ 167
重度僧帽弁逆流 ･･･････････････････････ 169
周波数 ･･･････････････････････････････ 29
上行大動脈 ････････････････････････ 7, 264
上行大動脈瘤 ････････････････････････ 265
上大静脈 ･････････････････････････････ 7
ショック ･････････････････････････････ 157
心アミロイドーシス ･･･････････････ **200**
心エコー
　　アプローチ方法 ･･････････････････ 6
　　基本設定断面と冠動脈の関係 ･･････ 144
　　特長 ･･････････････････････････････ 4
心音微弱化 ･･･････････････････････････ 209
心窩部像
　　断層記録 ･･････････････････････････ 47
心窩部（肋骨弓下）アプローチ ･･ 6, 8, **18**, 19
心機能評価 ･･････････････････････････ 75
心基部の過収縮 ･･････････････････････ 183
心筋 viability ･･････････････････････ 5, 149

心筋炎 ････････････････････････････ 278
心筋梗塞 ･････････････････････････ 278
　　機械的合併症 ･････････････････ 160
心筋造影 ･･････････････････････････ 5
心筋内顆粒状光輝 ･･････････････････ 201
真腔 ･･･････････････････････････････ 269
心腔拡大 ･･･････････････････････････ 74
心腔内エコー ･･･････････････････････ 38
人工弁
　　機能不全 ･････････････････････ **136**
　　逆流 ･･････････････････････････ 137
　　狭窄 ･･･････････････････････ 137, 139
　　離開 ･････････････････････････ 132
心サルコイドーシス ･････････････ 170, **195**
心室血液流入 ･････････････････････ 215
心室中隔 ･････････････････････････ 7, 8, 9
心室中隔基部菲薄化 ･････････････ 170, 197
心室中隔欠損症 ･･････････ 72, 126, **225**, 243
心室中隔穿孔 ･････････････････････ 162
心室中隔瘤 ･･･････････････････････ 227
心室中部閉塞性肥大型心筋症 ･････････ 173
心室肥大 ･････････････････････････ 74
心室瘤 ･･････････････････････････ 197, 278
心周囲脂肪 ･･･････････････････････ 207
滲出性収縮性心膜炎 ･･･････････････ 216
心尖像 ･･･････････････････････････ 46
　　断層記録 ････････････････････ 45
心尖部 ･･････････････････････････ 7
心尖部アプローチ ･･････････････････ 6, 8
心尖部三腔像 ･･････････････････ **17**, 18
心尖部四腔像 ･･･････････････ 14, 16, 144
心尖部断面 ･･････････････････････ 9
心尖部長軸像 ･････････････････ **17**, 18, 144
心尖部二腔像 ･･････････････････ 16, **17**, 144
心尖部肥大型心筋症 ･･･････････････ 174
心尖部瘤 ･･･････････････････････ 176
心尖部レベル ････････････････････ 14, 15

292

索引

心臓腫瘍 …………………………… 245
心臓内血栓 ………………………… **278**
心タンポナーデ … 161, 189, 199, 205, **209**, 219,
　　　271
　　　心エコー所見 ……………………… 210
心内膜床欠損症 ……………… **236**, 243
心嚢液 ……………………………… 209
　　　貯留 …… 161, 189, 199, 201, **205**, 216, 218,
　　　249, 271
心嚢穿刺 ……………………… 205, 211
心拍出量 …………………………… 70
心肥大 …………………………… *198, 201
振幅 ………………………………… 10
心不全 ………………………… 85, 132
心房中隔欠損症 ……… 72, 126, **220**, 243, 276
　　　分類 ……………………………… 221
　　　リムの計測 …………………… 224
心房中隔脂肪性肥大 ……………… 261
心房中隔肥厚 ……………………… 202
心房中隔瘤 ………………………… 260
心膜摩擦音 ………………………… 217

す

水腎症 ……………………………… 265
ストランド …………………… 261, 262
スペックルトラッキング法 ……… 192

せ

正常値 ……………………………… 47
石灰化 …………………………… 91, 113
切迫破裂 …………………………… 271
線維腫 ……………………………… 248
線維肉腫 …………………………… 249
全拡張期逆流波 …………………… 120
先天性肺動脈弁疾患手術後 ……… 126
先天性風疹症候群 ………………… 232
前壁梗塞 …………………………… 154

そ

僧帽弁 …………………………… 7, 8, 9
僧帽弁位人工弁 …………………… 137
僧帽弁逸脱（症） ………… 38, 98, 100
僧帽弁逸脱部位 …………………… 102
僧帽弁逆流 ……… 23, 67, 77, 169, 176, 177
　　　重症度評価 …………………… 103
　　　重度 ……………………………… 169
僧帽弁逆流ジェット ……………… 102
僧帽弁逆流シグナル ……………… 131
僧帽弁狭窄（症） ……… 35, 77, **90**, 278
僧帽弁形成術 ……………………… 107
僧帽弁口通過血流速波形 ………… 93
僧帽弁口レベル ………………… 14, 15
僧帽弁穿孔 ………………………… 131
僧帽弁平均圧較差 ………………… 94
僧帽弁閉鎖不全（症） ……… **98**, 198
僧帽弁輪石灰化 …………………… 95
僧帽弁輪部移動速度 …………… 26, 55
僧帽弁輪部組織ドプラ波形 ……… 56
組織ドプラ法 …………………… 23, 26

た

対称性左室肥大 …………………… 191
大動脈
　　　解剖 ……………………………… 264
大動脈解離 ………………………… **268**
　　　病型分類 ……………………… 271
大動脈拡大 ………………………… 268
大動脈基部拡大 …………………… 118
大動脈径 …………………………… 42
　　　基準値 ……………………………… 265
大動脈二尖弁 ……………………… **108**
大動脈弁 ………………………… 7, 8
　　　逸脱 ……………………………… 119
　　　逆流 ……… 73, 77, 110, 117, 225, 271

293

索引

収縮期半閉鎖 ················ 175, 176
大動脈弁狭窄(症) ········· 66, 77, 110, **112**
  重症度評価 ····················· 114
大動脈弁口面積 ······················ 115
大動脈弁縮窄症 ······················ 108
大動脈弁置換術 ················ 110, 116
大動脈弁閉鎖不全症 ················ **117**
  重症度評価 ····················· 120
大動脈弁レベル ······················· 14
大動脈瘤 ······························ **263**
大動脈瘤破裂 ························ 266
ダイナミックレンジ ················· 27
ダウン症 ······························ 236
たこつぼ型心筋症 ··················· **182**
多重反射 ······························· 33
多発性骨髄腫 ························ 200
単一乳頭筋 ··························· 238
短軸像 ································ 144
探触子 ································· **12**
断層法 ································· **10**
短絡血流 ····························· 233
短絡血流量 ···························· 72

ち

チアノーゼ性先天性心疾患 ········ 232
腸管の通過障害 ····················· 265
長軸断面 ······························· 13
調節帯 ························· 257, 258
重複僧帽弁口 ························ 238

て

低血圧 ································ 209
テザリング ··············· 99, 101, 146
転移性心臓腫瘍 ····················· **253**

と

動悸 ···································· 85

動脈管
  形態分類 ························ 233
  断層心エコー図 ··············· 233
動脈管開存症 ············ 72, **232**, 243
動脈硬化 ····························· 263
冬眠心筋 ····························· 148
ドブタミン負荷心エコー ·········· 150
ドプラ法 ······················ 3, **23**, 92
ドーミング ···························· 91

に

二腔構造 ····························· 269
肉腫 ·································· 249
肉柱 ·································· 257
二次性三尖弁逆流 ···················· 95
二尖弁 ································ 265
乳頭筋 ·································· 8
  断裂 ······························ 163
乳頭状線維弾性腫 ··········· 247, 261

ね の

粘液腫 ································ 246
脳梗塞 ································ 272
嚢状瘤 ································ 266

は

肺癌 ·································· 253
肺血栓塞栓症 ························ 275
肺高血圧症 ···· 94, 105, 126, 220, 225, 234, 236, 273
肺静脈血流 ···························· 57
  パルスドプラ波形 ··············· 57
肺腺癌 ································ 254
肺体血流比 ···················· 220, 227
肺動脈 ································ 275
肺動脈圧 ······························ 68
肺動脈拡張期圧 ······················ 69

索引

肺動脈幹 ……………………………… 7
肺動脈狭窄 …………………………… 243
肺動脈血管内膜肉腫 ………………… 251
肺動脈収縮期圧 ………………………… 69
肺動脈楔入圧 …………………………… 69
肺動脈閉鎖 …………………………… 243
肺動脈弁 ………………………………… 8
肺動脈弁逆流 ………………………… 276
肺動脈弁逆流波形 ……………………… 70
肺動脈弁狭窄症 ……………………… **125**
肺動脈弁閉鎖不全症 ………………… **125**
　　重症度評価 …………………… 127
パラシュート弁 ………………………… 90
バルサルバ負荷 ………………………… 54
パルスドプラ法 ……………… 24, 31, 67

ひ

肥大型心筋症 …………………… **172**, 278
非対称性左室肥大 …………………… 191
左（冠動脈）回旋枝 ………………… 7, 144
左（冠動脈）前下行枝 ……………… 7, 144
左鎖骨下動脈 …………………………… 7
左主幹部梗塞 ………………………… 157
　　壁運動異常の範囲 …………… 158
左総頸動脈 ……………………………… 7
左肺動脈 ………………………………… 7
非閉塞性肥大型心筋症 ……………… 173
びまん性左室壁運動低下 …………… 187

ふ

ファロー四徴症 ………………… 239, 243
フォーカス ……………………………… 27
負荷心エコー ………………… 4, 40, 149
腹部臓器虚血 ………………………… 272
腹部大動脈 …………………… 264, 265
腹部大動脈嚢状瘤 …………………… 267
浮腫 ……………………………………… 87

フラップ ……………………………… 269

へ

平均肺動脈圧 …………………………… 69
閉塞性肥大型心筋症 ………………… 173
壁運動異常 …………………… 141, 197, 271
壁運動低下 …………………………… 167
壁在血栓 ……………………… 265, 279
壁内血腫 ……………………………… 269
壁菲薄化 ……………………………… 197
弁下部狭窄 …………………………… 125
弁機能評価 ……………………………… 76
弁口面積 ……………………………… 114
　　測定 …………………………… 93
弁座の動揺 …………………………… 137
弁周囲逆流 …………………… 132, 138
弁上部狭窄 …………………………… 125
偏心性逆流ジェット ………………… 106
弁性狭窄 ……………………………… 125
弁穿孔 ………………………………… 130
弁尖テザリング ……………………… 124
弁透視 ………………………………… 140
弁膜症 ………………………………… 227
弁輪部膿瘍 …………………… 130, 131, 132

ほ

傍胸骨（胸骨左縁）アプローチ …… 6, 8
傍胸骨短軸像 ………………………… **13**
　　断層記録 ……………………… 44
傍胸骨短軸断面 ………………………… 8
傍胸骨長軸像 ………………… **12**, 13
　　断層記録 ……………………… 42
傍胸骨長軸断面 ………………………… 7
房室中隔欠損症 ……………………… 236
房室弁
　　逆流 …………………………… 237
　　形態評価 ……………………… 237

295

閉鎖不全 …………………………… 238, 239
紡錘状瘤 ………………………………… 266
縫線 ……………………………………… 108
ポケットエコー ………………………… **282**

ま み

膜様部欠損 ……………………………… 229
マルファン症候群 ……………………… 265
慢性肺血栓塞栓症 ……………………… 276
右冠動脈 …………………………… 7, 144
脈圧の増大 ……………………………… 232

め も

メインローブ ……………………………… 35
モザイク血流 …………………………… 66, 227
モザイクパターン ………………………… 23
もやもやエコー …………………… 207, 279

や ゆ

薬物負荷心エコー ………………………… 41
有効逆流弁口面積 …………………… 104, 120
疣腫 ……………………………………… 137
疣腫エコー ……………………………… 130
疣贅 ……………………………………… 262

よ ら

溶血性貧血 ……………………………… 139
容量負荷 ………………………………… 222
卵円孔開存 ……………………………… 260
ランブル疣贅 ……………………… 261, 262

り

リウマチ性僧帽弁狭窄症 ………………… 91
リウマチ性僧帽弁閉鎖不全症 …………… 98
リエントリー …………………………… 270
利尿薬 …………………………………… 96
リムの簡易評価方法 …………………… 224
リモデリング …………………………… 190
流速レンジ ………………………… 30, 31
流入部中隔欠損 ………………………… 237
両心室狭小化 …………………………… 213
両心房拡大 ………………………… 201, 213

れ ろ

レポートの記載 ………………………… 74
連合性弁膜症 …………………………… 95
連続性雑音 ……………………………… 232
連続波ドプラ法 …………………… 25, 31
漏斗部欠損 ……………………………… 226
漏斗部シャント ………………………… 230
肋骨弓下矢状断面像 ……………………… **18**

中山書店の出版物に関する情報は，小社サポートページを御覧ください．
http://www.nakayamashoten.co.jp/bookss/define/support/support.html

動画でわかる
実践的心エコー入門

2015年9月28日　初版第1刷発行©〔検印省略〕

監　修……………小室一成

編　集……………大門雅夫，渡辺弘之，川田貴之

発行者……………平田　直

発行所……………株式会社 中山書店
〒113-8666 東京都文京区白山1-25-14
TEL 03-3813-1100（代表）　振替 00130-5-196765
http://www.nakayamashoten.co.jp/

装　丁……………花本浩一（麒麟三隻館）

印刷・製本………株式会社 真興社

ISBN 978-4-521-74264-9
Published by Nakayama Shoten Co.,Ltd.　　　　　　Printed in Japan
落丁・乱丁の場合はお取り替え致します．

・本書の複製権・上映権・譲渡権・公衆送信権（送信可能化権を含む）は株式会社中山書店が保有します．

・[JCOPY]〈（社）出版者著作権管理機構 委託出版物〉
本書の無断複写は著作権法上での例外を除き禁じられています．複写される場合は，そのつど事前に，（社）出版者著作権管理機構（電話 03-3513-6969，FAX 03-3513-6979, e-mail：info@jcopy.or.jp）の許諾を得てください．

本書をスキャン・デジタルデータ化するなどの複製を無許諾で行う行為は，著作権法上での限られた例外（「私的使用のための複製」など）を除き著作権法違反となります．なお，大学・病院・企業などにおいて，内部的に業務上使用する目的で上記の行為を行うことは，私的使用には該当せず違法です．また私的使用のためであっても，代行業者等の第三者に依頼して使用する本人以外の者が上記の行為を行うことは違法です．

循環器臨床サピアシリーズ 全10冊

日常臨床における最前線の話題を掘り下げて提供!!

B5判／並製／オールカラー／各巻240～410頁

●総編集
永井良三（自治医科大学）

●編集委員（五十音順）
小川久雄（国立循環器病研究センター）
川名正敏（東京女子医科大学）
北風政史（国立循環器病研究センター）
筒井裕之（北海道大学）
室原豊明（名古屋大学）
山崎　力（東京大学）

◆循環器疾患の病態の基本を理解するとともに，循環器診療の特質を現場感覚で身につけ臨床力を高める心強いハンドブック
◆日常診療で必要とされる実際的なテーマを中心にとりあげ，細心の知識と技術を提供
◆側柱スペースには知っておくべきポイントを満載

お得な前金制
全10冊セット価格ございます
定価合計117,000円+税 のところ　17,000円off!!
➡ セット価格 100,000円+税
※送料サービス
※お申し込みはお出入りの書店または直接中山書店までお願いします。

改訂版登場!!

（書籍表紙）循環器臨床サピア 4　改訂第2版
心臓リハビリテーション 実践マニュアル
評価・処方・患者指導
[責任編集] 長山雅俊

●全10冊の構成と編集

1 心エコーパーフェクトガイド―初心者からエキスパートまで
責任編集●筒井裕之
編集協力●山田　聡
定価（本体13,000円+税）

2 最新アプローチ 急性冠症候群
責任編集●小川久雄
定価（本体12,000円+税）

3 ICDとCRT-Dの臨床―心不全・致死性不整脈への対応
責任編集●北風政史
編集協力●金　智隆
定価（本体12,000円+税）

4 心臓リハビリテーション　改訂第2版
実践マニュアル（評価・処方・患者指導）
責任編集●長山雅俊
定価（本体11,000円+税）

5 患者アウトカムからみた 不整脈の薬物治療
責任編集●山下武志
定価（本体10,000円+税）

6 心血管CTパーフェクトガイド―撮像から画像の解釈まで
責任編集●川名正敏
編集協力●坂井晶子
定価（本体12,000円+税）

7 CKDと心血管病を理解する
―ステップアップをめざして
責任編集●筒井裕之
定価（本体12,000円+税）

8 心不全の急性期対応
責任編集●北風政史
編集協力●金　智隆
定価（本体12,000円+税）

9 血管エコーパーフェクトガイド―動脈硬化の早期発見
責任編集●室原豊明
編集協力●野出孝一
定価（本体12,000円+税）

10 心電図パーフェクトガイド―初心者からエキスパートまで
責任編集●山下武志
定価（本体11,000円+税）

中山書店　〒113-8666　東京都文京区白山1-25-14　TEL 03-3813-1100　FAX 03-3816-1015
http://www.nakayamashoten.co.jp/

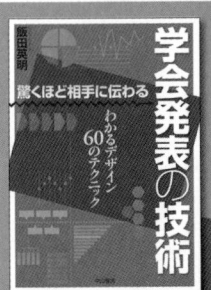

現場で困ったとき直ちに役立つ価値ある一冊!

The Pocket Bible of Cardiovascular Medicine

循環器内科 ポケットバイブル

監修:小室 一成(東京大学医学部附属病院循環器内科)

編著:候 聡志・渡辺 昌文・眞鍋 一郎・波多野 将
(東京大学医学部附属病院循環器内科)

東大循環器内科が総力を挙げて編集!

☆循環器内科の幅広い領域をカバーしつつも,難解な理論は前面に出さずに,現場で実際に役立つことを主眼として作成されたポケットマニュアル.

☆第一線で活躍中の若手を中心に,東大循環器内科が総力を挙げて編集した決定版.

☆若手内科医,レジデントはもちろん,ベテランにもお薦めしたい真に価値ある一冊.

《診断編,治療編,検査・手技編,薬剤編の4部構成》
診断編:正確な診断に容易に到達できるフローチャートを示し,ガイドラインにはない診察の「コツ」も解説.
治療編:病態の考えから具体的な治療までを簡潔に解説.
検査・手技編:専門的検査と治療的手技について解説.
薬剤編:東大循環器内科で頻用されている薬剤を解説.

- 図表を多用し,すっきりしたレイアウトで読みやすい.
- 各項目冒頭の「Key point!」欄で,要点が一目でわかる.
- 知っていると差がつく豆知識「Tips」を随所に挿入.
- 特殊な疾患や病態は「コラム」で解説.

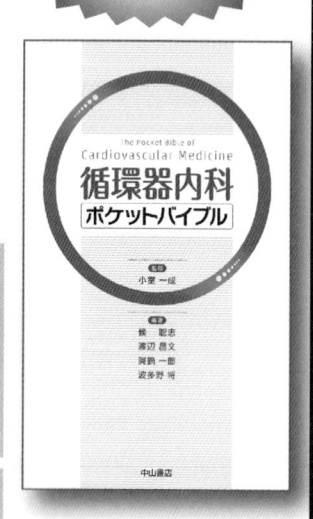

新書判・512頁・2色刷
定価(本体 5,000円+税)
ISBN978-4-521-74266-3

中山書店 〒113-8666 東京都文京区白山1-25-14 TEL 03-3813-1100 FAX 03-3816-1015
http://www.nakayamashoten.co.jp/